elefante

o joio e o trigo

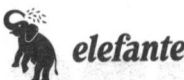 elefante

Conselho editorial
Bianca Oliveira
João Peres
Tadeu Breda

Edição
Tadeu Breda

Assistência de edição
Luiza Brandino

Preparação
Natalia Engler

Revisão
Eduarda Rimi
Adriana Moreira Pedro

Capa
Túlio Cerquize

Diagramação
Tereza Kikuchi
Denise Matsumoto

Direção de arte
Bianca Oliveira

DAVID MICHAELS

O TRIUNFO DA DÚVIDA

**Dinheiro obscuro
e a ciência da enganação**

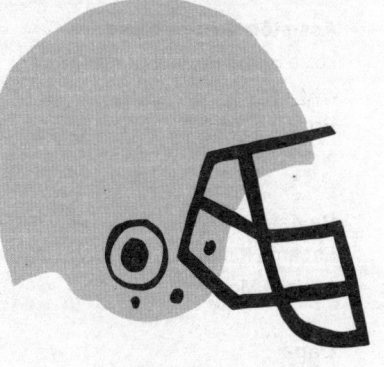

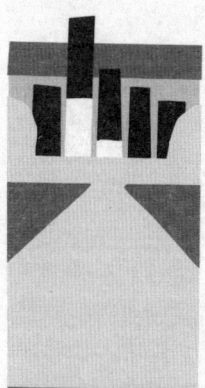

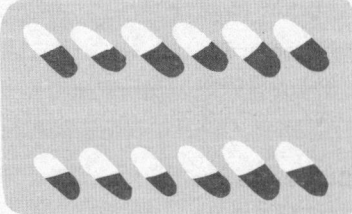

Tradução
JULIANA LEITE

INTRODUÇÃO 11

1 A CIÊNCIA DA ENGANAÇÃO 29

2 AS SUBSTÂNCIAS ETERNAS 47

3 OS MÉDICOS À FRENTE DA NFL 67

4 UMA NEGAÇÃO MODERADA 89

5 A QUESTÃO DO DIESEL 115

6 O USO DE OPIOIDES 149

7 POEIRA MORTAL 169

8 TRABALHANDO OS ÁRBITROS 203

9 O BUG DA VOLKSWAGEN 231

10 A MÁQUINA DO NEGACIONISMO CLIMÁTICO 259

11 DOENTIAMENTE DOCE 283

12 A LINHA PARTIDÁRIA 309

13 CIÊNCIA À VENDA 331

14 FUTURO EM DÚVIDA 355

AGRADECIMENTOS 385
NOTAS 391
SOBRE O AUTOR 429

Para as inúmeras pessoas prejudicadas ou ameaçadas pelo trabalho de cientistas mercenários e pela indústria que fabrica a dúvida e a desinformação.

É difícil fazer um homem entender uma coisa quando seu salário depende de não entendê-la.
Upton Sinclair

Quem tem o ouro cria as regras.
Brant Parker & Johnny Hart

Não importa quão cético você se torne, nunca é o suficiente para acompanhar os acontecimentos.
Lily Tomlin

INTRODUÇÃO

No intervalo da partida final da Conferência Americana da Liga Nacional de Futebol Americano (NFL) de 2015, o New England Patriots estava à frente do Indianapolis Colts por 17 a 7. Muita coisa estava em jogo: o vencedor avançaria para o Super Bowl. Quando os jogadores voltaram a campo para o segundo tempo, o Patriots abriu uma vantagem com *touchdowns* em suas primeiras quatro jogadas, dominando completamente a partida e chegando à vitória por 45 a 7.

Em poucos dias, porém, um estranho rumor justificando o massacre do Patriots no segundo tempo se espalhou entre fãs, agitadores e a mídia. Segundo o boato, alguém no vestiário do Patriots teria manipulado as bolas durante o intervalo e depois as colocado em jogo sorrateiramente — talvez em prol do famoso *quarterback* Tom Brady, que dizem preferir jogar com bolas menos cheias. Teria sido esse o motivo de ele ter conseguido brilhar no segundo tempo contra o desavisado Colts? A intriga nacional que se seguiu foi imediatamente rotulada de Deflategate.[1] O escrutínio da mídia centrou-se no jogador mais famoso do futebol americano e exigiu uma resposta vigorosa da liga, demonstrando o empenho em garantir *fair play*.

O contexto de competitividade da história era mais complicado do que a investigação de uma suposta trapaça. Liderado por Brady, talvez o melhor *quarterback* em atividade à época, o New England Patriots tinha dominado o futebol profissional nos treze anos anteriores, ganhando três Super Bowls e perdendo outros dois. Em uma era de paridade na liga, esse sucesso foi sem precedentes e proporcionou ao Patriots uma base de torcedores imensa e fiel — assim como o total desprezo dos torcedores de outros times. As alegações do Deflategate se encaixam em um padrão de má conduta competitiva que, com ou sem justa causa, havia perseguido o Patriots durante anos: em 2007, o time foi julgado culpado por trapacear depois de um episódio no qual filmaram os sinais de jogada[2] dos times adversários. Isso levou muitos responsáveis por outros times, assim como alguns fãs da liga, a acreditar que pelo menos alguns dos notáveis sucessos obtidos por seu rival não tinham sido merecidos. E agora parecia que o Patriots também estava adulterando as bolas.

De acordo com a maioria dos relatos, os outros 31 donos de times pressionaram o diretor da liga, Roger Goodell, a usar as bolas esvaziadas como justificativa para punir a famosa equipe. Mas Goodell não poderia fazer isso sem provas suficientes de que Brady e provavelmente um comparsa no vestiário tinham esvaziado as bolas. Foi com isso em mente que ele fez o que muitos líderes corporativos fizeram durante décadas quando precisaram desesperadamente que a "ciência" estivesse a seu lado: recorreu a profissionais que produzem relatórios que, previsivelmente, chegam a conclusões favoráveis a seus clientes.

Este livro não é sobre o Deflategate. Nenhum dos episódios e questões que vou discutir aqui é tão trivial quanto a alegação de que um famoso *quarterback* pode ter trapaceado em um grande jogo de futebol americano. Os assuntos aqui são muito sérios (incluindo uma outra história da NFL: lesões cerebrais). A reação previsível da NFL no Deflategate vem ao caso apenas por ser um episódio notório que demonstra vividamente o *alcance* de um comportamento corporativo instintivo e sistêmico, e que, em geral, passa ao largo do radar da mídia e do público.

Raro é o CEO hoje que, diante da preocupação pública com um produto potencialmente perigoso, diz: "Vamos contratar os melhores cientistas para descobrir se o problema é real e, se for, vamos interromper a produção". Na verdade, décadas de evidências sobre o comportamento de crises corporativas sugerem exatamente o contrário. O instinto é tomar o caminho mais curto: negar as alegações, defender o produto a todo custo e atacar, atacar e atacar a ciência que está por trás das preocupações. É claro que líderes corporativos e ideólogos antirregulamentação nunca vão *dizer* que põem os lucros à frente da saúde de seus funcionários ou da segurança da população. Eles nunca vão *dizer* que se importam menos com nossa água e nosso ar do que os ambientalistas. Mas suas ações contradizem a retórica. Os tomadores de decisões no topo das estruturas corporativas de hoje são responsáveis por proporcionar retornos financeiros a curto e longo prazo, e, na busca por esses objetivos, instaura-se certa dissonância: lucros e crescimento acima de tudo. Evitar perdas financeiras, para muitos executivos, é um álibi para praticamente qualquer decisão ruim.

É claro que as decisões no nível mais alto também não são preto no branco, e nem de longe são simples. Elas são ditadas por fatores como o custo de uma possível regulamentação governamental, talvez combinada com a perda de participação de produtos menos perigosos no mercado. E, é claro, as empresas têm medo de serem processadas por pessoas afetadas por seus produtos, o que custa dinheiro e pode resultar em sérios danos à marca. Tudo isso faz parte do cálculo corporativo.

A maioria das pessoas, sobretudo os estadunidenses, passou a esperar que as corporações demonstrem comportamentos mercenários. Isso está no DNA das empresas. Mas não esperamos cientistas mercenários. A ciência deveria ser consistente, apolítica e se manter acima de qualquer suspeita. Este livro é sobre os "especialistas de aluguel" e a "indústria de defesa de produtos" que os sustenta — uma conspiração de supostos especialistas, esquadrões de relações públicas e lobistas políticos que usam ciência duvidosa para produzir os resultados que seus patrocinadores desejam. É uma versão da velha piada da loja de roupas: "Acendam a luz azul porque o sujeito deseja um terno azul".

Há um punhado de empresas nesse campo em expansão. No caso da NFL e do Deflategate, o diretor Goodell contratou a Exponent, uma das companhias de defesa de produtos mais conhecidas e bem-sucedidas dos Estados Unidos. Essas firmas têm em sua folha de pagamento (ou podem acionar rapidamente) toxicologistas, epidemiologistas, bioestatísticos, avaliadores de risco e quaisquer outros especialistas profissionalmente treinados que garantam apelo midiático e sejam considerados necessários (economistas também, especialmente para inflacionar os custos, diminuir os benefícios da regulamentação proposta e conduzir questões antimonopólio). Grande parte de seu trabalho envolve a produção de materiais científicos que pretendem mostrar que um produto fabricado ou utilizado por uma corporação, ou até mesmo despejado como poluente no ar ou na água, não é tão perigoso. Esses úteis "especialistas" produzem relatórios impressionantes e publicam os resultados de seus estudos em revistas científicas revisadas por pares (revisadas, é claro, por apoiadores dessas mesmas estratégias). Resumindo, a máquina de defesa de produtos prepara a maquiagem e, se o primeiro resultado não for o desejado, eles encomendam outra tentativa e começam tudo de novo.

Descrevo essa estratégia corporativa como "fabricação de dúvida" ou "fabricação de incerteza". Meu objetivo é identificar, caracterizar e iluminar essa estratégia para que os leitores possam ver exatamente o que cientistas mercenários e as empresas que os contratam estão fazendo. Em quase todos os cantos do mundo corporativo, conclusões que podem apoiar regulamentações são sempre contestadas. Estudos em animais serão considerados irrelevantes, dados humanos serão descartados como não representativos e dados de exposição serão tidos como não confiáveis. Sempre há muita dúvida sobre as evidências, ou poucas provas de danos, ou poucas provas de dano *excessivo*.

Trata-se de relações públicas (RP) disfarçadas de ciência. Os especialistas em RP das empresas municiam os cientistas com frases de efeito que soam bem para repórteres capturados pela armadilha de acreditar que qualquer história deve ter dois lados igualmente dignos de consideração justa. Os cientistas são contratados para influenciar agências reguladoras que protegem a população ou para defender as empresas contra ações judiciais de pessoas que acreditam terem sido prejudicadas por determinado produto. As corporações apresentam estudos e relatórios como "ciência sólida", mas, na verdade, são informações que apenas *soam* como ciência. A pesquisa corporativa por encomenda é santificada, enquanto qualquer pesquisa acadêmica que possa ameaçar os interesses empresariais é vilipendiada. Há uma palavra para isso: orwelliano.

Empresas individuais e setores industriais inteiros vêm praticando e aperfeiçoando essa estratégia há décadas, exigindo de maneira desonesta a *comprovação ao invés da precaução* em questões de bem-estar público. Para a indústria, não há melhor maneira de impedir os esforços governamentais para regulamentar um produto prejudicial às pessoas ou ao meio ambiente; debater ciência é muito mais fácil e mais efetivo do que debater política. Em décadas anteriores, vimos isso acontecer com o tabaco, com o fumo passivo, o amianto, a poluição industrial e uma série de substâncias químicas e outros produtos. A estratégia de negação está hoje mais viva do que nunca. A prática de contratar especialistas e ocultar dados sobre os danos não se limita às questões de saúde e meio ambiente. Além dos produtos químicos tóxicos, vemos o mesmo acontecer com *informações* tóxicas. (Considere, por exemplo, os comportamentos corporativos problemáticos do Facebook, que servem como referência paralela pertinente à história que relato aqui.)

Não estou afirmando que toda conclusão de estudos ou relatórios produzidos por especialistas de defesa de produtos esteja necessariamente errada; certamente, é legítimo que cientistas trabalhem para provar uma hipótese refutando outra. Um meio pelo qual a ciência caminha em direção à verdade *real* é desafiando e refutando a *suposta* verdade e o senso comum. Talvez haja dois lados para toda história, mas talvez não dois lados *válidos* — o que definitivamente não existe quando um deles foi comprado a um preço alto, produzido por empresas cujo sucesso financeiro depende da entrega de estudos e relatórios que apoiam qualquer conclusão que clientes corporativos necessitem.

A estratégia de fabricar dúvida funciona como uma ferramenta de relações públicas no atual debate sobre o uso de evidências científicas em políticas públicas. No longo prazo, campanhas de defesa de produtos raramente se sustentam; algumas não passam nem no primeiro teste. Mas, ao longo do tempo, a principal motivação tem sido apenas semear confusão e ganhar tempo — às vezes muito tempo, permitindo que indústrias inteiras prosperem ou que empresas mantenham sua participação no mercado enquanto desenvolvem um novo produto. A dúvida pode atrasar ou prejudicar a saúde pública ou a proteção do meio ambiente, ou apenas convencer o júri de que a ciência não é forte o bastante para rotular um produto como responsável por doenças terríveis.

Por fim, à medida que os estudos científicos sérios se tornam mais incisivos e definitivos, e à medida que os estudos corporativos se revelam pouco convincentes ou simplesmente incorretos (ficando em geral esquecidos, sem que seus autores sofram qualquer penalidade por prevaricação), os fabricantes desistem e reconhecem os danos causados por seus produtos. Então eles se submetem a uma regulamentação mais rigorosa e, no fim, acabam gastando mais dinheiro. Mas eles sabem fazer contas: também *ganharam* muito dinheiro ao longo de todos esses anos. Seu patrimônio se multiplica. E as pessoas que adoeceram ou tiveram a saúde prejudicada no período? E o meio ambiente degradado? Ora, é uma pena. Sinto muito.

E o que acontece com as empresas de defesa de produtos? Sempre surge outra oportunidade de manipular as vulnerabilidades na interseção entre ciência e dinheiro. No Deflategate, o relatório oficial da Exponent permitiu que os advogados da NFL afirmassem, quatro meses depois do jogo em questão, que os especialistas não encontraram "nenhum conjunto de fatores ambientais ou físicos confiáveis" para explicar completamente a mudança na pressão das bolas do Patriots. Em combinação com outras evidências circunstanciais, "era mais provável do que não" que as bolas tivessem sido intencionalmente desinfladas. Para ser justo, a NFL também confiou em textos e outras evidências sugerindo que as bolas do jogo podem, de fato, ter sido esvaziadas.[3] Mas a Exponent tinha feito seu trabalho, fornecendo a conclusão que foi útil à NFL para embasar a decisão sobre a culpa do *quarterback*. Goodell suspendeu Brady por quatro jogos na temporada seguinte a 2015, multou o Patriots em um milhão de dólares e retirou a equipe da primeira rodada de seleção de jovens jogadores. Pode-se imaginar a disputa legal que se seguiu à suspensão: o caso acabou na justiça federal, e as disputas judiciais se estenderam para a nova temporada a partir daquele outono. Consequentemente, a punição de Brady foi mantida em suspenso; ele jogou toda a temporada de dezesseis jogos e *playoffs*, e o Patriots foi derrotado na final da Conferência Americana da NFL. Ele cumpriu a suspensão de quatro jogos apenas na temporada seguinte. A equipe venceu três dos quatro jogos em sua ausência e, por fim, com Brady de volta ao comando, ganhou o Super Bowl mais uma vez. (Em 2019, venceram novamente o campeonato, com um total de seis vitórias e três derrotas — nove finais em dezessete anos.)

O relatório da Exponent aos donos de times acabou se tornando uma vergonha para a NFL. John Leonard, professor de robótica e engenharia mecânica do Massachusetts Institute of Technology (MIT), foi um dos primeiros céticos em relação ao trabalho da Exponent e conduziu uma série de análises que demonstraram que os cálculos originais estavam incorretos.[4] A palestra muito convincente de Leonard no YouTube foi vista mais de trezentas mil vezes.[5] Como vive e trabalha em Massachusetts, Leonard pode ser suspeito de parcialidade, mas ele se revela um vira-casaca nesse caso: é um torcedor do Philadelphia Eagles. E não está sozinho em suas críticas ao relatório da Exponent. Professores da Carnegie Mellon, da Universidade de Chicago, da Universidade Rockefeller e de outros centros acadêmicos apontaram erros no relatório.[6] Esse não foi, portanto, o melhor momento da indústria da dúvida — só um momento bastante indicativo e que recebeu mais atenção nacional do que a maioria dos casos.

No início da minha carreira, ensinei e atuei no campo da epidemiologia, que é o estudo da saúde das populações. Estudei especificamente a ligação entre doenças e exposição em local de trabalho, inclusive a substâncias como amianto, chumbo e outros produtos químicos. Em 2001, decidi mudar o foco da minha pesquisa para políticas públicas e a aplicação dos resultados da epidemiologia na prevenção de doenças. Desde então, escrevi extensivamente sobre danos à saúde pública e degradação ambiental perpetrados por várias indústrias e defendidos com campanhas-padrão de "incerteza". Essa carreira dentro da carreira surgiu — talvez eu deva dizer que foi inspirada — nos anos em que trabalhei com o presidente Bill Clinton como secretário-adjunto de Meio Ambiente, Segurança e Saúde no Departamento de Energia dos Estados Unidos. O nome da agência sugere envolvimento com questões relacionadas a petróleo e geração de eletricidade (dizem que foi nisso que, a princípio, acreditava o secretário do Departamento de Energia do governo de Donald Trump, o ex-governador do Texas Rick Perry), mas essas são, na verdade, preocupações menores desse órgão. Suas principais atividades são a produção de armas nucleares e a limpeza da bagunça resultante dessa produção. Eu era, então, o chefe de segurança do programa armamentista. O trabalho lá era particularmente desafiador: proteger os trabalhadores, os moradores das comunidades e o meio ambiente, dentro e no entorno do complexo de armas nucleares do país. Tais instalações tinham abrigado — e em alguns casos ainda abrigam — quantidades enormes de produtos químicos tóxicos necessários para fabricar o plutônio e o urânio presentes nas armas nucleares. A produção e os testes dessas armas quase inevitavelmente expuseram milhares de trabalhadores a produtos químicos e à radiação e criaram alguns dos locais mais perigosamente poluídos do país.

Era um período muito estimulante para estar no Departamento de Energia. Os Estados Unidos e seus aliados haviam vencido a Guerra Fria, e era hora de reavaliar a necessidade de um grande arsenal de armas nucleares para o país. Também era hora de revisitar a política não declarada do departamento de fingir que essa exposição nunca causara doenças aos trabalhadores — "negar e defender" era o rótulo sarcástico usado no escritório central. Vários trabalhadores acreditavam que a exposição os havia deixado doentes, e que o governo não fazia nada para ajudá-los. Visitei muitos deles e percebi que, em muitos casos, estavam certos. Claramente, os acometidos por beriliose crônica tinham desenvolvido essa condição incapacitante na usinagem do berílio, um metal tóxico usado para ajudar a maximizar o poder de uma explosão atômica. Para outros, era menos óbvio que a exposição no local de trabalho era responsável por suas condições, mas nenhum deles confiou no Departamento de Energia para avaliar de forma honesta suas reivindicações. E eles tinham uma boa razão para isso. Aparentemente, os líderes institucionais da agência temiam que o simples reconhecimento de que os trabalhadores estavam sendo superexpostos a radiação ou a produtos químicos tóxicos prejudicaria a capacidade nacional de fabricar as armas necessárias para vencer a Segunda Guerra Mundial e, depois, a Guerra Fria.

O secretário de Energia Bill Richardson me pediu que encontrasse uma solução para esse beco sem saída; nossa nova iniciativa resultou no pedido de desculpas do presidente Clinton a esses trabalhadores. Mais importante ainda, a legislação aprovada pelo Congresso e assinada pelo presidente estabeleceu um programa de compensação aos trabalhadores que, até o presente momento, concedeu mais de dezesseis bilhões de dólares a eles e a membros de suas famílias que adoeceram com a exposição nessas instalações. Essa saga ganhou um longo capítulo em meu livro anterior, *Doubt Is Their Product* [A dúvida é o produto deles].

Naturalmente, o programa de armas não chegou ao fim com a Guerra Fria. Portanto, controlar a exposição dos trabalhadores e limitar a poluição no presente não seria fácil. Muitas das instalações eram antigas e tecnologicamente ultrapassadas. Sob minha liderança, emitimos uma série de novas regulamentações de segurança e saúde. Várias delas melhoraram a segurança nuclear na indústria de armamentos; a mais importante foi um padrão mais rigoroso de exposição ao berílio, algo em que a equipe do Departamento de Energia, com a ajuda de pesquisadores acadêmicos, vinha trabalhando há vários anos. Naquele momento, ela estava a todo vapor, e, conforme desenvolvemos e finalizamos a regulamentação da exposição ao berílio em local de trabalho, testemunhei em primeira mão exatamente como as corporações que fabricam produtos perigosos podem produzir incertezas para retardar o processo de regulamentação.

A regra do Departamento de Energia para reforçar o controle do berílio se aplicava apenas às instalações governamentais, mas isso não impediu a indústria de berílio de se opor a qualquer mudança. E por quê? Porque uma nova norma do departamento, especialmente se desenvolvida com muito cuidado e prudência, muito provavelmente serviria de base para que a

Agência de Administração de Segurança e Saúde Ocupacional lançasse novas regras que reduziriam a exposição nas instalações também no setor privado, sob sua jurisdição. (Existem muitas dessas instalações porque o berílio é um metal singular — mais leve que o alumínio e mais forte que o aço —, com ligas e compostos que apresentam várias características incomuns, o que o torna valioso em todos os tipos de aplicações industriais.)

A indústria do berílio contratou uma empresa de defesa de produtos (a Exponent, novamente) para convencer o Departamento de Energia de que havia muita incerteza para que a regulamentação pudesse avançar.[7] Para mim, ficou claro que eles estavam aplicando o modelo aperfeiçoado pela indústria do tabaco: fabricar incertezas sobre a ciência para evitar a necessidade de reduzir a exposição ou de compensar as vítimas. Foi uma longa e dura batalha — uma trincheira de guerra científica e jurídica —, mas, no fim, vencemos de modo substancial.

Com a eleição do presidente George W. Bush, deixei o governo federal e voltei à academia. Já sabendo muito bem por quais táticas procurar, vi que os esforços da indústria do berílio não eram únicos; o modelo do tabaco ia de vento em popa. Na verdade, muitos dos mesmos cientistas que haviam trabalhado para os fabricantes de cigarros estavam agora atuando na defesa de produtos como amianto, benzeno e cromo. E a nova administração federal estava usando os argumentos fornecidos por esses cientistas mercenários para retardar a implementação de iniciativas de proteção da saúde pública e do meio ambiente.

À medida que fui descobrindo cada vez mais informações sobre esses esforços, publiquei vários artigos e comentários na revista *Science* e em outros periódicos acadêmicos, identificando o problema e sugerindo soluções políticas. Dei a meu artigo na revista *Scientific American* o título de "Doubt Is Their Product", uma frase presente no memorando do executivo da indústria do tabaco que descreveu abertamente os esforços internos para refutar estudos que demonstravam os efeitos letais do tabagismo.

"A dúvida é nosso produto", ele escreveu, "pois é o melhor meio de competir com o 'conjunto de fatos' que existe na mente do público em geral. É também o modo de estabelecer uma controvérsia".[8] O artigo na *Scientific American* me levou a escrever o livro de mesmo título, tendo como subtítulo *How Industry's Assault on Science Threatens Your Health* [Como o ataque da indústria à ciência ameaça a sua saúde]. Não havia fim para as evidências deixadas pelas indústrias envolvidas: 85 páginas de notas contendo 1.100 referências.

O livro foi bem recebido na comunidade científica, mas claramente causou rebuliço no mundo corporativo. Fui convidado pelo Defense Research Institute — que reúne advogados que defendem as empresas e suas campanhas de incerteza — para debater com Dennis Paustenbach, um dos cientistas de defesa de produtos cujo trabalho eu expus no livro. Aceitei o desafio. Se eu estava disposto a dizer alguma coisa no papel, deveria estar disposto a dizê-lo também em público, inclusive para uma audiência composta de algumas centenas de advogados que representavam alguns dos principais poluidores do país (uma lista que abrange umas das maiores e mais poderosas empresas nacionais).

O debate teria sido um momento oportuno para que Paustenbach identificasse os muitos erros que eu havia cometido em *Doubt Is Their Product*. Deve ter sido frustrante para ele — e para o público — não ter conseguido identificar nenhum.[9] Até hoje, ninguém conseguiu. Digo isso não para me autocongratular, mas para dizer que existe um fundo factual para cada questão, e é isso que *Doubt Is Their Product* levou a público — e é o que este livro leva também. Em ambos, algumas das histórias de prevaricação da indústria são tão flagrantes que leitores podem pensar: "Não é possível, isso não pode ser verdade". Infelizmente, todas as histórias são verdadeiras.

Depois que deixei o Departamento de Energia, estava feliz no setor privado, lecionando e escrevendo na Universidade George

Washington. Não planejava voltar ao serviço público, até que o presidente Barack Obama me pediu para tomar as rédeas da Agência de Administração de Segurança e Saúde Ocupacional. Eu não tinha como recusar. Esse cargo — tecnicamente, secretário-adjunto do Departamento do Trabalho — é a posição mais importante do país na área de segurança e saúde dos trabalhadores, e, por meio dela, eu poderia dar minha maior contribuição à saúde pública.

O mandato médio de um administrador na agência é de cerca de dois anos; antes de mim, nenhum chefe tinha servido por quatro anos. (Com muita frequência, os indicados políticos para agências reguladoras federais ocupam o cargo por dois ou três anos, tempo suficiente para incluir a posição no currículo, tornar seu nome conhecido para palestras e consultorias posteriores e depois ingressar — com um salário muito maior — na porta giratória[10] do setor privado. Isso é especialmente válido para os advogados, que aproveitam tanto o conhecimento dos procedimentos internos de uma agência quanto os contatos que fizeram, para então mudar de lado e combater cinicamente as tentativas da agência de proteger a saúde e a segurança da população.) Eu fiquei na agência por mais de sete anos, até a posse de Donald Trump. Muitas vezes me perguntam como consegui ficar tanto tempo em um trabalho tão difícil. Ora, minha situação era diferente. Primeiro, eu adorava o trabalho, e também tinha garantia de estabilidade na Escola de Saúde Pública do Instituto Milken, da Universidade George Washington. A maioria dos acadêmicos recebe da universidade uma licença de dois anos para assumir um cargo no governo; depois disso, precisam voltar a lecionar ou desistir da estabilidade. No meu caso, os administradores da universidade foram muito generosos, prolongando ano após ano a minha licença inicial. Os pouco mais de sete anos que acabei ficando fora são basicamente inéditos na academia.

Gerenciar a Agência de Administração de Segurança e Saúde Ocupacional foi um trabalho dos sonhos para mim, uma tarefa para a qual me preparei durante toda a minha carreira. Trabalhar para o presidente Obama foi uma grande honra. Fiz parte de uma equipe notável e dedicada de colegas no governo como um todo, comprometidos em trabalhar em conjunto para melhorar a vida e o bem-estar nacionais. Como liderança da alta administração, nós nos mantivemos dentro dos mais altos padrões de integridade e compromisso com a missão de nossas agências, e foram pouquíssimos os casos em que nossas expectativas não foram atendidas. A Administração de Segurança e Saúde Ocupacional estava repleta de profissionais que compartilhavam dessa dedicação para proteger a segurança e a saúde dos trabalhadores dos Estados Unidos.

Quando voltei a lecionar epidemiologia e política de saúde ambiental na universidade, meu plano era concentrar minhas pesquisas na relação entre segurança no local de trabalho e gestão e excelência operacional da saúde. No setor de manufatura, nenhum sistema de produção é *projetado* para causar danos aos trabalhadores, mas, se danos ocorrem, alguma coisa está errada com o projeto ou a gestão. Eu tinha visto muitos exemplos de empresas cujos executivos me disseram que seus programas de segurança as tornavam melhores e mais bem-sucedidas. Como eles garantiam a segurança, as operações funcionavam mais facilmente, havia menos desperdício de mão de obra ou de materiais, e os funcionários tinham mais motivação e menos rotatividade, o que significava gastar menos dinheiro em recrutamento e treinamento de pessoal. A gestão da segurança os tornou mais produtivos e, portanto, mais lucrativos.[11] Tomemos como exemplo a Hasbro, um dos maiores fabricantes de brinquedos e jogos de tabuleiro do mundo. Quando eu estava na Administração de Segurança e Saúde Ocupacional, a Hasbro tinha apenas uma fábrica nos Estados Unidos — todas as demais haviam sido transferidas para países da Ásia com custos de mão de obra mais baixos. A única unidade remanescente no país era uma fábrica sindicalizada em Massachusetts, um estado de alto custo. Mas um executivo da

Hasbro me explicou que, depois de inscrever aquela unidade no programa voluntário de segurança da agência, a fábrica se tornou produtiva — e, portanto, tão lucrativa que não havia razão para transferi-la para o exterior. Na verdade, a Hasbro recentemente trouxe a produção de massinhas Play-Doh de volta da Turquia e da China para Massachusetts.[12]

No entanto, os caminhos do progresso na proteção da ciência que sustenta nossa saúde pública e nossa defesa do meio ambiente não foram constantes. Mais uma vez, a campanha de incerteza sobre o tabaco dos anos 1950 serviu de modelo para o comportamento corporativo em 2020. O dinheiro obscuro dá as cartas. Empresas ou pessoas ricas derramam dinheiro em organizações criadas como ONG "educacionais" sem fins lucrativos, mas cujo objetivo é semear confusão e incerteza acerca das mudanças climáticas, de produtos químicos tóxicos ou dos efeitos de refrigerantes ou bebidas alcoólicas para a saúde. Não há como descobrir facilmente os financiadores ocultos de alguns desses grupos. Os segredos predominam, e muito do que descobrimos vem de processos judiciais ou, ocasionalmente, de descuidos nos quais os doadores são identificados sem querer.

As dúvidas fabricadas estão por toda parte, defendendo produtos perigosos nos alimentos que comemos, nas bebidas que bebemos e no ar que respiramos. O impacto direto são milhares de pessoas desnecessariamente doentes. Não há dúvida de que, se não fossem essas campanhas de "incerteza", teríamos uma população muito mais saudável e um meio ambiente mais limpo. Depois da eleição de Donald Trump, os alicerces das políticas baseadas em evidências foram alvo de um ataque sem precedentes. Assim como as notícias indesejadas se tornaram automaticamente notícias falsas, a ciência indesejada se tornou ciência falsa. Por incrível que pareça, o governo federal aumentou os estudos feitos por especialistas em defesa de produtos, em detrimento de estudos feitos por cientistas independentes e acadêmicos. E, talvez ainda pior, o governo contratou muitos cientistas cujas carreiras se basearam em estudos encomendados para absolver produtos químicos tóxicos — e esses cientistas passaram a dirigir ou aconselhar as próprias agências que regulamentam tais produtos.

Todo esse retrocesso me inspirou a escrever este livro. Não é um livro de memórias do meu mandato na Agência de Administração de Segurança e Saúde Ocupacional. O trabalho na agência, porém, me deu uma perspectiva que impactou meu pensamento sobre a ciência e seu papel na formulação de políticas e na regulamentação de produtos. O empreendimento científico está em uma encruzilhada, creio eu. Nós, como sociedade, estamos em uma encruzilhada. Precisamos entender o que ainda está acontecendo — agora mais do que nunca, na verdade — e quais têm sido as consequências para a saúde pública. Este é um momento oportuno — o momento necessário — para novamente analisar a fundo como a ciência pode ser usada para proteger nossa saúde e o bem-estar planetário, mas também como pode ser *mal utilizada*, prejudicando ambos. Vou examinar em detalhes várias das principais preocupações de saúde pública que têm sido alvo de campanhas de defesa de produtos. Dois dos meus tópicos — a epidemia de opioides e as revelações sobre o impacto de longo prazo dos traumatismos cranianos dos jogadores profissionais de futebol americano (uma história da NFL muito mais importante que o Deflategate) — abalaram a psique dos Estados Unidos. Outros — açúcar, álcool, produtos químicos tóxicos, poluição do ar e da água e, é claro, as mudanças climáticas — têm impacto direto na saúde de milhões de pessoas nos Estados Unidos e de bilhões mundo afora. A questão das mudanças climáticas, um alvo específico de Donald Trump e de sua administração, provavelmente acabará ultrapassando todos os outros em importância global. E não tenho outra escolha senão escrever sem rodeios sobre o impacto da administração Trump na relação entre política pública e lobby na ciência, deixando de fora a elaboração de políticas baseadas em evidências e criando a moda dos fatos alternativos. Para apoiar as afirmações que faço neste livro, todas as fontes primárias que menciono podem ser consultadas na internet, e muitos dos documentos anteriormente indisponíveis agora estão publicados na coleção especial Triumph of Doubt, no site *Toxic Docs* (toxicdocs.org), operado pela Universidade Columbia e pela Universidade da Cidade de Nova York.

Outros tópicos poderiam ter sido discutidos neste livro. Há análises a serem feitas, por exemplo, sobre os esforços corporativos para fabricar incertezas sobre as causas dos terremotos em Oklahoma; sobre os perigos do fornecimento massivo de antibióticos para fortalecer animais confinados; sobre pesticidas, retardadores de chamas, saborizantes artificiais, esterilizantes ou dezenas de outras substâncias que causam danos incalculáveis ao corpo humano. Por enquanto, espero que jogar luz sobre esses poucos casos de comportamento nocivo e enganoso da indústria aumente a conscientização sobre o que é a dúvida fabricada e como ela é levantada contra o bem público.

1
A CIÊNCIA DA ENGANAÇÃO

As raízes do tabaco se fincaram na vida e na cultura estadunidenses há um século, quando os soldados da Primeira Guerra Mundial recebiam cigarros de graça em seus suprimentos. Quando voltaram para casa, mantiveram o hábito e o passaram adiante para familiares, amigos e vizinhos. Nesses primeiros tempos que antecedem a pesquisa e a regulamentação do tabaco, a única preocupação real com o fumo vinha dos próprios fumantes: aquela tosse desagradável que acompanhava o hábito.

Desde o início, a indústria do tabaco usou a manipulação — em particular, a cooptação da ciência e da medicina — para amenizar as preocupações do consumidor com a saúde. Um dos primeiros anúncios de cigarros dizia: "Médicos fumam mais Camels do que qualquer outro cigarro". Outro afirmava que não havia "nenhum efeito adverso no nariz, garganta e seios da face no grupo que fuma Chesterfield". (A alegação da Chesterfield é uma manobra de distração; a fumaça do cigarro atinge os *pulmões*.)

Levou décadas — pelo menos duas ou três, por vezes quatro ou cinco — para que os cânceres aparecessem. Assim como o próprio hábito, o câncer de pulmão existia antes da Primeira Guerra Mundial, mas era raro. Notoriamente, em 1919, Alton Ochsner, fundador do centro médico de Nova Orleans que ainda leva seu nome, escreveu sobre a experiência de ter sido convocado para testemunhar a autópsia de um homem que havia morrido de câncer de pulmão. Ochsner acreditava que seria a oportunidade de sua vida, pois era pouco provável que os estudantes da faculdade de medicina presenciassem outro caso como aquele. Ele mais tarde se tornou cirurgião e não viu outro caso de câncer de pulmão por dezessete anos. Foi então que ele testemunhou mais oito em um período de seis meses, todos em homens que haviam começado a fumar enquanto serviam na guerra. Ochsner foi um dos primeiros a ligar os pontos.[1]

Conforme o índice de câncer de pulmão entre homens continuou a aumentar até os anos 1940 (o índice entre as mulheres só decolou décadas depois, à medida que mais mulheres se tornaram dependentes), outros médicos apontaram a poluição e o fumo como possíveis explicações. Uma vez terminada a Segunda Guerra Mundial, médicos britânicos e estadunidenses foram pioneiros no novo campo da epidemiologia, que se concentra na distribuição geográfica e nos determinantes das doenças. O câncer de pulmão foi um assunto claro e urgente para as primeiras pesquisas da área. Um estudo famoso, publicado em 1950 e conduzido pelo médico britânico Richard Doll e pelo estatístico Austin Bradford Hill, comparou as taxas de tabagismo de pacientes com câncer de pulmão com as de pacientes hospitalizados com outras doenças. Os pacientes com câncer fumavam mais cigarros diariamente e há mais tempo. Uma vez concluída a análise estatística, o estudo apontou que fumantes intensivos tinham cinquenta vezes mais probabilidade de desenvolver câncer de pulmão do que os não fumantes. Três outros estudos semelhantes foram publicados no mesmo ano. As evidências continuaram a se multiplicar: em 1952, pesquisadores demonstraram que o alcatrão passado nas costas de ratos produzia tumores, e, no ano seguinte, outra dúzia de estudos chegaram a resultados similares aos relatados por Doll e Bradford Hill.[2]

A indústria do cigarro estava em apuros. Mesmo que seu produto e modelo de negócios produzissem as maiores margens de lucro de qualquer indústria legal, e mesmo que seus clientes viciados gastassem o que fosse necessário para manter o hábito, não havia garantias de que fumantes e possíveis fumantes manteriam para sempre a completa indiferença aos danos à saúde. A indústria tinha que tomar medidas para conter a maré de atenção.

Essas medidas vieram com John W. Hill, fundador da empresa de publicidade Hill & Knowlton (agora Hill+Knowlton Strategies), amplamente reconhecido por ter poupado a indústria do tabaco de assumir a responsabilidade de matar milhares de fumantes a cada ano (um número que hoje está em milhões). Em dezembro de 1953, depois de ajudar a indústria química a responder a uma investigação do Congresso sobre carcinógenos no fornecimento de alimentos no país, Hill alertou executivos do tabaco sobre o problema que estavam prestes a enfrentar. Enquanto esses executivos estavam confiantes de que tinham "material científico abrangente e confiável que refuta completamente as acusações relativas à saúde", Hill tinha suas dúvidas — e com razão. A indústria do tabaco precisava de mais ciência, ele advertiu. Eles precisavam de uma ciência melhor, ou pelo menos diferente, e de uma campanha de relações públicas totalmente pró-cigarro, garantindo ao público que, para os fabricantes de cigarros, "a saúde pública está acima de tudo". Sob o comando de Hill, o Comitê de Pesquisa da Indústria do Tabaco, mais tarde rebatizado como Conselho de Pesquisa do Tabaco, iniciou suas operações. Em 1966, a Hill & Knowlton criou uma divisão de assuntos científicos, técnicos e ambientais, cujos folhetos de divulgação bravateavam o fato de que sua fundação aconteceu "anos antes do primeiro 'Dia da Terra' ou da criação da Agência de Proteção Ambiental".[3]

E assim os fabricantes de cigarros — então agrupados sob a alcunha não oficial Big Tobacco [maiores empresas da indústria de tabaco] — posicionaram-se como guardiões do interesse público, produzindo os próprios estudos e relatórios sobre os efeitos do tabaco. A dúvida era realmente o produto deles. Os fabricantes nunca deixaram de lembrar que algumas pessoas que sofrem de câncer de pulmão nunca fumaram, e que a maioria dos fumantes nunca desenvolve câncer de pulmão. Existem outras causas de câncer de pulmão, como o amianto e o radônio. Coloquem a culpa nelas.

Como as evidências relacionando o cigarro ao câncer de pulmão (e a ataques cardíacos, e depois a uma série de outras doenças) se tornaram incontestáveis para todos os envolvidos, exceto para as empresas da Big Tobacco, o manual mais amplo para fabricação de incertezas entrou em cena. Com ele, nascia toda uma indústria de empresas de defesa de produtos.

Durante grande parte do século XX, a defesa que a Big Tobacco fez de seu produto esteve impregnada de um apelo à responsabilidade pessoal: ainda que fosse verdade que fumar causava câncer de pulmão, ninguém estava forçando ninguém a fumar. Este é um país livre. Você decide. A manobra da responsabilidade pessoal, que mais tarde se tornaria útil para indústrias como a do açúcar e do álcool, ignora convenientemente a manipulação dos cigarros para torná-los mais viciantes. Também ignora — porque ninguém entendia à época — que fumar aumenta o risco de câncer de pulmão também em *não fumantes*. A indústria do tabaco reconheceu a ameaça do fumo passivo já nos anos 1970, e um relatório confidencial da indústria, elaborado em 1978 pelo instituto de pesquisas Roper, alertou que uma campanha com foco no fumo passivo seria "o acontecimento mais perigoso que já ocorreu para a viabilidade da indústria do tabaco".[4] Em 1981, Takeshi Hirayama, então epidemiologista-chefe do Centro de Pesquisa do Instituto Nacional do Câncer em Tóquio, publicou o primeiro estudo epidemiológico importante a respeito, mostrando que as mulheres não fumantes cujos cônjuges fumavam tinham uma taxa mais alta de câncer de pulmão do que aquelas casadas com não fumantes.[5] Conquistou-se a atenção do público e da regulamentação.

Até 1984, 37 estados estadunidenses e o Distrito de Columbia tinham restringido o fumo em algumas instalações públicas, como auditórios e prédios governamentais. Essas leis tiveram um impacto imediato e marcante: fabricantes de cigarros venderam menos em jurisdições que tinham imposto restrições, e documentos internos da indústria atribuíram até 21% da variação geográfica às restrições de fumo em locais públicos. E essas restrições provavelmente se tornariam ainda mais numerosas e mais onerosas no futuro.[6] Como a Agência de Proteção Ambiental passou a categorizar o fumo passivo como cancerígeno, e a Agência de Administração de Segurança e Saúde Ocupacional considerava restringir o fumo em espaços públicos e em locais de trabalho, a indústria do tabaco decretou alerta vermelho. O que se seguiu foi um novo capítulo na "ciência da dúvida". Os novos estudos que haviam encontrado os perigos do fumo passivo tinham de ser declarados irremediavelmente falhos.

O foco inicial da campanha do tabaco foi o estudo de Hirayama; descredibilizar o cientista e sua equipe era essencial para evitar perder terreno adicional no mercado. Uma das medidas foi gerar um estudo que concorresse com a pesquisa japonesa sobre os cônjuges, dessa vez — que surpresa! — concluindo que os estudos sobre cônjuges não fumantes tinham "pouca base científica".[7] Um elemento importante da tática foi ocultar o fato de que esse estudo concorrente foi concebido e apoiado pelos fabricantes de cigarros; eles contrataram um proeminente escritório de advocacia de Washington, o Covington & Burling, alegando que se tratava de um "produto de trabalho privilegiado e confidencial" para conseguir ocultar o envolvimento íntimo dos fabricantes em todos os aspectos do trabalho.[8] (Este tipo de subterfúgio de divulgação é endêmico no campo da defesa de produtos, como veremos.)

A segunda tática aplicada contra o estudo de Hirayama — uma jogada desde então copiada incontáveis vezes por profissionais de defesa de produtos — foi atacar os cálculos, dizendo que estavam incorretos. Através do Centro de Pesquisa do Ar em

Ambientes Fechados, um novo grupo de fachada da Big Tobacco, a indústria conseguiu acesso aos dados brutos de Hirayama e contratou uma empresa de defesa de produtos, a Environ, para reanalisar os números e declará-los errados. (Depois de uma evidente fraude, o trabalho foi retirado da Environ e entregue a outra empresa, a Failure Analysis, que então passou a se chamar Exponent, e anos mais tarde cuidaria do estudo do Deflategate para a NFL.)[9]

É importante reconhecer aqui que qualquer estudo epidemiológico pode ter falhas e qualquer estudo de grande importância pode ser e provavelmente será submetido a uma confirmação independente, que examinará a mesma questão aplicada a outras populações e com métodos diferentes, mas há reanálises honestas e há reanálises dissimuladas. A segunda variedade é um truque essencial da área dos defensores de produtos e será discutida em profundidade mais adiante.

No fim, os resultados de Hirayama foram validados por vários outros estudos independentes. Mais tarde, em 1985, com o apoio do Instituto Nacional do Câncer dos Estados Unidos, um grupo de pesquisadores liderados por Elizabeth Fontham, da Universidade Estadual da Louisiana, lançou um grande estudo concebido para minimizar os problemas presentes em estudos anteriores acerca do fumo passivo. Um resultado dessa pesquisa foi suficientemente explosivo: esposas não fumantes de maridos fumantes tinham um risco *30% maior* de desenvolver câncer de pulmão. O segundo resultado foi potencialmente catastrófico (para a indústria do tabaco): o fumo passivo em locais de trabalho e outros locais fora de casa aumentava o risco de câncer de pulmão em *40% a 60%*.[10] Estava efetivamente provado que viver em uma sociedade com fumantes era perigoso para as pessoas que não fumavam.

Esqueça Hirayama. A indústria agora tinha de fazer de tudo para descredibilizar as conclusões ameaçadoras de Fontham, que representavam um risco sistêmico ainda maior. O problema era que a pesquisadora tinha notado o que acontecera com Hirayama e não tinha nenhum desejo de ver os contratados da indústria distorcendo seus resultados e fazendo desaparecer suas descobertas. Ela recusou as solicitações das empresas de tabaco para que entregasse os dados para uma reanálise mercenária. Não quis cooperar, e eles não puderam obrigá-la.[11]

Os esforços de defesa da indústria estavam agora em território desconhecido; restava a opção de encontrar uma falha estrutural nos métodos do estudo ou contentar-se com as pequenas quantidades de dados publicados. Para isso, eles contrataram William Butler, um veterano da equipe da Failure Analysis. Na audiência subsequente do Programa Nacional de Toxicologia, Butler alegou previsivelmente que o estudo de Fontham tinha falhas e não deveria ser usado para classificar o fumo passivo como cancerígeno.[12] (Na verdade, a relutância de Fontham em entregar seus dados brutos levou diretamente à aprovação, pelo Congresso, da Lei de Acesso aos Dados, também conhecida como Emenda Shelby, que exige que todos os pesquisadores apoiados pelo governo federal entreguem os dados brutos. Quem, no Capitólio, percebeu que essa legislação seria um cavalo de Troia para os interesses corporativos? Quem percebeu que a Big Tobacco era a força motriz por trás de sua aprovação? Os legisladores que a patrocinaram e os funcionários que a escreveram, certamente. Discuto esse esforço e como tudo aconteceu no capítulo 12.)

Nos anos 1990, os métodos de defesa de produtos haviam sido sistematizados e estavam disponíveis, mediante altos custos, em várias empresas e consultorias nos Estados Unidos. Em 1994, quando a Agência de Administração de Segurança e Saúde Ocupacional iniciou o trabalhoso processo de adoção de um novo padrão de qualidade do ar para ambientes de trabalho em todo o país, o problema da indústria do tabaco foi tratado por dois especialistas em defesa de produtos: H. Daniel Roth, um epidemiologista que trabalhara anteriormente para a indústria do berílio em sua oposição bem-sucedida ao esforço de regulação da exposição ao material; e Myron Weinberg, presidente da empresa de consultoria Weinberg Group. Foi Weinberg quem coordenou o esforço sem precedentes contra a Agência de Administração de Segurança e Saúde Ocupacional. Os documentos relativos a uma reunião telefônica com os advogados de uma empresa de tabaco descrevem a equipe de Weinberg como "especialistas em 'meta-análise dedutiva' que revela fatores de confusão e identifica o risco real envolvido, se houver algum". Sabendo que a agência federal é obrigada por lei a responder a todos os comentários públicos apresentados durante o período de revisão, Weinberg e sua equipe planejaram uma "análise linha a linha, levantando questões científicas às quais a agência teria que responder. [...] [Esse] ataque poderia demandar [da agência] de dois a três anos para responder" e "deixar a máquina burocrática sobrecarregada".[13] Foi a implementação máxima da tática de criar incertezas, e seus efeitos foram reforçados pela apresentação da Philip Morris de mais de 120 testemunhas para participar nas audiências públicas.

Funcionou. No final, a ciência por trás da regulamentação do fumo passivo foi irrelevante. A Agência de Administração de Segurança e Saúde Ocupacional se rendeu e, com essa lição de poder da indústria do tabaco, retirou a proposta.

Até certo ponto, o sucesso das empresas da Big Tobacco nos Estados Unidos acabou diminuindo. Para encerrar processos judiciais que exigiam reembolso da indústria por despesas médicas dos fumantes, os fabricantes pagaram indenizações num valor total de 150 bilhões de dólares, o que na verdade é apenas uma fração dos custos reais das doenças relacionadas ao fumo. Conforme os processos judiciais das vítimas continuam a crescer e novas questões científicas vêm à tona, o que fica claro é que o legado da indústria não é o seu produto, mas sim a sua defesa. As empresas de defesa de produtos de hoje, aparentemente despreocupadas com o histórico tenebroso e os milhões de mortos, fazem fila para oferecer sua experiência em ajudar indústrias novas e antigas — a maioria delas, perigosas — a se livrar de responsabilidades e a adiar a regulamentação. O manual de práticas permanece basicamente o mesmo.

2

Em 1999, eu estava trabalhando no Departamento de Energia para fortalecer a regulamentação da exposição ao berílio em locais de trabalho. Trata-se de um metal que causa câncer de pulmão e beriliose crônica, mesmo em níveis de exposição muito baixos. Encontrei uma proposta de 1989 da Hill & Knowlton — a mesma empresa que ofereceu seu trabalho à indústria do tabaco em 1953 — ofertando assistência à Brush Wellman (agora chamada Materion), principal fabricante de produtos de berílio dos Estados Unidos. Howard Marder, vice-presidente sênior de relações públicas da empresa, escreveu:

> O berílio sem dúvida continua tendo um problema de relações públicas. Seja na mídia, seja em nossas conversas com pessoas bem informadas, ainda o vemos ser citado como um metal perigosamente tóxico e problemático para os trabalhadores. [...] Gostaríamos de trabalhar com a Brush Wellman para ajudar a mudar essas atitudes equivocadas e comuns. Imaginamos um programa de relações públicas destinado a educar públicos diversos [...] para dissipar mitos e desinformações sobre o metal.

O documento tinha 37 páginas. Nele, os especialistas em defesa se ofereceram para preparar "um artigo branco oficial [...] [que] serviria como o mais definitivo documento sobre o berílio". Eles também sugeriram projetos para envolver cientistas externos na revisão "independente" dos materiais da Brush Wellman, "para alimentar as relações com a Agência de Proteção Ambiental" e "para contestar todo tratamento injusto ou incorreto da mídia a fim de esclarecer a questão". Um material extenso e uma promessa cristalina: nós providenciaremos o que for necessário. Anexado a essa carta havia um documento em que a Hill & Knowlton se gabava de seu sucesso em ajudar outras corporações que enfrentavam dificuldades regulatórias decorrentes da produção de uma coleção impressionante de materiais tóxicos, incluindo amianto, cloreto de vinila, fluorcarbono e dioxina. Estranhamente, não houve nenhuma menção ao trabalho hercúleo da empresa em nome dos fabricantes de cigarros.[14]

Empresas de relações públicas como a Hill & Knowlton conquistaram seu lugar no ecossistema de defesa de produtos, mas seu trabalho é secundário quando comparado à atuação dos cientistas que endossam essa defesa. As empresas e associações setoriais de hoje podem utilizar as relações públicas para a transmissão de mensagens, mas, para garantir os dados contraditórios, elas precisam de ajuda externa. E, nesse espaço, os especialistas na produção de "ciência sólida" têm florescido.

"Defesa de produto" não é um termo depreciativo que inventei para escrever livros; a própria área o criou. O Grupo Weinberg até o usou como *hashtag* no Twitter.[15] E empresas de defesa de produtos estão *em toda parte*. Elas transitam entre indústrias e clientes, e os mesmos nomes estão sempre aparecendo. O Grupo Weinberg, das guerras do tabaco, mais tarde ajudaria a DuPont a resolver problemas com o produto químico utilizado para produzir o Teflon. Roth, o veterano do tabaco, depois prepararia estudos para a indústria de bebidas alcoólicas, alegando que a ingestão dessas substâncias não tem relação com o câncer de mama[16] (infelizmente tem), bem como para a indústria do carvão, argumentando que eram inconclusivas as evidências sobre os efeitos na saúde causados pelo mercúrio liberado pela queima de carvão[17] (não são). A defesa de uma série de produtos tóxicos — não seria exagero dizer de *qualquer* produto tóxico — tornou-se uma especialidade lucrativa, um nicho de mercado.

De modo perverso, cada avanço científico na compreensão dos efeitos das exposições tóxicas sobre a saúde garante mais trabalho para as empresas de defesa de produtos. O campo da epidemiologia foi fundado no século XIX, mas só nas últimas décadas os cientistas aperfeiçoaram as técnicas que permitem reconhecer e medir a doença e o número de mortes prematuras associadas, digamos, a componentes específicos da poluição do ar. E, como regra geral, quanto mais nós sabemos enquanto cientistas, mais clara fica a necessidade de regulamentação. Alguns ideólogos da indústria e do livre mercado desprezam esse fato, obviamente, e trabalham com afinco para manter as regulamentações nos níveis de proteção mais baixos, associados a conhecimentos científicos mais antigos e limitados. Isso significa ignorar completamente, e de uma só vez, o impacto dos produtos de consumo e das toxinas na saúde. Nos casos em que o dano é grande demais para ser ignorado, a indústria procura ganhar tempo por meio de um debate público sobre as evidências dos efeitos nocivos.

Quando um fabricante de produtos químicos (ou grupo setorial que representa fabricantes) está se defendendo em uma ação judicial movida por trabalhadores ou moradores de comunidades que alegam ter adoecido por causa de um produto, essa corporação não recorre a firmas como Cardno ChemRisk ou Gradient porque deseja obter uma avaliação *independente*; eles precisam de uma avaliação que os exima de tudo, e é isso o que buscam. O "apoio contencioso" — também um termo da própria indústria que descreve exatamente o propósito desse trabalho — é uma especialidade em expansão. Empresas globais que prestam serviços de consultoria ambiental a corporações, especialmente aquelas que fornecem assistência a "questões de gerenciamento ambiental" (ou seja, poluição), agora veem o apoio contencioso como um de seus principais serviços. A Cardno, originalmente australiana, mas agora "uma empresa global de infraestrutura, meio ambiente e desenvolvimento social", adquiriu a ChemRisk em 2012; dois anos depois, a Environ foi adquirida pela Ramboll, uma empresa de engenharia global com sede na Dinamarca. A proprietária majoritária da empresa é a Fundação Ramboll, uma organização cuja autoproclamada "Filosofia Ramboll" inclui afirmações antagônicas ao trabalho de defesa de produtos:

> Agimos de forma honesta, decente e responsável. [...] Evitamos conflitos de interesses, não conspiramos para corrupção nem realizamos projetos com um propósito agressivo, destrutivo ou repressivo em relação à natureza ou às pessoas. [...] A observância de nossos valores deve vir sempre antes do crescimento e do ganho financeiro a curto prazo.[18]

O centro da pegadinha da defesa de produtos é a alegação de que produzem e publicam *pesquisa* científica. A pesquisa é a referência para o verdadeiro conhecimento científico, e a publicação em uma revista revisada por pares é o que diferencia uma pesquisa de um mero argumento. A indústria sabe muito bem disso. Para ajudar seus clientes que fabricam produtos perigosos ou se envolvem em atividades perigosas, a indústria adotou esse modelo e o submeteu a contorcionismos que produzem o que parece ser ciência verdadeira. Mas os "estudos" feitos por esses especialistas têm pouco ou nada a ver com o avanço da ciência. Seu objetivo é fabricar material para convencer os júris de que as corporações não precisam indenizar pessoas que alegam ter adoecido por causa dos produtos ou das atividades dessas corporações. Poderíamos também chamá-la de "ciência contenciosa": estudos enganosos (ou reanálises de outros estudos reais) que são tornados legítimos através das estruturas deficientes de publicações da academia, para criar a aparência de uma dúvida razoável.

Então o problema são as revistas acadêmicas? Em parte, sim. As revistas acadêmicas são um grande negócio, tanto para as associações profissionais que as patrocinam quanto para as editoras que as produzem. Elas também servem a uma função profundamente arraigada dentro do meio acadêmico, no qual as carreiras são construídas pela publicação de estudos em revistas de prestígio. Nessa relação simbiótica, a revisão por pares é o mecanismo concebido para garantir qualidade e integridade.

Mas o sistema de revisão por outros cientistas — presumivelmente "pares" —, antes da publicação em uma revista científica, é bastante mal compreendido pelo público e por alguns indivíduos nos sistemas regulatórios e jurídicos. Mesmo uma revisão rigorosa feita por cientistas honestos não garante a precisão ou a qualidade de um estudo. A revisão por pares é apenas um dos componentes de um processo maior de controle de qualidade por meio do qual o conhecimento científico é desenvolvido e testado — um processo que nunca termina de fato. No entanto, essa revisão ganhou proeminência tanto no sistema regulatório quanto no sistema legal. Algumas agências, incluindo a Agência Internacional de Pesquisa em Câncer (Iarc), vinculada à Organização Mundial da Saúde (OMS), não consideram, em suas deliberações, o uso de qualquer documento que não tenha sido submetido à revisão por pares.

Isso não significa — ou não deveria significar — que qualquer artigo revisado por pares seja de alta qualidade. No caso de publicações de defesa de produtos em periódicos, a revisão por pares é frequentemente conduzida por outros cientistas que estão empenhados na isenção da regulamentação de produtos químicos tóxicos. Qualquer revisão desse tipo é de pouco valor. Parte da proliferação de periódicos acadêmicos nas últimas décadas se deve ao aumento do que são, em essência, revistas de vaidade — publicações cujos conselhos editoriais são controlados por cientistas que estão unidos com as indústrias em suas relações financeiras. Tais periódicos são apenas um tipo diferente de fachada. E são veículos da indústria de defesa de produtos para materializar seus anseios em existência científica.

Tomemos, por exemplo, a revista *Regulatory Toxicology and Pharmacology*. Por muitos anos, seu editor-chefe foi Gio Batta Gori, que passou de diretor do Programa de Tabagismo e Saúde do Instituto Nacional do Câncer à condição de bem remunerado defensor do fumo passivo para a Big Tobacco. O conselho editorial da revista se reunia nos escritórios da Keller & Heckman, que representava a associação setorial da indústria do plástico e outros grupos corporativos.[19] O conselho estava e continua cheio de proeminentes consultores de defesa de produtos. *Nem todos* no conselho editorial fazem parte do negócio de consultoria — alguns são cientistas governamentais e acadêmicos —, *nem todos* os artigos publicados são iniciativas de defesa de produtos. O resultado é que, para um juiz não iniciado ou para um membro do júri, os artigos da *Regulatory Toxicology and Pharmacology* parecem confiáveis.

Uma revista concorrente que compartilha da abordagem da *Regulatory Toxicology and Pharmacology* é a *Critical Reviews in Toxicology*. Embora esses periódicos publiquem ciência legítima ao lado do trabalho da indústria de defesa de produtos, uma análise do Centro de Integridade Pública descobriu que, desde 1992, metade de todos os artigos de análise escritos pelos melhores cientistas da empresa de defesa de produtos Gradient foram publicados em uma dessas duas revistas.[20] Uma característica notável de muitos desses artigos — é difícil chamá-los de estudos — é a sua extensão. Muitos deles são tão longos que é improvável que alguém, além de alguns advogados com interesses contenciosos, realmente os leia. Esses textos pesados podem não enganar os reguladores, e certamente não enganam os cientistas, mas parecem muito impressionantes para seu verdadeiro público: juízes e jurados.

A defesa de produtos é realmente ciência? Os estudos preparados por Exponent, Gradient, Tera, Cardno, ChemRisk e Ramboll e publicados em revistas científicas ou apresentados em congressos científicos realmente contribuem para o avanço do conhecimento científico? Eu diria que relativamente pouco. Como posso ter tanta certeza? Primeiro, sua origem como trabalho por encomenda, comprado e pago por empresas com interesse financeiro no resultado, significa que as conclusões não podem ser avaliadas sem desconfiança. Segundo, em todos os assuntos — como tabaco, chumbo, amianto, benzeno, sílica e muitos outros —, esses estudos têm sido desmentidos por outros subsequentes, feitos por cientistas mais capacitados e livres de conflito de interesses. Para a ciência de verdade, o peso das evidências científicas acaba por soterrá-los. Mas, enquanto isso, os envolvidos ganharam muito dinheiro e muitas vezes atrasaram os esforços para proteger a população.

O princípio norteador desses estudos para gerar dúvida é de que nunca há provas suficientes; é sempre necessário mais avaliação. Quando uma agência como a Administração de Segurança e Saúde Ocupacional quer reduzir a exposição dos trabalhadores a um produto químico, ela tem de provar que há risco significativo. Deve demonstrar que a ciência indica que o produto químico é prejudicial e que, de fato, está causando danos às pessoas. Ao tentar provar uma associação positiva entre toxina e doença, as agências não podem apelar para artifícios — por lei, seus esforços e produções devem estar abertos ao escrutínio público. Não é o caso dos defensores de produtos. O trabalho deles é sempre argumentar que as provas não são fortes o bastante — independentemente do espaço, seja regulatório, seja legal. Da parte deles, não é necessário oferecer uma dúvida razoável, mas eles demandam que sua culpa seja provada sem sombra de dúvidas — especialmente quando o desafio é identificar riscos reais baixos. É difícil, por exemplo, determinar se um produto amplamente utilizado causa câncer em uma em cada dez mil pessoas expostas, e muito fácil apontar lacunas em qualquer estudo de associação positiva. (O adoecimento de uma em cada dez mil soa quase irrelevante, quase aceitável? Os 25 mil adultos nos Estados Unidos com a doença em questão possivelmente discordam disso.)

Ao contrário de seres humanos acusados de crimes, os produtos químicos não deveriam ser inocentes até que se prove o contrário. O registro de novas substâncias químicas no mercado justifica uma hipótese inversa: a de que substâncias químicas e toxinas fazem mais mal à saúde do que estimamos a princípio, e que leva tempo para determinar a natureza e a extensão desses danos. De acordo com a legislação dos Estados Unidos, os fabricantes devem testar novos produtos químicos antes de colocá-los no mercado. Mas muitos produtos mais antigos, mesmo aqueles que sabemos agora serem extremamente tóxicos, foram aprovados sob uma Lei de Controle de Substâncias Tóxicas extremamente branda, e somente a recente atualização dessa lei fez surgir um esforço limitado para de fato testar a toxicidade dos produtos aos quais já estamos sendo expostos. Além disso, os testes de laboratório não são suficientes, e só se pode pesquisar a epidemiologia muito tempo depois da exposição ter começado. No mundo real, portanto, o sistema se inclina para a inocência dos produtos químicos até que se prove o contrário, em vez de garantir que as pessoas sejam protegidas dos perigos que eles podem representar.

2
AS SUBSTÂNCIAS ETERNAS

O nome DuPont é sinônimo do industrialismo e da riqueza estadunidense. O que começou em 1802 como um fabricante de pólvora é, desde sua fusão em 2017 com a Dow Chemical,[1] o maior fabricante e desenvolvedor de produtos químicos do mundo. Muitas das substâncias com nomes estranhos que fazem parte da vida dos estadunidenses hoje — marcas como freon, nylon e lycra — nasceram nos laboratórios da DuPont.

Essa lista de substâncias inclui o Teflon, um material antiaderente utilizado como revestimento em utensílios de cozinha, embalagens de alimentos, cabos elétricos e roupas à prova d'água. Hoje, todos conhecem o produto pelo nome de sua marca registrada; como dizem as propagandas, *nem mesmo os lagartos conseguem grudar no Teflon*. Ele foi descoberto em 1938 por um químico que trabalhava para a DuPont e que, ao pesquisar gases refrigerantes, sintetizou acidentalmente um material de cera com uma propriedade interessante: quase nada aderia a ele. Essa criação de laboratório foi talvez o primeiro exemplo de uma classe de produtos químicos conhecidos como substâncias per e polifluoroalquil (PFAS). Eles não são encontrados na natureza, mas químicos criaram milhares de variantes em laboratório. Logo ficou evidente para a equipe da DuPont que o novo produto químico poderia ser usado para fabricar revestimentos para uma série de produtos, e a produção em massa de Teflon começou quase imediatamente na unidade Washington Works, em Parkersburg, na Virgínia Ocidental. Em 1948, a empresa estava produzindo mil toneladas da substância por ano.[2]

Durante o mesmo período em que a DuPont estava expandindo o Teflon, cientistas que trabalhavam para desenvolver uma bomba atômica para o Projeto Manhattan, durante a Segunda Guerra Mundial, estavam desesperados para encontrar uma maneira eficiente de isolar o isótopo U-235 do urânio bruto encontrado na natureza; isolar o U-235 foi o primeiro passo para torná-lo uma arma. Um pesquisador chamado Joseph H. Simons teve um momento "heureca" nessa busca quando passou flúor bruto — um gás natural amarelo esverdeado, conhecido como "o mais selvagem dos demônios" entre os elementos — por um arco de carbono, produzindo providencialmente um composto de fluorocarbono que funcionou de forma esplêndida para fazer bombas. Depois da Segunda Guerra Mundial, a Minnesota Mining & Manufacturing (mais tarde denominada 3M, outra empresa lendária de pesquisa e manufatura dos Estados Unidos) comprou a patente de Simons e trouxe alguns dos cientistas do Projeto Manhattan para o "Projeto Fluoroquímico" da empresa. O produto mais famoso dessa incubadora científica foi criado por acidente em 1953, quando uma mistura de produtos químicos respingou no sapato de um assistente de laboratório. A equipe da 3M percebeu que esses respingos repeliam água e gordura. Mais tarde patenteado sob o nome de Scotchgard, tratava-se de um novo PFAS que seria anunciado pela empresa como uma de suas maiores invenções.[3]

A nomenclatura PFAS pode ser confusa: dois dos tipos mais proeminentes de PFAS são frequentemente chamados por suas próprias siglas, PFOS (usado no Scotchgard) e PFOA (usado na fabricação de Teflon e também conhecido como C8). Todas as quatro abreviações serão referidas neste livro. O ponto principal é que se trata de uma grande família de compostos orgânicos com características surpreendentes (e valiosas). Uma vez que os PFAS repelem óleo e água, são estáveis a altas e baixas temperaturas e reduzem o atrito, a lista de seus usos comerciais é hoje praticamente infinita, incluindo todos os tipos de têxteis, produtos de papel e componentes automotivos e aeroespaciais. Os PFAS são quase perfeitos para embalagens de alimentos à prova de vazamentos e para invólucros. Também são ótimos no combate a incêndios em que as chamas sejam alimentadas por um líquido combustível, como a gasolina, cuja extinção pela água é ineficaz — por isso, são amplamente utilizados em bases militares e aeroportos comerciais.

Os PFAS possuem ligações químicas quase impossíveis de serem quebradas. Sua meia-vida no ambiente — basicamente, uma medida de quanto tempo uma molécula vive — é muito, *muito* longa, tanto que os cientistas não foram capazes de estimar sua duração.[4] Por essa razão, e porque as espumas antichamas de alta intensidade de PFAS testadas ou aplicadas em centenas de aeroportos e bases militares inevitável e inexoravelmente se infiltraram nos poços e sistemas de água em centenas de comunidades nos Estados Unidos, a substância está bem perto de nós, especialmente na água que bebemos. O problema do que agora é amplamente rotulado como "substâncias eternas" não é exclusivo dos Estados Unidos: os sistemas de água potável contaminados causaram indignação da Austrália à Itália e ao Japão, com a certeza de que muitos outros casos serão descobertos nos próximos anos. Os PFAS também penetram em nossos alimentos e, portanto, em nosso corpo, saídos das embalagens (como recipientes de fast-food, sacos de pipoca de micro-ondas e caixas de pizza) e do consumo de peixes e outros animais. Há também exposição, particularmente de bebês e crianças pequenas, por meio do contato mão-boca com móveis, tapetes e outras superfícies tratadas com PFAS para evitar manchas.

Claro, a onipresença dos PFAS no ambiente não seria uma grande preocupação sanitária se essas substâncias não fossem, a esta altura, onipresentes no corpo humano. Mesmo que eles não estivessem na nossa água potável (e dados sugerem que, para a maioria de nós, está), todos nós teríamos sido expostos a eles por meio de alimentos e contato no ambiente.

Em 1998, os próprios cientistas da 3M realizaram uma série de pesquisas para determinar exatamente quão difundidos os produtos químicos tinham se tornado, testando amostras de sangue colhidas em inúmeros estudos nos Estados Unidos e no exterior, tanto recentemente como no passado. Foram incluídas amostras antigas (1957, Suécia) e de regiões longínquas (1994, China rural) — períodos e lugares em que Scotchgard, Teflon, extintores de incêndio e outros elementos da sociedade industrial estariam relativamente distantes. As descobertas dos pesquisadores foram preocupantes: os PFAS haviam migrado para todos os lugares. Apenas uma entre as onze amostras de população *não revelou* a presença de PFAS nos indivíduos — dez militares estadunidenses cujo sangue tinha sido colhido e testado entre 1948 e 1951.[5] Hoje, níveis detectáveis de PFAS podem ser encontrados no sangue de praticamente todos os residentes dos Estados Unidos.[6]

A questão seguinte e mais importante: esses produtos químicos têm efeitos sobre os seres humanos e outros animais? Em suma, sim. E enquanto a maioria dos estudos de exposição humana a produtos químicos enfrenta desafios éticos e de financiamento, agora sabemos bastante sobre os efeitos que os PFAS causam à saúde — mais do que em relação a quase todos os outros milhares de produtos que entregaram aos consumidores "coisas melhores para viver melhor com ajuda da química" (*better things for better living through chemistry*), o slogan publicitário da DuPont por muitos anos.

Conforme aumenta o conhecimento dos efeitos tóxicos da exposição a PFAS, cresce também o interesse nacional a respeito do tema, o que inclui esforços para eliminar sua presença em alimentos e embalagens e para produzir uma infraestrutura de abastecimento de água mais limpa para as comunidades cujos sistemas estão contaminados. Algumas agências federais e estaduais estão se mobilizando. Pessoas que estão doentes e que acreditam que suas doenças se relacionam à exposição estão movendo processos e pedindo indenização. As indústrias, por sua vez, têm se empenhado em proteger os próprios interesses, lançando mão de táticas que incluem todos os tópicos de uma campanha clássica de desinformação e "incerteza": dinheiro, exposições tóxicas, documentos escondidos, cientistas mercenários, processos judiciais, agências governamentais tentando proteger o público e interferência política nesses esforços.

2

A DuPont está entre as maiores infratoras da saga dos PFAS, responsável por uma das maiores e mais prejudiciais contaminações no fornecimento de água potável da história dos Estados Unidos. Na unidade da empresa em Washington Works, cerca de 1.200 toneladas da substância vazaram durante o processamento ou o descarte, e a maioria das contaminações aconteceu nos anos 1980 e 1990. Grande parte foi liberada na atmosfera como emissões de vapor, enquanto outra porção foi negligentemente despejada ao longo das margens do Rio Ohio ou enterrada em aterros sanitários próximos. Como esses aterros não eram depósitos adequados para resíduos perigosos, um número considerável de rejeitos penetrou o solo, infiltrando-se nas reservas de água das comunidades vizinhas. Com o passar do tempo, residentes próximos de Washington Works passaram a apresentar níveis elevados de PFAS no sangue.

Os primeiros sinais dos efeitos adversos à saúde causados por essa exposição foram observados em animais de fazenda. Um fazendeiro em Parkersburg, Wilbur Tennant, havia vendido uma fração de seu pasto para a DuPont, que por sua vez a utilizou para descartar os resíduos de Washington Works.

Quando Tennant viu suas vacas (que continuavam pastando nas redondezas, nas terras restantes do fazendeiro) se comportarem de maneira perturbada e depois morrerem de uma doença estranha e inexplicável, ele suspeitou que os produtos químicos da fábrica da DuPont fossem a causa. Então, entrou em contato com um advogado, Rob Bilott, que abriu um processo contra a DuPont em 1998.

Em 2000, enquanto revisava os milhares de documentos da DuPont obtidos por ordem judicial, Bilott encontrou referências a um produto químico, PFOA (ou C8), com um nome semelhante ao PFOS — o produto Scotchgard, que a 3M havia acabado de retirar do mercado. Ele solicitou então que a DuPont lhe fornecesse todos os seus documentos internos sobre a substância. A fabricante do Teflon concordou, enviando 110 mil documentos — talvez na tentativa de sobrecarregar o advogado. O esforço não deu certo. Depois de meses pesquisando esses documentos, alguns deles com mais de cinquenta anos, Bilott elaborou uma poderosa peça de acusação contra uma empresa que estava ciente do quão tóxico era o PFOA, de como a exposição a ele era ampla e de como tomou medidas para encobrir tudo.

Os documentos internos da DuPont ilustram não apenas o conhecimento da empresa em relação ao assunto mas também suas tentativas de conter o problema. Quando a corporação testou os trabalhadores de suas fábricas nos anos 1970, descobriu que tinham altas concentrações de PFOA no sangue. Em 1981, ao ser informada pela 3M (fornecedora de grande parte de seu PFOA) que o produto químico havia comprovadamente causado malformações congênitas em ratos, a DuPont observou os dados de seus funcionários da divisão de Teflon em Washington Works e descobriu que, dos sete nascimentos mais recentes entre funcionários, dois bebês tinham deficiência ocular. Dez anos mais tarde, os próprios cientistas da DuPont estabeleceram um limite interno de segurança para a concentração de PFOA na água potável, de uma parte por bilhão (1 ppb); mais tarde, no mesmo ano, a DuPont aferiu que a concentração na água em um distrito local estava três vezes acima desse nível. Esses são apenas alguns exemplos do que a corporação já sabia, mas manteve em segredo de seus trabalhadores, dos residentes próximos e das agências de saúde pública até ser forçada a revelá-los por causa do processo movido por Bilott.[7]

O trabalho de Bilott estava apenas começando. Comprovando que o C8 tinha contaminado muito além da fazenda de Tennant, o advogado entrou com outra ação judicial: uma ação coletiva em nome de oitenta mil residentes em seis distritos de Ohio e da Virgínia Ocidental. O processo alegava que humanos — não apenas vacas — estavam ficando doentes em consequência de PFAS e exigia monitoramento médico como parte de qualquer restituição financeira. Percebendo as implicações mais amplas desses documentos para a saúde pública, em março de 2001 Bilott enviou cartas à Agência de Proteção Ambiental e ao Departamento de Justiça, informando-os sobre o que havia descoberto. A resposta da DuPont? A empresa foi à justiça federal solicitar uma ordem de silêncio (*gag order*) para impedir Bilott de se comunicar com a agência. Depois que um juiz federal negou o pedido, Bilott enviou todo o seu arquivo para a agência reguladora, e em 2004 o órgão público também entrou com uma ação contra a DuPont por violação da Lei de Controle de Substâncias Tóxicas. A regulamentação federal exige que as empresas encaminhem à Agência de Proteção Ambiental informações sobre os efeitos tóxicos de seus produtos no momento da descoberta, o que a DuPont claramente não tinha feito.

Enfrentando uma ofensiva de ações legais, a DuPont não se rendeu. Em vez disso, se propôs a convencer tanto o público quanto as agências governamentais encarregadas de proteger a população de que a exposição ao PFOA simplesmente não era tão perigosa para humanos. Como esperado, contratou um cientista de defesa de produtos para liderar essa campanha — uma empresa chamada ChemRisk, conduzida por Dennis Paustenbach. Depois de realizar uma revisão inicial da pesquisa disponível, Paustenbach escreveu: "A ingestão prevista de PFOA ao longo da vida e na média diária, por pessoas que viveram a menos de oito quilômetros da fábrica nos últimos cinquenta anos, foi cerca de dez mil vezes inferior ao nível de ingestão que não é considerado um risco à saúde, segundo estudos recentes de um painel independente de cientistas".[8]

A frase é bastante confusa, mas Paustenbach pretendia argumentar que a exposição cumulativa dos residentes da Virgínia Ocidental e de Ohio estaria bem abaixo do nível identificado como perigoso por um painel de especialistas independentes. Os leitores já devem ter reparado na palavra reveladora dessa declaração: "independente". É raro ver fabricantes contratarem painéis de cientistas de fato independentes — na verdade, é a última coisa que eles querem. Nesse caso, o painel supostamente independente havia sido criado para o estado da Virgínia Ocidental por *outra* empresa de defesa de produtos, a Toxicology Excellence for Risk Assessment (Tera), recomendada ao poder público pela DuPont porque podia "montar um pacote e depois apresentá-lo à Agência de Proteção Ambiental, ou a quem quiséssemos". (Essa confissão está em um e-mail interno da empresa.) O painel "independente" incluía cientistas que trabalhavam para a DuPont, supostamente encarregados de trabalhar pelos interesses estatais. E deu à corporação o que ela precisava. Em 2002, a Virgínia Ocidental estabeleceu um nível seguro para a água potável de 150 ppb — cerca de 150 vezes maior que o nível seguro determinado anteriormente pelos cientistas da DuPont para uso interno da empresa.[9] O padrão ineficiente serviu para diminuir a obrigação legal da DuPont de fornecer água potável aos cidadãos da Virgínia Ocidental, que continuaram expostos a níveis logo considerados perigosos. (Também digno de nota: Michael Dourson, na época dirigente da Tera, foi mais tarde nomeado por Donald Trump para dirigir o escritório de segurança química da Agência de Proteção Ambiental. Como relato no capítulo 14, essa indicação falhou.)

Outra empresa de defesa de produtos, o Grupo Weinberg, prestou assistência adicional para que a DuPont lidasse com as alegações federais e civis relacionadas ao PFAS. Em uma carta de 2003 assinada pelo vice-presidente de defesa de produtos da Weinberg, P. Terrence Gaffney, e descoberta pelo jornalista Paul Thacker, o grupo de consultores delineia uma estratégia abrangente para defender a DuPont — e, ao fazê-lo, praticamente abre o manual de defesa de produtos para conhecimento público. As ênfases estão presentes na própria carta:

> O lema constante que permeia nossas recomendações sobre as questões enfrentadas pela DuPont é que a DUPONT DEVE CONDUZIR O DEBATE EM TODOS OS NÍVEIS. Devemos implementar, desde o início, uma estratégia que desencoraje agências governamentais, acusadores e grupos ambientais mal orientados a prosseguirem nesse assunto para além da atual avaliação de riscos contemplada pela Agência de Proteção Ambiental e da questão pendente na Virgínia Ocidental. Devemos nos esforçar para acabar com isso agora.

Os especialistas da Weinberg também semeariam a literatura científica "com textos e artigos que dissipassem a suposta relação" entre PFOA e os problemas de saúde que eram denunciados pelos residentes da comunidade. O Grupo Weinberg se comprometeria ainda em

> desenvolver, com líderes, "painéis de primeira classe" sobre questões relacionadas ao PFOA [...], para criar consciência da segurança em relação ao PFOA em áreas de provável litígio e, em particular, onde possam ser apresentadas demandas de monitoramento médico; começar a identificar e reter cientistas líderes para consultas sobre as inúmeras questões envolvendo o PFOA, a fim de formar um painel de especialistas premium e, ao mesmo tempo, desestimular espe-

cialistas de consultarem os denunciantes [...]; reformular o debate, identificando os prováveis benefícios conhecidos para a saúde da exposição ao PFOA [...]; coordenar a publicação de artigos brancos sobre PFOA, ciência *junk*[10] e os limites do monitoramento médico [...]; [e] fornecer a estratégia para ilustrar como a associação epidemiológica tem pouco ou nada a ver com as causas individuais.[11]

A DuPont nega ter contratado o Grupo Weinberg para trabalhar no tema, embora essa alegação seja desmentida por documentos, incluindo notas fiscais que vieram à tona na disputa judicial.

O aconselhamento e o trabalho das empresas de defesa de produtos tiveram um valor limitado para a DuPont.[12] Foi fácil lidar com a ação da Agência de Proteção Ambiental contra a empresa porque esta chegou em um momento muito favorável na história: 2005, um período de atuação notoriamente fraca da agência, durante o governo de George W. Bush. Sem assumir responsabilidade, como é comum em tais negociações, a DuPont fez um acordo com o órgão federal. Pagou uma multa de 16,5 milhões de dólares, a maior penalidade civil que a agência havia estabelecido até aquela data, mas que, para a empresa, eram tostões, sobretudo considerando o lucro que teve com o Teflon e produtos relacionados.[13]

Quanto às alegações civis, a DuPont evidentemente não confiava que as análises da ChemRisk e da Tera seriam suficientes para superar as multidões de vítimas que afirmavam ter sofrido prejuízos. (Os processos na justiça comum podem ser muito mais diligentes do que as ações das agências reguladoras, especialmente no que diz respeito às penalidades aplicadas.) A empresa concordou em pagar 107 milhões de dólares a esses querelantes, soma que incluía medidas de melhoria nas instalações de tratamento de água e financiamento de pesquisas para determinar se havia uma "provável ligação" entre a exposição a C8/PFOA e doenças humanas.

Essa última medida estava repleta de perigos para a DuPont, pois a descoberta de qualquer ligação direta exigiria o financiamento de um programa de monitoramento médico caro e que compensasse financeiramente as vítimas de exposição. Três epidemiologistas renomados e de fato independentes, escolhidos conjuntamente pelos advogados que representavam os querelantes e a empresa, receberam carta branca para estudar os efeitos sobre a saúde dessa população. Os Estudos C8, como são chamados, são a razão pela qual sabemos muito sobre os efeitos à saúde oriundos da exposição a essa classe de produtos químicos. Eles também representam um grande esforço científico envolvendo 69 mil indivíduos que, em sua maioria, forneceram uma ou mais amostras de sangue e preencheram extensos questionários para ajudar a catalogar históricos de saúde e exposição.[14] O projeto resultou em dezenas de publicações científicas.

Os Estudos C8 constataram que a exposição ao PFOA aumenta o risco humano de câncer de testículo, câncer renal (entre os trabalhadores de fábricas), colite ulcerativa, doença da tireoide, hipertensão gestacional e níveis elevados de colesterol. Essa última condição é motivo de grande preocupação, porque é um fator de risco para doenças cardiovasculares, a principal causa de mortes nos Estados Unidos. Ao mesmo tempo, o painel também rejeitou vínculos com muitas outras doenças.[15] Por fim, a DuPont e uma empresa derivada, a Chemours, mais tarde pagaram um adicional de 670 milhões de dólares a 3.550 residentes da Virgínia Ocidental e de Ohio expostos ao PFOA.[16]

2

Em 2012, Philippe Grandjean, epidemiologista de Harvard, publicou um estudo na *Journal of the American Medical Association* relatando que a exposição a PFAS parecia interferir nas respostas dos anticorpos das crianças à imunização infantil de rotina. (E isso era algo grave. A resposta dos anticorpos no corpo é o que faz com que humanos fiquem imunes às doenças para as quais são vacinados.) A pesquisa descobriu que crianças com níveis mais elevados de PFAS no sangue tinham menores concentrações de anticorpos, o que sugeria que essa exposição estava limitando a função do sistema imunológico.[17] Em resposta, cientistas da 3M escreveram uma carta à revista criticando o trabalho de Grandjean, citando vários outros estudos publicados e afirmando que essas descobertas oferecidas pela empresa deveriam ser "tranquilizadoras para aqueles preocupados com o sistema imunológico, doenças infecciosas infantis e [compostos perfluorados]".[18]

Anos mais tarde, Grandjean, preparando-se para atuar como testemunha especializada em uma ação judicial contra a 3M, encontrou provas de uma longa campanha de desinformação: estudos realizados pela empresa e por outros fabricantes já em 1978 mostravam o impacto da exposição a PFAS no funcionamento do sistema imunológico. *Nenhum* desses resultados foi apresentado às agências reguladoras ou à comunidade científica durante décadas. Em 2018, Grandjean disse a um entrevistador: "Se eu tivesse descoberto em 1978 que esse produto químico industrial era tóxico para o sistema imunológico, eu poderia ter conferido que tipos de exames poderiam ser feitos em crianças expostas, mas não me falaram isso, então foi preciso esperar".[19] As reportagens de Sharon Lerner no *Intercept* corroboraram e ampliaram as descobertas dos processos.[20] Em 2016, o Programa Nacional de Toxicologia dos Estados Unidos terminou de revisar as extensas evidências envolvendo humanos e animais publicadas na literatura científica (incluindo o estudo de 2012 de Grandjean) e concluiu que o PFOA usado no Teflon e o PFOS do Scotchgard são presumivelmente perigosos para a imunidade humana.[21]

A DuPont e a 3M não foram as únicas a ver ruir suas campanhas para escapar da responsabilidade financeira pela limpeza de sistemas de água contaminada e de lixões tóxicos (como determina o modelo "poluidor-pagador" do programa Superfund, administrado pela Agência de Proteção Ambiental). Tampouco estavam sozinhas em seus esforços para derrotar uma série de processos civis. Os fabricantes de PFAS de todos os tamanhos e escalas pagaram centenas de milhões de dólares nos acordos, provavelmente com muito mais por vir. Essas empresas também enfrentam ameaças aos negócios futuros. Para conter essa maré, a indústria tem voltado repetidamente ao manual da indústria do tabaco: fabricar incertezas sobre a ciência, depois atacar as agências de saúde pública que tentam proteger a população.

A Big Tobacco mostrou para todas as indústrias perigosas que cientistas são necessários para produzir o material de base para campanhas de desinformação. Para fabricantes de PFAS e outros incontáveis produtos químicos, isso significa contratar empresas para redigir artigos em massa, apresentá-los em congressos científicos e publicá-los em revistas revisadas por pares e editadas por outros cientistas de defesa de produtos. Esses trabalhos raramente são estudos de pesquisa primária, em que os cientistas coletam novos dados no campo ou em laboratório e analisam os resultados. Em vez disso, são revisões e reanálises da literatura existente, confiando na manipulação dos números para chegar a conclusões pré-determinadas. No caso do PFAS, os estudos de defesa de produtos minimizam quase de maneira unívoca os efeitos da exposição tóxica: *o produto químico em questão não é tão perigoso quanto dizem os tendenciosos órgãos de saúde pública; esses níveis de exposição não deixam ninguém doente; não há responsabilidade corporativa; não há necessidade de limpar lixões, aterros sanitários e reservatórios de água.*

Ao lado da "ciência" alternativa semeada para defender os compostos PFAS, uma organização chamada Conselho Estadunidense de Ciência e Saúde dá assistência à indústria em debates públicos. Considerando o histórico do grupo, isso não é surpresa. Financiado pela indústria e sob esse nome tipicamente neutro, esse conselho é especialista em se inserir em muitas controvérsias de saúde pública e tem especial experiência em minimizar o risco da exposição a substâncias tóxicas. Em seu site oficial, publicou artigos que se opõem à regulamentação das emissões de mercúrio na atmosfera, feitas pelas usinas de queima de carvão,[22] e das emissões de combustão a diesel,[23] ao mesmo tempo que promove negacionistas da mudança climática[24] e ataca a ciência que considera prejudicial o consumo de açúcar[25] e de bebidas alcoólicas.[26] Em relação ao PFAS, um relatório do conselho concluiu que, "segundo indicam os dados atuais, podemos esperar que não haja riscos à saúde humana associados aos níveis de exposição ao PFOA encontrados na população em geral".[27] Isso foi publicado antes da divulgação dos estudos do C8, mas o conselho defendeu seu relatório mesmo depois que os cientistas independentes encontraram efeitos significativos na saúde dos seres humanos expostos.[28] Esse é o problema fundamental dos especialistas em defesa de produtos e seus patrocinadores da indústria: seus argumentos envelhecem muito mal, tornando-se mais suspeitos e mais difíceis de serem defendidos diante das contraprovas acumuladas.

Como as indústrias produtoras de PFAS encobriram, por décadas, os resultados dos primeiros estudos a respeito dessas substâncias, muitos cientistas — epidemiologistas, toxicologistas, especialistas em avaliação de exposição — se motivaram a conduzir novas pesquisas. Centenas de novos estudos sobre PFAS são publicados anualmente na literatura científica, e hoje é inegável que essas substâncias onipresentes têm diversos efeitos perigosos e complexos à saúde, assim como são muitas as possibilidades de exposição humana a elas. Em 2014, por exemplo, cientistas que trabalhavam com os dados coletados nos Estudos C8 mostraram que o aleitamento materno é uma das principais fontes de exposição a PFAS.[29] Essa descoberta confere particular importância ao trabalho de Grandjean, que demonstrou que a exposição a PFAS durante a infância está associada à deficiência imunológica subsequente.[30]

DuPont, 3M e outras empresas e seus colaboradores de defesa de produtos podem recuar e vacilar o quanto quiserem, mas o peso dessas evidências é irremediavelmente contrário aos fabricantes. Há um limite para a incerteza que os cientistas mercenários podem fabricar, e a indústria de PFAS pode ter atingido esse limite. A cada dia se torna mais claro que o nível de exposição segura a PFAS (se é que isso existe) é muito mais baixo do que alegam os cientistas da indústria.

Lembremos do episódio malicioso em que a empresa de defesa de produtos Tera, trabalhando para a DuPont, ajudou a Virgínia Ocidental a estabelecer um nível seguro de PFAS em água potável de 150 ppb. Isso foi em 2002. Desde então, a ciência independente tem baixado esse número reiteradas vezes. A Agência Europeia de Segurança Alimentar expressou a preocupação de que a exposição ao PFAS esteja elevando os níveis de colesterol nas pessoas e, portanto, elevando a ocorrência de ataques cardíacos, o que fez com que a organização iniciasse, em 2018, um processo para diminuir a ingestão de PFAS via alimentos.[31] Reconhecendo que os níveis em água potável devem ser reduzidos substancialmente para evitar a transferência de PFAS por meio do leite materno, a Agência de Proteção Ambiental publicou em 2016 uma orientação que estipulava um máximo de 70 partes por trilhão (ppt) — estamos falando em *trilhão*, e não em bilhão.[32] A quantidade é quase inimaginavelmente pequena: o equivalente a setenta gotas em uma piscina de tamanho olímpico. É também mais de duas mil vezes inferior ao nível anunciado pela Tera como "seguro".

Em outras palavras, parece não haver qualquer nível seguro de exposição a esses produtos químicos, e novos estudos continuam a contabilizar seus efeitos nocivos à saúde. Pesquisadores do Vêneto, uma região da Itália com água contaminada, descobriram que homens jovens expostos a PFAS tinham uma contagem de espermatozoides menor, menor mobilidade do esperma e pênis menores (!) do que homens não expostos.[33]

Esses números extremamente cautelosos e restritivos põem tanto os fabricantes quanto os militares (especialmente a Força Aérea, que tem de limpar a contaminação ao redor de suas bases no mundo todo) em uma posição difícil. A Casa Branca de Trump e a Agência de Proteção Ambiental de sua administração de fato tentaram bloquear a liberação de uma norma de exposição reduzida, desenvolvida pelos Centros de Controle e Prevenção de Doenças, e um funcionário chamou a situação de "um pesadelo de relações públicas".[34] O clamor público que se seguiu foi enorme e teve como consequência uma forte reação tanto de legisladores democratas quanto de republicanos que representavam distritos com bases militares e com reservas de água sujeitas a outras formas de contaminação por PFAS. O governo não teve escolha a não ser divulgar o relatório, aumentando a pressão sobre a agência, para que a regulamentação fosse mais rígida, e sobre os militares, solicitando que destinassem mais recursos para a limpeza de material tóxico ou para o fornecimento de água engarrafada nas bases e em torno delas.[35]

A 3M parou de fabricar PFAS em 2002.[36] Naturalmente, essa interrupção não resolveu os problemas legais da empresa. Como a substância permanece no meio ambiente, as ações judiciais persistem nos tribunais. O estado de Minnesota processou a 3M, acusando a empresa local de ter despejado grandes quantidades desses produtos químicos no meio ambiente sabendo que eram extremamente perigosos e encobrindo os perigos da exposição.[37] Os advogados da 3M contestaram a ação contratando Barbara Beck (de mais uma firma de defesa de produtos, a Gradient) para fornecer ao tribunal um relatório alegando que o estado superestimou os riscos e que as exposições, naquele momento, estavam muito abaixo de um nível capaz de adoecer as pessoas.[38] A Gradient também se uniu à Exponent para desafiar a decisão do Programa Nacional de Toxicologia de categorizar o PFAS como um risco imunológico. Os cientistas da Exponent publicaram sua avaliação na *Critical Reviews in Toxicology*, uma das revistas favoritas de defesa de produtos, afirmando, sem surpresa, que "as evidências disponíveis são insuficientes para concluir que há uma relação causal estabelecida entre a exposição a PFOA ou PFOS e qualquer condição imune em humanos".[39]

Em 2018, a 3M fez um acordo no processo judicial de Minnesota: pagou 850 milhões de dólares e não admitiu qualquer responsabilidade. Foi o terceiro maior pagamento por uma denúncia de dano ambiental, superado apenas pelas multas aplicadas aos derramamentos de petróleo da sonda *Horizon Deepwater* e do navio *Exxon Valdez*. Depois do acordo, a advogada-geral de Minnesota liberou muitos dos documentos utilizados no julgamento, fornecendo uma visão impressionante dos esforços da 3M para defender o PFOA, incluindo pagamentos de milhões de dólares a cientistas para a produção de documentos que pretendiam, pelo menos em parte, servir de "barreiras defensivas à judicialização".[40]

A DuPont, impossibilitada de comprar PFOA da 3M depois de 2002, construiu sua própria fábrica na Carolina do Norte para produzir o GenX, um substituto de PFOA e de outros PFAS. A Chemours, empresa derivada da DuPont que herdou as instalações, continua fabricando os produtos essenciais para a manufatura do Teflon. A saga da água potável continua. A Chemours foi processada pela Carolina do Norte por despejar GenX e contaminar o suprimento de 250 mil residentes da área que recebem água potável do Rio Cape Fear.[41] Em 2018, a empresa firmou um acordo com o estado, concordando em pagar doze milhões de dólares e melhorar o controle de poluição na fábrica, além de se comprometer com um monitoramento ambiental regular e com a realização de testes em cinco produtos químicos de PFAS cuja toxicidade não foi adequadamente caracterizada.[42] Isso não significou nem um puxão de orelha, ao contrário do valor já mencionado dos acordos anteriores da DuPont na Virgínia Ocidental, de centenas de milhões de dólares no total.

Alguns fabricantes que antes utilizavam PFOA e PFOS em seus produtos agora os substituíram por novos compostos, presumivelmente mais seguros — embora a segurança de todos os compostos seja muito questionável.[43] Em 2020, até vimos surgir uma nova organização de defesa de produtos. Trata-se da Coalizão por uma Política Científica Responsável, financiada pela 3M e por outros fabricantes, e dois de seus objetivos declarados são muito característicos de uma empresa de representação corporativa: "fornecer recursos científicos para decisões de políticas públicas em nível federal e estadual"; e "coordenar investimentos em pesquisa com outras partes interessadas para maximizar o valor e acelerar os resultados".[44]

A novela não acaba.

3
OS MÉDICOS À FRENTE DA NFL

Com base no número total de fatalidades em local de trabalho, os empregos "regulares" mais perigosos nos Estados Unidos são a exploração madeireira e a pesca comercial. Mas os jogadores de futebol americano (e, antes deles, os boxeadores) são indiscutivelmente as vítimas mais conhecidas de doenças de qualquer tipo relacionadas ao trabalho. Nenhuma outra profissão — nenhuma — supera o futebol profissional como causador de lesões que prejudicam a vida.

Uma doença grave que acomete jogadores de futebol americano é a encefalopatia traumática crônica (ETC). Frank Gifford, Kenny Stabler e Mike Webster, atletas do Hall da Fama da Liga Nacional de Futebol Americano (NFL), foram diagnosticados postumamente com a doença. Entre as recentes vítimas profissionais cujos casos têm recebido atenção significativa estão Junior Seau, Dave Duerson, Terry Long e Aaron Hernandez. Atingido por milhares de concussões, o cérebro desses jogadores não funciona normalmente; ele passa por um tipo de degeneração progressiva que literalmente mata células cerebrais. Esses homens sofrem danos irreparáveis: não há gesso, cirurgia, remédio ou reabilitação que possa mudar seu destino.

A angústia mental e o sofrimento causados pela ETC são enormes e às vezes insuportáveis, levando inevitavelmente a uma série de efeitos colaterais e consequências, incluindo depressão, perda de memória, impulsividade, surtos de violência (um grande problema, dado o tamanho e a força de alguns jogadores), abuso de drogas e morte prematura, às vezes por suicídio.

Aaron Hernandez, astro do New England Patriots entre 2010 e 2012, faleceu em 2017 depois de uma longa série de incidentes violentos fora de campo. Em junho de 2013, foi preso por suspeita de homicídio e teve o contrato rescindido pelo Patriots. Hernandez foi condenado por homicídio qualificado em um caso, mas absolvido em outros dois. Cinco dias depois da absolvição, em abril de 2017, ele se enforcou na cela da prisão, nos arredores de Boston. Examinando seu cérebro mais tarde, pesquisadores constataram ETC de uma severidade nunca antes vista em alguém com menos de quarenta anos. Hernandez tinha 27 quando morreu.

O cérebro de Hernandez foi um dos 111 cérebros de ex-jogadores da NFL estudados pelo Centro de ETC da Universidade de Boston, sob a direção da neuropatologista e neurologista Anne McKee. Exames-padrão de imagem do cérebro vivo não podem identificar a ETC de forma conclusiva; o diagnóstico só é possível via autópsia, durante a qual o patologista corta o cérebro em seções finas e examina o nível celular do tecido. Os danos são assustadores. Algumas áreas podem se deteriorar e atrofiar, perdendo massa. Há frequentemente acúmulo de uma proteína que, no cérebro normal, funciona para estabilizar a estrutura das células cerebrais, mas, em excesso, pode alterar o funcionamento delas — ou matá-las completamente. Junior Seau e Dave Duerson, ambos jogadores de renome que cometeram suicídio, estavam convencidos de que o cérebro danificado era a causa de seu comportamento e desespero. Ambos os jogadores escolheram se suicidar com um tiro no peito.

Os resultados do estudo de cérebros da Universidade de Boston foram impressionantes e angustiantes: 110 dos 111 cérebros dos jogadores foram considerados portadores de ETC. Não havia nenhum grupo populacional para comparação, mas, considerando que a doença é extremamente rara, nenhuma comparação era necessária. Portanto, embora o verdadeiro risco de ETC para quem jogou na NFL possa não ser os 99% encontrados no estudo — e espero de fato que não seja —, o resultado sugere, de forma bastante convincente, que pelo menos centenas e talvez milhares de ex-jogadores tenham essa condição.[1] Em alguns casos ela é leve, em outros, grave, e em alguns totalmente debilitante. (A doença não incapacita apenas os profissionais. Esse mesmo estudo encontrou ETC entre alguns homens que jogaram apenas no ensino médio, e não na faculdade ou na liga profissional.)[2]

Diante da evidência inicial de danos cerebrais generalizados, progressivos e catastróficos entre seus antigos jogadores, a NFL poderia ter tomado medidas para descobrir o que estava acontecendo, ou pelo menos para saber de que maneira enfrentar a situação. Não foi o que aconteceu. Reconhecendo que a ETC representava uma ameaça ao negócio altamente lucrativo, a liga desafiou a *ciência* a cada passo que seguiu. Adotando o manual concebido e implementado pela Big Tobacco há mais de meio século, apostou na negação e na resistência. Embora essa estratégia pérfida tenha sido denunciada meio século antes, a NFL não hesitou em tentar usá-la novamente. A liga esportiva mais popular dos Estados Unidos contratou cientistas com conflitos de interesses com os quais podia contar para produzir estudos que minimizassem o risco de dano cerebral entre jogadores de futebol, ao mesmo tempo que atacavam estudos feitos por cientistas independentes que afirmavam o que hoje é amplamente aceito como verdade: o cérebro de muitos, muitos jogadores de futebol americano foi irremediavelmente danificado pelos golpes que eles levaram (e levam) em campo.

Se a Big Tobacco não conseguiu escapar de suas dissimulações há cinquenta anos, em uma época menos avançada da mídia, como a NFL acreditava que poderia fazê-lo hoje, quando todos têm um número exponencialmente maior de ferramentas para encontrar e disseminar os fatos relacionados a qualquer caso? É a reação comum e automática da maioria das indústrias ricas quando se encontram do lado errado da ciência. No curto prazo, ganham algum tempo e resguardam alguns lucros; no longo prazo, estão fadadas ao fracasso. Para azar da NFL, seus negócios gozam de uma atenção muito maior do que qualquer outro que discuto nestas páginas. Metalúrgicos não estão na TV todos os sábados (jogos universitários) e domingos (jogos profissionais) durante cinco meses por ano. Muitos dos fãs da liga são pais de crianças que jogam futebol americano na escola. O velho ditado sobre traumas e reportagem diz: *se sangrar, é manchete*. O cérebro não sangra abertamente, mas a história das concussões estava destinada a dominar o noticiário.

2

A história de acobertamento e dissimulação da NFL começa no início dos anos 1990, quando surgiram os primeiros sinais de uma epidemia de danos cerebrais. Durante décadas, à medida que os jogadores de defesa se tornavam maiores, mais fortes e mais rápidos, e conforme golpeavam os atacantes de forma cada vez mais dura, mais e mais jogadores se levantavam lentamente depois das colisões ou precisavam de ajuda para sair de campo, vez ou outra com o apoio de companheiros de equipe ou em macas. A evidência era anedótica, mas os repórteres focavam o aumento na taxa de concussões que ocorriam todo domingo e o aumento do número de jogadores conhecidos, especialmente *quarterbacks*, que não conseguiam continuar jogando. Os sintomas não desapareceram com o tempo. Eles se agravaram.

Em uma audiência pública em Nova York, em 1994, o jornalista David Halberstam questionou Paul Tagliabue, então comissário da NFL, sobre o crescente número de concussões.

Halberstam não era um jornalista qualquer: ele havia recebido o prêmio Pulitzer em 1964, pela cobertura que fez no *New York Times* sobre o envolvimento dos Estados Unidos no Vietnã. Seu livro seguinte, *The Best and the Brightest* [Os melhores e mais brilhantes], foi um dos mais importantes já publicados sobre o tema da guerra. Portanto, ele e sua pergunta não poderiam ser facilmente descartados por Tagliabue ou por qualquer outra pessoa. Mas é claro que o comissário tentou. A *Sports Illustrated Vault* descreveu o encontro:

> Chamando o assunto de "questão de *pack journalism*",[3] [Tagliabue] minimizou a preocupação dizendo que a NFL tem "uma concussão a cada três ou quatro jogos". Depois de mais alguns cálculos, Tagliabue mudou o número para 2,5 concussões para cada "22 mil jogadores envolvidos". Sua resposta despertou lembranças em Halberstam. [...] "Sinto que estou de volta ao Vietnã ouvindo McNamara dar as estatísticas", disse ele.[4]

Ironicamente, o jogador Junior Seau é mencionado no parágrafo seguinte da matéria na *Sports Illustrated Vault*. No domingo anterior, o impiedoso *linebacker* havia deixado "inconsciente" o *quarterback* Boomer Esiason, do New York Jets. Tagliabue tentou mostrar desdém, mas essa tática nunca funcionaria, não diante de perguntas e reportagens tão importantes. As concussões estavam se tornando um enorme problema de relações públicas; a liga enfrentava a pressão dos jogadores, da imprensa e, talvez mais preocupante, dos torcedores e dos pais, que se perguntavam se deveriam impedir seus filhos de praticar o esporte. Se um número considerável de pais seguisse esse caminho, e se mais meninos acompanhassem suas irmãs na prática do futebol de campo, a base de fãs da liga estaria em perigo no longo prazo. Claramente, a NFL tinha de *fazer alguma coisa*.

Logo depois de ser alfinetado em público, Tagliabue anunciou a formação do Comitê de Lesões Cerebrais Traumáticas Leves, encarregando-o de "investigar cientificamente a concussão e os meios para reduzir os riscos de lesões no futebol americano". Para compor a equipe desse comitê, ele poderia ter recorrido a médicos independentes ou a pesquisadores renomados. Não foi o que ele fez. Em vez disso, buscou pessoas que conhecia e em quem podia confiar, algumas com profundos conflitos de interesses: representantes da Sociedade de Médicos de Equipes da NFL, da Sociedade de Treinadores Esportivos da NFL (agora chamada de Sociedade de Treinadores Esportivos do Futebol Americano Profissional), e gerentes de equipamentos da NFL. Esses membros do comitê tinham vínculos financeiros com a liga e com equipes específicas, e certamente tinham algum incentivo para *não* reconhecer que o futebol estava prejudicando o cérebro dos jogadores. Quase todos estariam inclinados a outras conclusões.

Os artigos publicados pelo comitê incluíam a afirmação tranquilizadora de que "nenhum dos membros do comitê tem relação financeira ou comercial que represente conflito de interesses para a pesquisa realizada sobre ETC leves no futebol profissional".[5] (Sim, eles tinham.) O presidente do comitê, Elliot Pellman, era um reumatologista sem nenhuma experiência específica em neurologia ou trauma cerebral. Ele era, entretanto, o médico pessoal de Tagliabue, e ele e outros membros do comitê eram consultores clínicos de várias equipes. Nessa função, eram pessoalmente responsáveis por determinar se os jogadores com concussões estavam lesionados demais para voltar a jogar. Conscientemente ou não, eles não tendiam a acolher a ideia de que mandar jogadores atingidos e atordoados de volta a campo poderia contribuir para o risco de danos cerebrais a longo prazo. De todo modo, independentes eles não eram.

Também é importante chamar a atenção para o nome do colegiado — Lesões Cerebrais Traumáticas *Leves* —, que por si só implica a pré-condição de *não* encontrar efeitos severos das colisões. Antes de qualquer coleta de dados, as lesões estavam rotuladas como "leves". Ninguém ficou surpreso que tenha sido exatamente isso o que o comitê descobriu ao fim de todo o processo. Durante os primeiros oito anos — isso mesmo, *anos* —, não se descobriu nada. Entre 1994 e 2002, não se publicou nada. Mas, quando questionada, a liga podia mencionar o comitê como prova de que estava trabalhando no problema. Então, nos três anos seguintes, entre 2003 e 2006, o grupo publicou treze artigos, todos na mesma revista, a *Neurosurgery*.

Um após o outro, esses documentos apresentaram conclusões que minimizavam ou negavam a existência de qualquer efeito de longo prazo do traumatismo craniano decorrente da prática do esporte. Eles deram à liga e aos proprietários dos times os resultados desejados: o futebol americano profissional simplesmente não era tão perigoso assim. As decisões tomadas pelos médicos dos times foram corretas. As raras concussões foram tratadas de forma apropriada. O jogo não precisava ser remodelado. Os dois copresidentes do comitê, Pellman e David Viano, este um engenheiro biomecânico, redigiram um documento que resumia as pesquisas e recomendações. Aqui estão algumas das afirmações contidas no documento — e todas acabaram se mostrando enganosas ou errôneas:

- como uma porcentagem significativa de jogadores voltou a campo no mesmo jogo e a esmagadora maioria dos que sofreram concussões foi mantida fora das atividades relacionadas ao futebol por menos de uma semana, pode-se concluir que ETC leves no futebol profissional não são lesões graves;
- houve relatórios nos quais pesquisadores concluíram que pode haver risco maior em concussões repetidas, e pode haver uma recuperação mais lenta da função neurológica depois de repetidas concussões naqueles que têm um histórico de concussões anteriores. Os resultados deste estudo em jogadores profissionais de futebol não corroboram essa conclusão;

- este estudo de seis anos indica que nenhum jogador da NFL experimentou a síndrome do segundo impacto, lesões crônicas cumulativas ou ETC por lesões repetidas;
- os resultados deste estudo não indicam nenhuma evidência de agravamento de lesões ou efeitos cumulativos crônicos para múltiplas ETC leves em jogadores da NFL;
- resultados de estudos anteriores sobre ETC leve geraram a preocupação de que talvez alguns jogadores estivessem voltando a jogar muito rápido depois de lesionados, resultando assim em síndrome pós-concussão mais prolongada e talvez criando o risco de lesões cerebrais mais graves. [...] A experiência da NFL corrobora assim a sugestão de que jogadores que se tornam assintomáticos e têm resultados normais em exames realizados a qualquer momento depois de uma lesão, enquanto o jogo ainda está em andamento, têm voltado e podem continuar a voltar a jogar com segurança no mesmo dia.[6]

Ao ensinar meus alunos a analisar estudos epidemiológicos, muitas vezes eu digo: "o que os resultados dão, os métodos tiram". Algumas das falhas metodológicas desses estudos, incluindo aquelas que garantiriam que fossem encontrados menos efeitos neurológicos do que aqueles que realmente existem, eram óbvias. Outras eram mais sutis. Mas havia *muitas*. O viés de seleção, em que os participantes do estudo não são representativos do universo de pessoas que deveriam ter sido incluídas, é apenas uma dessas falhas. Um estudo, por exemplo, incluiu apenas jogadores que foram identificados com ETC leve e que depois participaram voluntariamente de testes neurológicos. No total, participaram apenas 22% dos participantes com concussão elegíveis para o estudo. E esses jogadores representavam apenas 16% das concussões. Nesse grupo relativamente pequeno de jogadores (143), a função neuropsicológica daqueles que permaneceram fora de campo por mais de uma semana depois da lesão foi comparada à daqueles que voltaram a campo mais rapidamente. Ninguém teve suas funções cerebrais testadas mais de dez dias depois do evento de concussão.

Não surpreende que muitas das falhas desses artigos tenham sido facilmente detectadas pelos revisores (especialistas que se voluntariam para revisar estudos como esses antes de sua publicação), e então a revista *Neurosurgery* publicou essas recomendações de revisão em conjunto com cada artigo. Foi algo incomum. Na maioria dos periódicos, os editores que recebem revisões identificando falhas metodológicas substanciais simplesmente rejeitam o trabalho, ou pelo menos o enviam de volta aos autores, solicitando alterações importantes. Por que a *Neurosurgery* publicou os documentos com falhas e tudo o mais? Apenas observo que o editor dessa revista naquela época era Michael L. J. Apuzzo, também consultor médico do New York Giants, e mais tarde membro da diretoria no escritório da NFL. Alguns pesquisadores acabaram apelidando a *Neurosurgery* de "revista das não concussões da NFL", embora ela tenha posteriormente publicado o controverso primeiro relato de ETC encontrada no cérebro de um jogador de futebol que já havia morrido.[7]

As limitações desses artigos, tacitamente admitidas pela revista que os publicou, não impediram que os especialistas médicos da NFL sugerissem que os jogadores de futebol profissionais teriam cérebros resistentes a danos:

> Pode haver uma seleção natural dos atletas que chegam à NFL, porque jogadores mais propensos a concussões podem ter sido eliminados durante os jogos do ensino médio e universitário. As respostas cerebrais mostradas aqui podem representar as dos jogadores mais resistentes a efeitos prejudiciais de deformação neural por impacto na cabeça.[8]

Trata-se de uma afirmação impressionante. A NFL estava alegando que os novos padrões e protocolos de concussão implementados em muitas faculdades e escolas de ensino médio eram menos necessários entre os profissionais *porque a seleção natural tornava o cérebro dos profissionais mais resistente a lesões*. Seria um novo marco na doutrina da "sobrevivência do mais apto".

Alguém realmente acreditou nisso? Acreditando ou não, Tom Brady fez coro à declaração. No final de 2018, o *quarterback* do Patriots comentou em uma entrevista: "Seu corpo se acostuma com os golpes. O cérebro entende a posição em que você está colocando o corpo, e meu cérebro está programado para o contato. Eu diria que, de certa forma, ele se tornou calejado para alguns dos impactos".[9] O documento de Pellman e Viano concordava:

> Muitos atletas da NFL podem voltar a jogar com segurança no dia da lesão depois de sofrerem uma ETC leve. Esses jogadores têm de estar assintomáticos, com resultados normais nos exames clínicos e neurológicos, e ser liberados por um médico experiente da equipe. Não houve efeitos adversos, e os resultados mais uma vez estão em nítido contraste com as recomendações das diretrizes publicadas e com o padrão de prática da maioria dos médicos de equipes de futebol universitário e de ensino médio.[10]

Enquanto a NFL estava despejando sobre o público sua "pesquisa" seriamente debilitada e desonesta, simultaneamente desafiava outros relatórios cujas conclusões lhe desfavoreciam. Um estudo de 2009 do Instituto de Pesquisa Social da Universidade de Michigan relatou que ex-jogadores entre 30 e 49 anos tinham 19 vezes mais chances de desenvolver distúrbios neurológicos do que pessoas da mesma idade que não praticavam esse esporte.[11] A liga pagou pelo estudo, mas, quando ele foi divulgado, seu porta-voz desprezou os resultados, alegando que "há milhares de atletas aposentados que não têm problemas de memória".[12]

Dada a conta bancária da NFL — e o acesso a uma revista que parecia disposta a publicar praticamente qualquer coisa apresentada por determinado grupo —, os pesquisadores do comitê podem ter sido capazes de manter a dúvida por muito tempo. Mas, por fim, inevitavelmente, os jogadores de futebol com ETC começaram a morrer.

2

Autópsias são mais difíceis de serem contestadas do que estudos epidemiológicos. Os danos no cérebro adoecido dos jogadores são revelados e depois relatados para que todos compreendam. O primeiro caso de destaque de ETC em um jogador da NFL foi o de Mike Webster, o lendário central que jogava com Terry Bradshaw e os Pittsburgh Steelers nos anos 1970. O "Mike de Ferro" jogou quinze temporadas com os Steelers, ajudando a levar o time a quatro vitórias no Super Bowl, antes de terminar sua carreira com duas temporadas no Kansas City Chiefs. Um dos maiores jogadores na posição central (*center*), ele foi indicado para a equipe All-Time Team em comemoração ao 75º aniversário da NFL. Em 2002, Webster morreu ainda jovem, aos cinquenta anos, de um ataque cardíaco, e seu cérebro foi autopsiado pelo neuropatologista Bennet Omalu. O envolvimento de Omalu não foi planejado; como legista mais jovem do Condado de Allegheny, ele estava de plantão no sábado em que o maltratado corpo de Webster deu entrada. Foi designada a ele a autópsia que o transformou em uma figura nacional. Três anos depois, em 2005, Omalu usou essa autópsia como base para um estudo em coautoria com colegas da Universidade de Pittsburgh, publicado na revista *Neurosurgery*. Esse foi o primeiro caso publicado de ETC em um jogador profissional de futebol.[13]

Olhando para trás, a descoberta de que o cérebro de Webster estava comprometido não deveria ter sido uma surpresa. Como atuava na posição central, Webster foi o núcleo do ataque de sua equipe. Jogo após jogo, por dezessete temporadas, ele foi atingido por golpe seguido de golpe. Ele era o Mike de Ferro em espírito e dedicação, mas seu crânio e seu cérebro eram feitos de materiais mais moles e frágeis. Mesmo antes da aposentadoria, em 1990, Webster tinha começado a apresentar um comportamento preocupante e muitas vezes perigoso. Em um perfil publicado em 1997, o *Pittsburgh Post-Gazette* relatou que o grande jogador de futebol estava "sem teto, desempregado, profundamente endividado, com problemas médicos, sem seguro-saúde, em meio a um divórcio, medicado sob cuidados de um psiquiatra e envolvido em um complexo processo judicial sobre investimentos imobiliários". A reportagem acrescentou: "Depois de guerrear em campo e rotineiramente detonar o inimigo, Mike de Ferro foi por fim atingido, abalado e destruído por forças que ele simplesmente não podia combater".[14]

Observe que o estudo de Omalu não era uma acusação contra a NFL e não afirmava a relação causal entre futebol americano e ETC. Ele simplesmente lançou um alerta e apelou por mais pesquisas. O médico acreditava ingenuamente que um trabalho sem julgamentos seria bem recebido pelos donos de times. Em vez disso, eles responderam da mesma maneira que respondiam a qualquer alerta sobre doenças cerebrais graves entre jogadores de futebol: negando e se defendendo. Especificamente, três membros do já mencionado comitê — Ira Casson, que mais tarde se tornaria o principal porta-voz médico da NFL, além de Pellman e Viano — escreveram uma longa carta à *Neurosurgery* desafiando o diagnóstico de Omalu. Casson é neurologista, mas nem ele nem seus outros dois colegas eram patologistas ou especialistas em examinar tecido cerebral. Em vez de afirmar que essas anomalias no cérebro de Webster eram preocupantes e deveriam desencadear mais pesquisas entre jogadores de futebol, eles insistiram que não havia evidência suficiente para ligar as anormalidades ao esporte, ou mesmo para qualificá-las como ETC. Esses três homens, todos eles integrantes da folha de pagamento da NFL, pediram que Omalu e seus colegas se retratassem.[15]

A equipe de Omalu não recuou. Ao contrário, no ano seguinte o patologista e seus colegas publicaram um segundo trabalho, também na *Neurosurgery*, dessa vez estudando o cérebro de Terry Long, jogador da linha ofensiva dos Steelers de 1984 a 1991. A carreira de Long durou apenas metade da de Webster, mas foi mais que o suficiente para causar danos irreparáveis. A posição na linha ofensiva o fizera sofrer impactos sucessivos, jogo após jogo. Em 1991, tentou suicídio depois de ser pego em um exame de esteroides. Em 2005, tirou a própria vida bebendo líquido anticongelante.[16] Em novembro de 2006, no mesmo mês em que Omalu publicou suas descobertas sobre o cérebro de Long, Andrew Watson, que tinha jogado com os Philadelphia Eagles, cometeu suicídio; Omalu encontraria ETC em seu cérebro também. E depois houve um quarto suicídio, e um quinto — por fim, mais de uma dúzia de ex-jogadores. Em todos esses casos, os cérebros estudados por Omalu eram similares aos de boxeadores profissionais, décadas mais velhos do que deveriam ser. Sob o microscópio, o tecido chocou os patologistas. Ficou claro que as causas dos danos não eram apenas as concussões, mas também os impactos mínimos a cada jogo, especialmente perigosos para atletas nas posições centrais, que experimentavam mais choques.

Diante de evidências crescentes e da divulgação do assunto, o comitê continuou produzindo estudos que absolviam os impactos na cabeça. Em um deles, os pesquisadores bateram em ratos, em suas minúsculas cabeças, para simular os golpes em um jogo de futebol profissional jogado por homens que pesavam mais de cem quilos.[17] Seria risível, se tivesse alguma graça.

Para a Big Tobacco, alimentar a dúvida havia "comprado" quatro décadas de lucros sem entraves antes que o congressista Henry Waxman (Partido Democrata, Califórnia) finalmente levasse os CEO das empresas para depor em 1994. Sob juramento, esses executivos afirmaram que não acreditavam que o cigarro causasse câncer. Com a NFL, o cada vez mais infame comitê havia ganhado tempo para a liga — por volta de uma década —, mas a história das ETC não ia morrer. Um corpo crescente de pesquisas sugeria uma falha literalmente fatal no núcleo do esporte mais popular dos Estados Unidos, e a reação da liga a essas pesquisas pôs em questão a integridade de uma das instituições mais poderosas e proeminentes do país. Em 2009, uma comissão do Congresso presidida por John Conyers (Partido Democrata, Michigan) convocou o novo diretor da liga, Roger Goodell, que havia substituído Paul Tagliabue em 2006. Quando Goodell se recusou a reconhecer a relação entre futebol americano e danos cerebrais, a deputada Linda Sánchez (Partido Democrata, Califórnia) fez a comparação óbvia com a negação sustentada pela indústria do tabaco sobre a conexão entre cigarro e câncer de pulmão. Seguiu-se um tumulto nacional.

Em poucas semanas, Goodell foi incentivado a dissolver o desacreditado comitê e a lançar outra iniciativa de pesquisa sob novo nome: Comitê de Cabeça, Pescoço e Coluna da NFL. A velha guarda foi afastada. A nova pesquisa foi realizada com neurologistas e neurocirurgiões de fato. Os membros não seriam pagos pela NFL (embora tivessem suas despesas cobertas e recebessem ingressos gratuitos para o Super Bowl). Do dia para a noite, toda a linha de pesquisa questionável que a liga vinha promovendo há mais de uma década foi sumariamente varrida para debaixo do tapete. Ela não podia mais simplesmente afirmar que a pesquisa feita por cientistas com conflitos de interesses era adequada para entender a correlação entre futebol e danos cerebrais. Por que não? A pesquisa era insustentável. Era constrangedora. Estava errada. A liga e seus especialistas estavam sendo coagidos pela imprensa, a cobrança do público e do sindicato dos jogadores aumentava. Empresas que vendem um produto diretamente aos consumidores, como a NFL, são mais sensíveis à opinião pública do que, digamos, fabricantes de amianto, de pesticidas ou de corantes têxteis.

A pressão era cada vez maior. Em 2011, ex-jogadores entraram com uma ação coletiva, acusando a NFL de fazer um "esforço combinado para enganar e negar" a fim de "ocultar a extensão do problema da concussão e do traumatismo cerebral".[18] Por fim, cinco mil ex-jogadores se juntaram ao processo e, depois de muita disputa, donos de times concordaram em pagar um acordo de aproximadamente um bilhão de dólares. Parece muito dinheiro, mas, para a liga, isso representa apenas uma pequena porcentagem de sua receita em um único ano. Para os jogadores, a quantia parece não chegar perto de compensar adequadamente os envolvidos que se juntaram ao processo e os muitos mais que ficarão incapacitados por ETC nos próximos anos. A NFL estima que talvez seis mil, ou 30% de todos os ex-jogadores, podem desenvolver doença de Alzheimer ou demência moderada e serem elegíveis para receber indenização.[19] A pressão também veio da Associação de Jogadores, liderada por seu recém-eleito presidente DeMaurice Smith, que exigiu que a liga concordasse em implementar um protocolo abrangente para concussões, incluindo recrutamento de outros especialistas, melhor diagnóstico e tratamento, e um mecanismo para fazer cumprir conjuntamente o acordo.

A NFL precisava mudar sua imagem. Goodell anunciou que a liga estava doando trinta milhões de dólares para os Institutos Nacionais de Saúde, organização guarda-chuva (composta por 27 institutos e centros) que dirige grande parte da pesquisa biomédica do governo dos Estados Unidos. O dinheiro serviria ao lançamento de um novo Programa de Pesquisa Esportiva e de Saúde, envolvendo a principal organização de pesquisa médica do país para estudar, entre outros tópicos, ETC em jogadores de futebol americano. O comunicado de imprensa anunciando a doação dizia: "A Liga Nacional de Futebol concede trinta milhões de dólares em financiamento irrestrito à fundação para os Institutos Nacionais de Saúde para Pesquisa Médica".[20] Note o adjetivo "irrestrito". O acordo entre a NFL e os Institutos Nacionais de Saúde dizia claramente que caberia a estes últimos decidir quem receberia financiamento. A NFL era obrigada a fornecer os trinta milhões de dólares, pagos ao longo de vários anos, mesmo que o acordo que cobria o gerenciamento e coordenação do programa fosse encerrado.

Seguindo seus protocolos normais, os institutos emitiram um pedido para que cientistas apresentassem propostas para um estudo longitudinal sobre ETC entre jogadores de futebol americano. As propostas foram avaliadas por meio de um processo de revisão por pares. Os pesquisadores acadêmicos que integravam o Comitê de Cabeça, Pescoço e Coluna da NFL estavam entre os muitos que se candidataram. Mas os vencedores da competição foram os pesquisadores associados à Universidade de Boston, liderados por Robert Stern, diretor de pesquisa clínica do Centro de ETC da universidade e especialista em doenças neurodegenerativas. Stern era conhecido pela NFL. Seu grupo tinha feito extensas pesquisas sobre doenças cerebrais entre jogadores de futebol americano, e o centro que ele dirigia tinha se tornado a principal instituição a examinar os cérebros de jogadores mortos. Na ação coletiva movida pelos jogadores contra a NFL, Stern apresentou uma declaração juramentada opondo-se ao acordo proposto, afirmando que ele implicava que jogadores com danos cerebrais não receberiam a compensação adequada.

A NFL balançou. Vários funcionários, incluindo Pellman, que atuou como diretor médico da liga, apresentaram queixas aos Institutos Nacionais de Saúde por três motivos: Stern tinha um conflito de interesses por ter apresentado a declaração juramentada; o grupo não tinha qualificação (sua experiência era em neuropatologia, e não na condução do estudo longitudinal para o qual fora escolhido); e seu plano de projeto não atendia aos objetivos da iniciativa geral. A liga solicitou que o financiamento fosse direcionado ao grupo requerente que incluía três pesquisadores de seu próprio comitê, um dos quais participava das negociações de financiamento com os institutos.[21]

Claramente a NFL tinha um entendimento peculiar do significado de financiamento "irrestrito". A liga estava questionando uma política de longa data dos institutos, que dita que doadores ficam explicitamente proibidos de se envolver no processo de seleção de financiamento, e os institutos prosseguiram sem levar em conta as preocupações que a NFL levantara sobre Stern e seu grupo. A agência governamental sustentou que a equipe de Boston era qualificada e que o estudo proposto atendia aos objetivos do projeto. Quanto às alegações da NFL sobre o conflito de interesses de Stern, a política dos institutos também era clara: escrever um trabalho científico (ou uma declaração juramentada) não é o mesmo que ter uma relação de emprego. Stern não tinha vínculo empregatício com jogadores ou com a própria liga e, portanto, não havia conflito de interesses.

O inquérito subsequente do Congresso sobre esse desacordo constatou que, embora tenha se envolvido em negociações com a NFL, "a liderança dos Institutos Nacionais de Saúde manteve a integridade do processo e, assim, assegurou que os melhores candidatos recebessem o subsídio". No entanto, a NFL, acostumada a conseguir o que deseja e descontente com o resultado do processo de revisão por pares dos institutos, retirou seu apoio ao projeto, pagando cerca de dezesseis milhões de dólares a menos do que prometera inicialmente. A liga estava disposta a enfrentar a publicidade negativa, provavelmente na esperança de que a atenção do público já estivesse voltada para outro assunto.[22]

Em 2015, Hollywood abraçou a causa dos jogadores, de certa forma. O filme *Um Homem entre Gigantes* (2015, dir. Peter Landesman) encenou o trabalho de Omalu na investigação sobre a tragédia de Mike Webster e as tentativas da NFL de distorcer suas descobertas. Will Smith interpretou o papel principal. A liga também lutou contra essa frente. Como relatado no *New York Times*, em dezenas de e-mails revelados por hackers, executivos da Sony, o diretor Peter Landesman e representantes do sr. Smith discutiram como evitar antagonizar a NFL, alterando o roteiro e comercializando o filme mais como uma história de denúncia, e não como uma condenação ao futebol americano ou à liga. [...] Dwight Caines, presidente de marketing da Sony Pictures, escreveu em um e-mail em 6 de agosto de 2014 para três dos principais executivos do estúdio sobre como posicionar o filme. "Vamos desenvolver a mensagem com a ajuda de um consultor da NFL para garantir que estamos contando uma história dramática, e não mexendo em um vespeiro."[23]

No ano seguinte, as falhas na pesquisa fictícia do primeiro comitê foram reveladas pelo *New York Times*: o banco de dados do comitê, destinado a catalogar todas as concussões diagnosticadas pelo pessoal médico da liga entre 1996 e 2001 — e espinha dorsal das suas reivindicações a respeito das concussões, durante aquele período e depois dele —, estava incompleto. Foi essa a descoberta do jornalista Alan Schwartz, que comparou o banco de dados com os relatórios semanais de lesões divulgados publicamente pela liga. Foi fácil quebrar o anonimato dos casos, já que o banco de dados tem muitas informações de identificação sobre cada episódio, incluindo a data de cada concussão. O estudo do *Times* mostrou que pelo menos 10% (ou cem casos) das mil lesões de cabeça diagnosticadas pelos médicos das equipes e relatadas à liga não estavam presentes na pesquisa. Isso incluía todas as lesões relevantes sofridas por integrantes do Dallas Cowboys, uma das equipes lendárias (e mais ricas) da liga. Outros jornalistas publicaram descobertas que desafiaram os estudos da NFL por outros motivos e expuseram as prevaricações. Essa bibliografia é longa. O trabalho dos jornalistas teve um enorme impacto, promovendo as importantes descobertas de Omalu e outros na literatura acadêmica — e expondo os estudos acadêmicos corrompidos que foram publicados ao mesmo tempo em revistas revisadas por pares.

2

"O futebol americano profissional é mais perigoso do que quase qualquer outro trabalho nos Estados Unidos. Por que você não faz alguma coisa a respeito?" Nos mais de sete anos trabalhando na Agência de Administração de Segurança e Saúde Ocupacional, recebi essa pergunta repetidas vezes. Minha resposta foi decepcionante para alguns que achavam que a agência poderia ser a tábua de salvação: se eu quisesse transformá-la no inimigo da maioria dos estadunidenses, a maneira mais fácil seria anunciar que iríamos impor mudanças ao esporte favorito da nação, a fim de tornar os trabalhadores desse esporte muito menos suscetíveis a lesões — especialmente a uma lesão específica. Além disso, a agência tinha assuntos muito mais urgentes a tratar, incluindo a proteção de trabalhadores que não tinham voz alguma em seu ambiente de trabalho e estavam diariamente expostos a perigos que poderiam destruir seus pulmões ou cortar seus dedos.

A Administração de Segurança e Saúde Ocupacional pode não oferecer a solução para os perigos enfrentados pelos jogadores de futebol americano, mas a maré está mudando à medida que a conscientização do público aumenta. Sobre esse tema, ao menos, os torcedores querem saber a verdade — embora talvez não queiram pensar que essa verdade pode implicar mudanças no jogo.

O futebol americano não está sozinho, é claro. O exame dos danos causados por esportes se estendeu rapidamente a outra modalidade violenta e popular nos Estados Unidos, o hóquei e sua bilionária Liga Nacional de Hóquei (NHL). Infelizmente, a maior liga de hóquei do mundo não poderia fazer melhor do que seus companheiros do futebol americano ao demonstrar a habitual reação automática: anunciar que o problema não é real e atacar cientistas independentes que afirmam o contrário. Quando ex-jogadores de hóquei apresentaram sua própria ação judicial coletiva, a NHL exigiu que o Centro de ETC da Universidade de Boston, que não era parte da ação, entregasse grandes quantidades de registros e materiais para que pudesse "examinar a base científica das conclusões publicadas" e "confirmar a exatidão das descobertas divulgadas".[24] Em 2016, o senador Richard Blumenthal (Partido Democrata, Connecticut) perguntou ao diretor da NHL, Gary Bettman: "Você acredita que existe uma ligação entre ETC e o hóquei?". A resposta de Bettman foi uma carta de 24 páginas que apresentava sua caracterização das evidências científicas até o momento: "A relação entre as concussões e os sintomas clínicos envolvidos em ETC permanece desconhecida".[25]

4
UMA NEGAÇÃO MODERADA

"Beba com moderação" é a mensagem-padrão nas letras miúdas que acompanham a publicidade de bebidas alcoólicas. Embora pudéssemos debater de forma razoável a sinceridade dos fabricantes de álcool ao dizer isso, trata-se de um conselho inegavelmente bom: o álcool é um fator causal em mais de 5% de todas as mortes no mundo, o que equivale a cerca de três milhões de mortes por ano. E atinge mais os jovens: globalmente, 13,5% das mortes de pessoas entre 20 e 39 anos estão relacionadas ao álcool.[1]

Com esse conhecimento, alguém pode se perguntar como essas bebidas conseguiram alcançar tanta popularidade, para começo de conversa, e pode até mesmo simpatizar com as exigências populares por sua proibição. Mas o álcool é diferente, é claro. Para muitos de nós, um drinque ou dois aliviam o estresse e aumentam nosso prazer em situações sociais. Um copo ou dois de vinho no jantar é ótimo. Acreditamos que a ladainha dos efeitos nocivos diz respeito apenas ao consumo excessivo de álcool por pessoas que têm problemas com a bebida. Ao beber com moderação, acreditamos que seremos poupados de alguns dos resultados indesejados, como a cirrose, e certamente evitaremos mortes relacionadas a beber e dirigir.

"Beba com moderação" é um bordão de marketing fabuloso e útil, mas também desonesto. Detesto ser o portador de más notícias (novamente), mas, mesmo quando consumidos com moderação, vinho, cerveja e destilados encurtam mais vidas do que estendem. Não estou tentando assustar a todos para que se abstenham de suas cervejas, taças de vinho ou doses de uísque. Depois de me aprofundar na pesquisa e mesmo conhecendo melhor a ciência e admitindo o risco, pessoalmente não tenho intenção de renunciar a uma cerveja depois do trabalho. Na escala de perigo, o álcool em moderação não é comparável, digamos, à fumaça do cigarro, que em média reduz em dez anos a vida do fumante.[2] Contudo, ao acompanhar o caminho do dinheiro da indústria do álcool, que trabalha com zelo incansável para semear dúvida e incerteza até mesmo a respeito da ingestão moderada, há muita coisa em jogo. Quando se trata de manipulação da epidemiologia e da ciência básica pertinente a seus produtos, as empresas da Big Booze [maiores produtoras de bebidas alcoólicas do mundo] pertencem à mesma classe e aderem ao mesmo manual da Big Tobacco, da Big Pharma [maiores indústrias farmacêuticas] e da Big Sugar [maiores produtoras de açúcar e produtos açucarados] — e estas últimas vão figurar de forma proeminente nos próximos capítulos.

2

Seguindo o modelo de defesa de produtos desenvolvido pela indústria do tabaco, muito do dinheiro da indústria do álcool é canalizado por meio de uma organização comercial de nome enganoso: a Fundação de Pesquisa Médica sobre Bebidas Alcoólicas. Para dar o devido crédito, esse grupo financia algumas pesquisas médicas sérias. Mas ele também questiona a pesquisa médica e a epidemiologia dos *outros*, utilizando todos os métodos clássicos da indústria de defesa de produtos.

A fundação foi criada em 1982 por produtores de cerveja e bebidas de malte dos Estados Unidos e Canadá. Seu primeiro presidente, Thomas B. Turner, havia sido reitor da Faculdade de Medicina da Universidade Johns Hópkins, afiliação que trouxe grande prestígio e credibilidade para a nova organização. Sua primeira diretoria mesclou cientistas de renome com titãs da indústria cervejeira: August A. Busch III [presidente da Anheuser-Busch, fabricante de marcas como Budweiser e Stella Artois], William K. Coors [da fabricante das cervejas Coors] e Peter Stroh [fabricante da Stroh's, Lone Star, entre outras].

De acordo com a história escrita pelo próprio Turner em 1993, "em meados do século XX, estava em andamento uma nova iniciativa para proibir todas as bebidas alcoólicas". Trata-se de uma afirmação extremamente alarmista. Nas muitas décadas que se seguiram ao fim da proibição de consumo de álcool nos Estados Unidos, em 1933, não houve nenhum movimento sério nessa direção. Isso não ia acontecer — mas impostos mais altos e controles mais rígidos sobre rotulagem e publicidade poderiam, sim, existir. Turner também expressou a preocupação de que o Instituto Nacional para Abuso de Álcool e Alcoolismo estivesse focado "na base clínica e bioquímica dos resultados mais terríveis do consumo e tratamento do álcool". Em outras palavras, a pesquisa do governo se concentrou apenas nos efeitos do consumo intensivo. É claro que a indústria não seria burra a ponto de tentar defender esse comportamento estigmatizado. Ela ficaria feliz em estudar "aqueles fatores que levam ou permitem a uma minoria de indivíduos ir além dos limites do consumo sensato". E a nova organização daria um importante passo adiante: entraria na brecha deixada pelo instituto público e apoiaria a pesquisa sobre todos os níveis de consumo. Isso provaria aquilo em que Turner e os cervejeiros acreditavam: se bebermos com moderação, "nenhum efeito deletério para a saúde seria observado".[3]

De acordo com Turner e a fundação, o álcool não só é seguro quando apreciado com moderação, como também é benéfico, sobretudo quando se trata de expectativa de vida. Durante décadas, cientistas da indústria promoveram (e ainda promovem) a ideia de que os efeitos do álcool sobre a expectativa de vida geral poderiam ser melhor representados em uma curva em forma de J (figura 1).

Figura 1 — Curva em J: risco de morte (mortalidade) *versus* número de doses de bebida alcoólica por dia

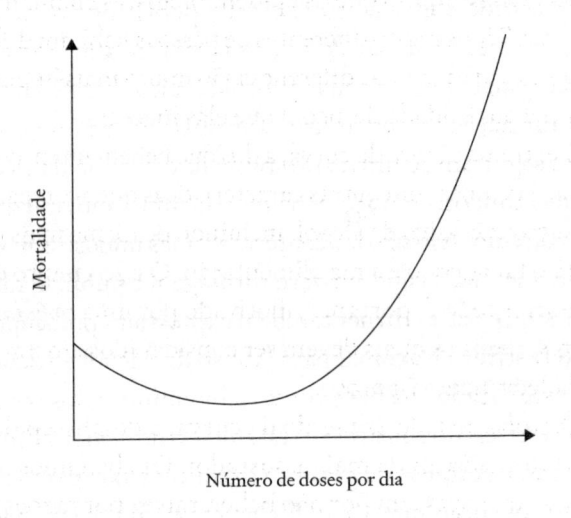

[Gráfico: eixo vertical "Mortalidade", eixo horizontal "Número de doses por dia", mostrando curva em forma de J]

O eixo horizontal traça o consumo de álcool em número de doses por dia; quanto mais à direita nessa escala, maior o consumo. O eixo vertical apresenta taxas de mortalidade; quanto mais alto nessa escala, maior o risco de morte.

A mensagem da curva em J é a seguinte: aqueles que não bebem — e estão à extrema esquerda da escala horizontal — têm um risco de mortalidade um pouco *maior* do que os que bebem moderadamente, localizados na parte inferior da curva. A base da curva — o menor risco de mortalidade com algumas bebidas por dia — é onde todos nós deveríamos estar!

Se correto, esse gráfico seria a prova final da afirmação básica da indústria de que beber com moderação é certamente benéfico. E, à primeira vista, é uma proposta razoável. Muitos estudos, alguns já na década de 1920 (isto é, pré-proibição), *de fato* mostram taxas de mortalidade mais altas tanto entre aqueles que não bebem (margem esquerda da escala) quanto entre os que bebem de modo intensivo (margem direita) do que entre os do meio — pessoas que bebem "moderadamente".

Mas o primeiro olhar não se sustenta sob maior escrutínio. O problema é aquilo que os epidemiologistas chamam de *viés de seleção*. Tipos muito diferentes de pessoas habitam diferentes partes da curva, e essas diferenças são muito mais importantes do que a quantidade de álcool que elas ingerem.

A extrema direita da curva, a dos que bebem intensivamente, engloba pessoas com outras características que acompanham o consumo excessivo de álcool, incluindo de forma mais proeminente o tabagismo e a má alimentação. O risco muito elevado de morrer cedo é, portanto, motivado por uma *combinação* de fatores, todos os quais devem ser considerados em um estudo verdadeiramente rigoroso.

De volta ao lado esquerdo da curva, o desafio epidemiológico talvez seja ainda mais assustador. Os abstêmios incluem pessoas que optaram por não beber, talvez por razões religiosas (muitos adventistas do sétimo dia, por exemplo). A grande maioria também se abstém de fumar. Alguns também evitam comer carne. Como grupo, eles têm um perfil muito saudável que compreende uma combinação de fatores que, assim como os fatores insalubres na categoria de alto risco, precisam ser considerados em sua totalidade. Mas a margem esquerda da curva também é habitada por indivíduos que talvez evitem o consumo de álcool por outras razões, incluindo problemas de saúde. Em muitos estudos, é ali que estão incluídos os *ex*-bebedores, outro complicador. Qualquer estudo precisa ser cuidadoso ao lidar com tudo isso. Mas muitos não são.

Essa nuance essencial não favorece a indústria do álcool, é claro. A indústria investiu milhões para defender a curva em J — e todas as outras manifestações da reivindicação de que o álcool em moderação é benéfico. Grande parte do financiamento vai para cientistas simpatizantes que se sentem felizes em ser beneficiários da grandeza dos fabricantes. Um ano antes da criação oficial da fundação, Turner havia sido o autor responsável por um artigo-chave, que estruturaria a campanha de relações públicas da indústria nas décadas seguintes. Produzido com o apoio financeiro dos cervejeiros e publicado na revista da própria Johns Hopkins, a *Johns Hopkins Medical Journal*, o título do artigo era "The Beneficial Side of Moderate Alcohol Use" [O lado benéfico do uso moderado de álcool]. A mensagem de defesa de produto no artigo era simples: "O acervo de dados indica que o consumo moderado de bebidas alcoólicas por adultos pode reduzir o risco de enfarte do miocárdio, melhorar a qualidade de vida dos idosos, aliviar o estresse e contribuir para a nutrição".[4]

Uma questão: o que é "moderado"? Turner e sua equipe revisaram estudos sobre as condições de saúde reconhecidas na época como relacionadas ao álcool e concluíram que, para um homem de tamanho médio, o consumo moderado era qualquer coisa abaixo de oitenta gramas de álcool — um pouco menos de seis doses por dia, ou cinco doses por três dias seguidos. Esses eram os níveis "abaixo dos quais os efeitos adversos sobre a saúde raramente são observados". (Turner acabou decidindo que os números para as mulheres deveriam ser um pouco mais baixos.) As exceções notáveis — ou seja, fatores que *poderiam* variar com menos de cinco ou seis drinques por dia — eram o risco de acidentes de trânsito e a síndrome alcoólica fetal, embora, em ambos os casos, Turner tenha afirmado que as provas não eram de forma alguma definitivas. Nenhuma outra doença ou evento adverso foi causado pelo consumo moderado de álcool, de acordo com Turner.[5]

A fundação usou seu vínculo com a Johns Hopkins como grande vantagem para divulgar todos os outros estudos que financiou e que apoiavam as posições da indústria. Imediatamente depois da publicação de um estudo favorável, o escritório de imprensa da Johns Hopkins emitiria um comunicado dando a ele maior credibilidade e reforçando o vínculo entre os dois órgãos. Com o tempo, porém, a fervorosa defesa da indústria do consumo "moderado" de bebidas alcoólicas se tornou excessiva para a prestigiosa universidade. O episódio decisivo foi a publicação de um estudo de um pesquisador canadense há muito associado à Fundação de Pesquisa Médica sobre Bebidas Alcoólicas e que o *New York Times* resumiu na seguinte manchete: "Less Illness Found in Beer Drinkers" [Menos doenças detectadas em consumidores de cerveja].[6]

Tais descobertas teriam sido uma bênção para os *bartenders* em toda parte, mas, infelizmente, elas não se sustentaram. Especialistas externos decidiram analisar mais de perto a metodologia que tinha produzido essa maravilhosa conclusão, e ela não parava em pé. Descobriu-se que os pesquisadores tinham usado respostas coletadas em pesquisas porta a porta, que, por razões bastante óbvias, não são confiáveis: os entrevistados que voluntariamente responderam às perguntas de um estranho na porta de sua casa poderiam ter se sentido fortemente inclinados a subestimar seu consumo. Ou a frequência com que adoeciam. Ou talvez ambos. Ou talvez o oposto. Como saber? Apresentar isso como ciência é ridículo, porque não há como validar de que maneira milhares de pessoas se descreveram enquanto conversavam com alguém parado à porta com uma prancheta nas mãos.

O estudo foi intitulado "Alcohol Consumption and Morbidity in the Canada Health Survey: Inter-Beverage Differences" [Consumo de álcool e morbidade na Pesquisa de Saúde do Canadá: diferenças entre bebidas], o que transmite autoridade.[7] A essa autoridade somava-se um comunicado de imprensa emitido pela Johns Hopkins, que não incluiu nenhuma explicação dos métodos empregados no estudo. Com base nesse conteúdo, um antigo repórter de ciência do *New York Times* apenas resumiu o comunicado. E isso ilustra como funciona uma campanha exitosa de relações públicas.

Então a divulgação de ciência questionável, por coincidência, produziu uma notícia surpreendentemente boa para as empresas que pagaram pelo estudo? O escândalo que se seguiu (dentro do mundo acadêmico, pelo menos) foi demais para a Johns Hopkins, que usou esse episódio como motivo para cortar relações com a Fundação de Pesquisa Médica sobre Bebidas Alcoólicas, embora a organização ainda fosse dirigida pelo ex-reitor de sua faculdade de medicina.[8]

Para a fundação, o trabalho continua. Hoje, a maior parte do dinheiro de que temos conhecimento (provavelmente não sabemos de muita coisa) flui através de três entidades: a própria Fundação de Pesquisa Médica sobre Bebidas Alcoólicas, a Fundação Europeia de Pesquisa sobre Álcool e o Instituto de Pesquisa Científica sobre Bebidas, com sede na França. Esse modelo de financiamento de pesquisas favoráveis à indústria é o mesmo utilizado amplamente pela indústria do tabaco e várias outras. Os cientistas nos conselhos dessas organizações são, por definição, enviesados, pois são selecionados e pagos pela indústria — muitas vezes porque publicaram estudos que se alinham com as posições corporativas. É pouco provável que tais órgãos de pesquisa financiem trabalhos que se oponham às necessidades das corporações.

As fundações de pesquisa da indústria do álcool evidentemente financiaram centenas de cientistas cujo trabalho apresenta potencial para atender aos interesses do setor. Na maioria das vezes, esses subsídios são bem pequenos, e o financiamento é uma fração diminuta do total de pesquisas sobre álcool provenientes de agências governamentais dos Estados Unidos e da União Europeia. As bolsas oferecidas pelo setor são importantes, no entanto. Ao ofertar pequenos montantes de financiamento (a fundação criou um teto de cinquenta mil dólares por ano, mas geralmente paga menos) a professores iniciantes que, de outra forma, teriam dificuldade em obter apoio financeiro, tais subsídios ajudam a moldar a carreira desses pesquisadores, concentrando-os em questões e métodos que a indústria apoia e amarrando-os à rede de trabalho do setor.[9]

É claro que, como sempre, a pesquisa de defesa de produtos tem pouco valor se não for acompanhada de um trabalho de relações públicas. A indústria foi muito além de simplesmente financiar pesquisadores e divulgar comunicados à imprensa. Ela se tornou sofisticada na promoção da mensagem de que o consumo moderado de álcool é benéfico à saúde, e os fabricantes de álcool formaram literalmente dezenas de organizações nacionais e transnacionais que defensores da saúde pública rotulam como "organizações para relações públicas e aspectos sociais". Supostamente criadas para promover boa educação social, essas organizações parecem exemplos de responsabilidade corporativa, oferecendo um bem comum. No entanto, enquanto nos advertem de que não devemos beber e dirigir, e que "motoristas da rodada" são a melhor maneira de chegar em casa, essas mesmas organizações usam tais plataformas para sutilmente, e também não tão sutilmente, promover aspectos positivos do consumo de álcool.[10]

Um esforço particularmente impressionante surgiu de uma conferência realizada em 2006, "The Harms and Benefits of Moderate Drinking" [Os danos e os benefícios do consumo moderado de bebidas], patrocinada conjuntamente por uma organização chamada Centro Internacional para Políticas do Álcool e pelo Instituto de Estilo de Vida e Saúde da Universidade de Boston, financiado pela indústria. Embora essa conferência em Cambridge, Massachusetts, tenha contado com a presença de pesquisadores que discordavam da validade da curva em J, o resumo oficial do evento (único elemento que muitos médicos e repórteres leriam) apresentava perfeitamente os resultados pretendidos:

O consumo moderado de álcool, quando definido como a exclusão de qualquer consumo excessivo, demonstrou ter efeitos predominantemente benéficos sobre a saúde. [...] o consenso da conferência foi de que a evidência científica total apoia fortemente uma associação inversa entre o consumo moderado de álcool e o risco de doenças cardiovasculares, e possivelmente diabetes, declínio cognitivo e mortalidade total.[11]

O relatório da reunião deu impressão de autoridade, embora nunca tenha passado por revisão por pares e tenha sido simplesmente um relatório das opiniões dos organizadores da conferência, pagos pela indústria do álcool, que também pagou à revista científica *Annals of Epidemiology* para publicar todos os artigos em um suplemento especial. Para aumentar o impacto do relatório que defendia a curva em J, o setor imprimiu milhares de cópias do material e as distribuiu gratuitamente aos 66 mil assinantes da *American Journal of Medicine* e da *American Journal of Cardiology*. Esse desfecho enfureceu vários dos participantes da conferência que se opuseram a esse esforço de marketing do álcool, afirmando que o relatório amplamente divulgado "não transmitia o grau de debate no simpósio sobre os aparentes efeitos protetores do álcool para doenças coronarianas, e que a opinião sobre o assunto estava altamente polarizada".[12]

Mais de uma década depois, com extensas evidências apontando o contrário, a indústria ainda recomenda o documento a todos os interessados.[13]

2

Em sala de aula, ao falar com os alunos sobre erros comuns cometidos por epidemiologistas, incluindo aqueles presentes em numerosos estudos da indústria do álcool em apoio à curva em J, eu sempre apresento uma análise diferente, mas igualmente infeliz, envolvendo outra bebida popular. Por coincidência, trata-se de um estudo supervisionado por Brian MacMahon, ex-membro da diretoria da Fundação de Pesquisa Médica sobre Bebidas Alcoólicas e presidente de longa data do Departamento de Epidemiologia da Escola de Saúde Pública de Harvard.

MacMahon foi o principal autor de um artigo de 1981 que relatou uma associação entre câncer pancreático e... café.[14] Você provavelmente se lembra das manchetes. Elas eram numerosas e compreensivelmente alarmantes. Foi uma descoberta que atingiu em cheio o público. Em uma entrevista ao programa *The Today Show*,[15] de grande audiência, MacMahon disse ao apresentador: "Eu mesmo lhe digo que parei de beber café" — sem dúvida preocupando milhões de pessoas que sentem necessidade de cafeína pela manhã para poder começar o dia.[16] O estudo de MacMahon era profundamente falho, a começar pela escolha do grupo de controle. Ele selecionou pessoas com doenças não cancerosas do sistema digestivo, muitas das quais provavelmente haviam parado de beber café *por causa de suas condições*. Assim, em vez de demonstrar que o café causa câncer no pâncreas, o estudo de MacMahon chegou mais perto de demonstrar apenas que as doenças digestivas levam as pessoas a deixar de tomar café. (Vários estudos posteriores absolveram o café como causador de câncer do pâncreas.)

Da mesma forma, o benefício geral do consumo moderado de álcool para a expectativa de vida — o efeito curva em J — quase desaparece nas análises que limitam as comparações a pessoas que são puramente abstêmias (ou seja, não aqueles que são forçados a se abster por causa de uma condição de saúde) *versus* aqueles que bebem ocasionalmente.[17]

Alguns também podem se lembrar de uma grande comoção em 1991, decorrente de um episódio do programa *60 Minutes*[18] louvando o "paradoxo francês": apesar de praticar uma dieta rica em gorduras e colesterol, a incidência de doenças coronárias na França era 40% menor do que nos Estados Unidos. Por quê? Como narra a história, a questão era o vinho; mais especificamente, o vinho tinto; mais especificamente ainda, o vinho tinto *francês*.[19] Como no exemplo do café, havia muito mais a ser avaliado do que se pensava, porém, mesmo assim, ainda há provas bastante convincentes de que o álcool (e não especificamente o vinho tinto) pode proporcionar um efeito protetor pequeno, mas real contra os ataques cardíacos. Um enorme estudo recente sobre doenças cardiovasculares, combinando 83 estudos envolvendo 600 mil consumidores, encontrou um risco ligeiramente menor de ataques cardíacos (6%) entre pessoas que consumiam até sete bebidas alcoólicas por semana, ou uma por dia, em média.[20]

Minha interpretação da extensa literatura sobre o que a indústria do álcool chama de consumo "moderado" é a seguinte: os benefícios do consumo *muito* moderado são provavelmente reais, mas limitados apenas à pequena diminuição do risco de ataque cardíaco. Entretanto, esse benefício é suplantado pelo aumento de mortes por outras causas como resultado da ilusão da curva em J. A verdade é que mesmo uma bebida por dia resulta em um pequeno aumento no risco de mortalidade geral. Mais de uma bebida ao dia, mas ainda na faixa de consumo "moderado", resulta em maior risco tanto de doenças cardiovasculares quanto de câncer. Beber em excesso, mesmo que apenas ocasionalmente, traz outros riscos associados.[21] Aumentar ainda mais esse consumo posiciona o álcool como a terceira maior causa de morte e incapacitação por doenças em todo o mundo (responsável por cerca de 18% das mortes por violência, incluindo acidentes de carro, é claro).[22] Isso não significa que devemos interromper imediatamente todo o consumo de álcool. Mas precisamos estar cientes dos riscos e das consequências gerados até mesmo por níveis baixos de consumo.

A ciência da "epidemiologia observacional" exposta em cada um desses estudos tem seus limites (como toda ciência), mas é também a base de muito do que sabemos sobre as relações entre dieta (incluindo o álcool) e doença. Os melhores estudos tentam diferenciar os fatores de risco dos indivíduos (incluindo as exposições ambientais — alimentos, bebidas, trabalho) e depois correlacionar cada fator com o estado de saúde ou de doença. Os desafios são grandes, e sempre restam algumas incertezas.

Diante desses limites, a única maneira de fato convincente de demonstrar que o consumo verdadeiramente moderado de álcool melhora a saúde seria por meio de voluntários designados em diferentes grupos para receber distintos "tratamentos" — em outras palavras, um ensaio clínico randomizado exatamente como os utilizados para determinar a eficácia e os efeitos colaterais de um medicamento em potencial no tratamento de uma condição médica específica. Esses estudos clínicos randomizados são o padrão ouro, e a indústria de bebidas alcoólicas há muito tempo deseja apoiar um deles — com uma condição implícita: ter certeza de que o estudo produzirá os resultados desejados em relação aos benefícios da moderação.

Mas, como a indústria poderia conseguir isso? Especificamente, que movimentos poderia fazer para garantir um estudo cujos resultados fossem abrangentes e convenientes?

Não surpreende que a recente tentativa da indústria nesse sentido comece com as portas giratórias entre trabalho público e privado em Washington. Os exemplos que mais chamam a atenção são os indicados políticos que deixam empregos corporativos altamente remunerados para passar alguns anos regulamentando suas antigas indústrias, apenas para voltar mais tarde a empregos ainda mais bem remunerados nessas mesmas corporações, dessa vez com conhecimento interno sobre a melhor maneira de evitar a regulamentação.

Menos conhecida, mas provavelmente mais comum, é a migração de funcionários de carreira oriundos das agências federais. Depois de vinte ou mais anos no serviço federal, os profissionais passam a ter direito à aposentadoria, momento em que muitos deles mudam de lado e ingressam — com um salário muito mais alto — nos setores com os quais anteriormente trabalhavam ou que regulamentavam. Os Institutos Nacionais de Saúde não são imunes a essas influências, nem mesmo o Instituto Nacional para Abuso de Álcool e Alcoolismo, um de seus 27 institutos e centros especializados. O atual diretor desse centro, George Koob, era antes um cientista acadêmico e, nessa qualidade, recebeu fundos de pesquisa da Fundação de Pesquisa Médica sobre Bebidas Alcoólicas e integrou seu conselho consultivo.[23] Em 2012, pouco depois de Samir Zakhari se aposentar como diretor da Divisão de Metabolismo e Efeitos sobre a Saúde do Instituto Nacional para Abuso de Álcool e Alcoolismo (uma carreira de 25 anos), ele ingressou no Conselho de Bebidas Destiladas dos Estados Unidos como vice-presidente sênior para assuntos científicos.

Em 2013, um pequeno grupo de profissionais do Instituto Nacional para Abuso de Álcool e Alcoolismo se convenceu da necessidade de um ensaio clínico randomizado que demonstrasse o impacto positivo da ingestão moderada de álcool. Para ter sucesso, essa experiência teria de ser grande e, portanto, cara, provavelmente mais de cem milhões de dólares, uma quantia inviável aos recursos públicos. A única fonte potencial de apoio financeiro era a própria indústria. E, para que isso acontecesse, os funcionários federais sem dúvida também perceberam que a metodologia para o estudo teria de ser aceitável para o setor privado.

Lembre-se de que, em 1993, a Fundação de Pesquisa Médica sobre Bebidas Alcoólicas havia desacreditado o instituto nacional por estar historicamente muito interessado nos efeitos nocivos do consumo excessivo de álcool. Esses executivos devem ter ficado muito satisfeitos em saber do súbito interesse pelo consumo moderado. E assim nasceu o Estudo sobre Álcool Moderado e Saúde Cardiovascular. Entre 2013 e 2014, os funcionários do instituto nacional se reuniram secretamente inúmeras vezes com representantes da indústria de bebidas alcoólicas e cientistas acadêmicos pré-selecionados pela equipe do instituto para realizar o estudo. Os funcionários federais esconderam essas atividades de seus superiores (na época, estava em curso uma transição para seu novo diretor, Koob) e, naturalmente, da mídia — e, portanto, do público.[24]

Um dos líderes dessa iniciativa foi Kenneth Mukamal, de Harvard, que havia escrito um artigo pedindo um estudo como o que acabou sendo planejado. De acordo com documentos obtidos pelo *New York Times*, em 2013 e 2014 Mukamal participou de reuniões e discutiu os projetos do estudo com membros da indústria do álcool. Também estava presente Ken Warren, cuja aposentadoria como diretor-interino do instituto nacional deu lugar a Koob e que agora servia como conselheiro da Anheuser-Busch InBev (AB InBev), a maior empresa cervejeira do mundo e empresa-mãe da Anheuser-Busch. (Eis aquela porta giratória de que falávamos.)

Durante esse período, os colaboradores elaboraram um estudo que chamou oito mil voluntários com cinquenta anos ou mais, que por definição estavam sujeitos a um risco maior de doenças cardiovasculares ou diabetes por causa da idade. Os oito mil seriam randomizados em dois grupos: o primeiro concordaria em beber uma dose de álcool por dia (poderiam escolher entre vinho, cerveja ou bebida destilada); o outro não beberia álcool em absoluto. É digno de nota que o primeiro grupo de participantes seria autorizado a escolher sua bebida; se os resultados do estudo fossem positivos, então os dados não promoveriam uma bebida em detrimento de outra. O período de tempo seria de seis anos, o suficiente para observar o desenvolvimento de doenças cardíacas ou de diabetes, mas não novos casos de câncer.

Ficariam excluídos de análise os que bebem de modo abusivo e as pessoas com histórico de abuso de drogas ou álcool, doenças hepáticas ou renais e alguns tipos de câncer. Mulheres que tivessem parentes próximos com câncer de mama também não eram elegíveis para participar, uma vez que presumivelmente corriam maior risco de desenvolver câncer de mama relacionado ao álcool.[25] Pesquisadores em dezesseis centros médicos nos Estados Unidos, na Europa, na América do Sul e na África rastreariam os participantes, contabilizando o número de mortes, assim como de ataques cardíacos, derrames e outros eventos. Os membros dos grupos designados para beber receberiam algum reembolso pelo dinheiro despendido em álcool.

A apresentação feita por Mukamal aos funcionários do Instituto Nacional para Abuso de Álcool e Alcoolismo e aos executivos do setor promoveu o estudo como "uma oportunidade única de mostrar que o consumo moderado de álcool é seguro e diminui o risco de doenças comuns".[26] Um funcionário do instituto também enviou um e-mail para uma fonte da indústria observando que "uma das descobertas importantes será mostrar que o consumo moderado de álcool é seguro". Esses e-mails são praticamente confissões de que a equipe de pesquisa já entrava no estudo acreditando que poderia prover a descoberta que a indústria há muito cobiçava. Um e-mail da liderança da spiritsEUROPE, representando os maiores fabricantes de bebidas alcoólicas do continente europeu, gabou-se da "possibilidade de os ensaios clínicos demonstrarem a curva em J em toda a sua glória".

Dado o valor potencial de relações públicas de um estudo clínico randomizado, sob a égide federal e que produzisse resultados incontornáveis, não surpreende que AB InBev, Heineken, Diageo, Pernod Ricard e Carlsberg tenham prometido 67,7 milhões de dólares — de um orçamento total de cem milhões. O dinheiro da indústria seria encaminhado por meio da fundação para os Institutos Nacionais de Saúde, o veículo para recebimento de fundos do setor privado para estudos financiados por eles (necessário porque, por lei, entidades privadas não estão autorizadas a contribuir voluntariamente com agências governamentais para atividades específicas).

Depois das revelações do *New York Times* em 2018, Koob, diretor do Instituto Nacional para Abuso de Álcool e Alcoolismo, adiantou-se a qualquer sensação pública de conflito de interesses, declarando que o estudo seria um teste imparcial para saber se a ingestão de álcool "com moderação" protege contra doenças cardíacas. "O dinheiro da fundação para os Institutos Nacionais de Saúde não tem condições estipuladas", disse Koob ao *New York Times*, aliás levantando a voz durante a entrevista, como notou o repórter Roni Caryn Rabin. "Quem doa para esse fundo não tem nenhuma influência — nenhuma contribuição para o estudo, nenhuma participação, nenhuma palavra no que quer que seja."[27]

Nenhuma contribuição? A indústria participou do planejamento e do projeto do estudo desde o primeiro dia. Os detalhes sobre esse conluio continuaram aparecendo por meio de pedidos apresentados por Rabin e pelo *New York Times* via Lei de Acesso à Informação. Conforme mais detalhes vazavam para a imprensa, a indignação nacional aumentava e o diretor do Instituto Nacional de Saúde, Francis Collins, nomeou um comitê consultivo de cientistas seniores para examinar a origem e o desenvolvimento do estudo. Esse grupo concluiu que a pesquisa havia sido manipulada para encontrar efeitos benéficos, mas não resultados negativos. "As interações entre vários membros da equipe sênior do Instituto Nacional para Abuso de Álcool e Alcoolismo e da indústria parecem enviesar intencionalmente o enquadramento da premissa científica no sentido de demonstrar um efeito benéfico para a saúde do consumo moderado de álcool."[28]

Há dois elementos específicos da metodologia do estudo capazes de produzir resultados que poderiam ser facilmente mal interpretados (sem dúvida com a ajuda das equipes de marketing da indústria) para mostrar os benefícios da moderação, sem nenhum efeito negativo no que diz respeito a risco de câncer, cirrose, acidentes automotivos, violência familiar ou qualquer outro resultado do consumo de álcool:

- a população do estudo foi limitada a um subgrupo de adultos de cinquenta anos ou mais, que correm maior risco de doenças cardiovasculares ou diabetes, mas que, de modo geral, eram pessoas bastante saudáveis — e poderiam muito bem se beneficiar do regime de uma dose de bebida por dia (como aqueles franceses da reportagem do *60 Minutes*). O grupo de candidatos excluiu pessoas mais jovens com risco muito maior de violência relacionada ao álcool;
- seis anos de duração é suficiente para muitos estudos, mas é lamentável e claramente insuficiente para detectar o aumento do risco de câncer, embora não haja dúvidas de que o aumento do risco de câncer associado ao álcool é muito mais acentuado do que a suposta diminuição de ataques cardíacos que os pesquisadores esperavam ver.

A investigação do comitê descobriu que o estudo também foi manipulado de outra maneira: na seleção de seu pesquisador responsável. Mukamal, o médico-cientista de Harvard que ajudou a promover e a montar o estudo com representantes da indústria (muito antes de ser anunciado ao público), claramente queria o cargo. A equipe do Instituto Nacional para Abuso de Álcool e Alcoolismo fez um grande esforço para ajudá-lo na preparação de sua candidatura, mas não forneceu nenhuma ajuda semelhante e até mesmo dificultou a candidatura de outros cientistas que poderiam querer concorrer. No final, a escolha do pesquisador responsável foi fácil: Mukamal foi o único candidato.

Não que sua seleção tenha, por fim, significado alguma coisa. O estudo morreu pelo motivo que certamente merecia. O relatório do comitê consultivo dos Institutos Nacionais de Saúde para Francis Collins foi condenatório e útil, mas os fatos básicos já tinham arruinado a iniciativa muito antes que Collins a destruísse. Sem dúvida querendo evitar mais danos à sua reputação, a Anheuser-Busch InBev, que havia prometido 15,4 milhões de dólares, retirou o financiamento.

A indústria de bebidas alcoólicas deu as cartas? Sim, e aliada a parceiros leais em Washington. O escândalo é um exemplo particularmente dramático de "captura pela indústria" da agência federal encarregada de regulamentá-la, ou pelo menos captura de um número considerável de seus funcionários. Os e-mails e documentos descobertos na investigação deixam claro que o pessoal do Instituto Nacional para Abuso de Álcool e Alcoolismo e a indústria estavam alinhados, todos acreditando piamente na curva em J, com funcionários federais ansiosos para convencer os fabricantes de bebidas a colocarem dinheiro no tema.

2

A maioria das pessoas sabe que a cirrose hepática, que muitas vezes leva ao câncer de fígado, está fortemente ligada ao consumo excessivo de álcool. O que é menos sabido é que a ligação entre álcool e outros tipos de câncer é também um fato estabelecido. O câncer pode não ser uma consequência tão conhecida do consumo de álcool quanto, digamos, as mortes no trânsito ou a violência doméstica, mas certamente não é *insignificante*. Em 1987, a Agência Internacional de Pesquisa em Câncer (Iarc) conduziu uma revisão da literatura existente e classificou o consumo de álcool como um carcinógeno humano, relacionando-o ao aumento do risco de câncer de boca, laringe, faringe, esôfago e fígado.[29] Outros estudos foram se acumulando. Em 2000, o Programa Nacional de Toxicologia dos Estados Unidos realizou suas próprias revisões em profundidade e endossou a conclusão da Iarc.[30] Em 2007, a Iarc convocou um novo painel de especialistas para revisar todas as evidências, o que repetiu em 2009. A cada revisão, os painéis relataram evidências humanas e animais consolidadas: o álcool como fator causal em todos os cânceres anteriormente identificados, mais os cânceres colorretal e de mama em mulheres, dois dos mais comuns.[31] (No caso do câncer de mama: quanto maior o consumo, maior o risco, particularmente para mulheres que já têm risco aumentado. Mesmo uma bebida por dia proporciona um pequeno, mas estatisticamente significativo, aumento do risco.)[32]

De acordo com a Organização Mundial da Saúde (OMS), em 2016 (estatística anual mais recente disponível), o álcool foi responsável por 4,2% de todas as mortes por câncer em todo o mundo. Essa relação causal entre álcool e câncer é importante, mas não é suficientemente conhecida. Uma pesquisa nacional nos Estados Unidos, encomendada pelos quarenta mil membros da Sociedade Estadunidense de Oncologia Clínica, constatou que apenas 30% dos estadunidenses sabem que beber álcool é um fator de risco para o câncer.[33] Na Inglaterra, os números são ainda mais baixos. Uma pesquisa constatou que apenas 13% dos adultos ingleses estavam cientes disso.[34] A indústria de bebidas alcoólicas gostaria que esses números permanecessem como estão ou, de preferência, caíssem ainda mais. Sua campanha de incerteza se concentra em duas alegações: para começar, o risco é muito baixo, e extremamente baixo quando o consumo é moderado. Os esforços de relações públicas da indústria reconhecem que beber em excesso ou "compulsivamente" aumenta o risco de câncer e também de doenças cardíacas, mas se empenham ao máximo para assegurar aos clientes que beber com moderação simplesmente não é perigoso.

Aqui preciso ressaltar um componente em geral bem-aceito de nossa compreensão da causa do câncer: não há um limiar abaixo do qual um carcinógeno humano não aumente o risco de câncer. Exposições muito baixas aumentam o risco individual em proporções muito baixas, e a baixa exposição em uma população de milhões de pessoas provavelmente ainda resultará em vários casos, sem possibilidade de identificar quais deles não teriam ocorrido sem essa exposição. Pelo menos teoricamente, portanto, toda exposição aumenta o risco. O aumento do risco associado a cada gole de vinho é tão infinitamente pequeno que quase não é significativo, mas uma taça de vinho todas as noites durante vinte anos já não é tão insignificante. E isso é o que as evidências epidemiológicas confirmam. Também noto que, pelo que podemos perceber, provavelmente não existe um tipo melhor ou pior de álcool. Vinho, cerveja, bebidas destiladas — tudo aumenta o risco de câncer em uma pequena proporção.

Esse fato básico sobre as causas do câncer contradiz diretamente a mensagem da indústria de que o consumo "moderado" de bebidas alcoólicas faz bem, e tem sido um desafio para a indústria desde o início do século XX, quando um patologista francês publicou o primeiro artigo relacionando o consumo de absinto ao câncer de esôfago. Em 1989, imediatamente depois de a Iarc designar o consumo de álcool como um carcinógeno humano, Thomas Turner (o mesmo médico que foi reitor da Faculdade de Medicina da Universidade Johns Hopkins e primeiro presidente da Fundação de Pesquisa Médica sobre Bebidas Alcoólicas, o maior braço de pesquisa da indústria) e vários cientistas afiliados à fundação, incluindo Brian MacMahon, ex-membro da diretoria de Harvard, conduziram sua própria "revisão crítica" da literatura e concluíram que "não há evidência científica adequada e consistente de que o consumo moderado de álcool esteja associado a riscos aumentados" de qualquer um dos tipos de câncer. A fundação e outros grupos da indústria haviam sido diligentes durante décadas em questionar as descobertas de estudos que vinculavam álcool às causas do câncer. Na verdade, Turner e seus colegas estavam tão confiantes de que "o peso da evidência é de que o álcool é, no máximo, um fator menor na causa do câncer", que se certificaram de que a fundação desse pouco apoio a pesquisas que pudessem questionar essa conclusão.[35]

Nos anos 1980, com o crescente estudo do câncer de mama como possível consequência do uso de álcool, o Conselho de Bebidas Destiladas dos Estados Unidos contratou H. Daniel Roth, um dos veteranos de defesa de produtos que se dedicou às guerras do tabaco. Ele tentou fazer pelo álcool o que tinha feito pelo cigarro: revisar a literatura científica e rejeitar a existência do elo causal observado em tantos estudos.[36] Tanto no caso da fumaça ambiental do tabaco quanto do consumo de álcool, ele opinou que havia muitos vieses e incertezas para permitir conclusões sólidas. Em ambos os casos, bastava semear dúvida e incerteza o mais cedo possível e com insistência.

Até hoje, a indústria sente que tem de defender a afirmação de que o consumo leve ou moderado de álcool é de fato benéfico. Seus súditos em todo o mundo nunca dormem. Muitas das informações que fornecem são enganosas; algumas simplesmente estão erradas. Samir Zakhari (citado anteriormente como um dos muito pesquisadores e administradores federais que se beneficiaram da porta giratória, saindo do governo para a indústria) tem sido uma figura-chave para minimizar a ligação entre álcool e câncer, sempre citando sua carreira como pesquisador do Instituto Nacional para Abuso de Álcool e Alcoolismo para dar credibilidade ao cargo na iniciativa privada. Depois de um simpósio amplamente divulgado sobre álcool e câncer em Wellington, Nova Zelândia, Zakhari escreveu um artigo de opinião no jornal diário da cidade: "Associar câncer ao consumo social moderado de álcool é simplesmente incorreto e não tem apoio no corpo da literatura científica".[37] Em 2017, respondendo a mais uma revisão das evidências que chegava à mesma conclusão que os painéis da Iarc,[38] o Conselho de Bebidas Destiladas usou uma fala de Zakhari para demonstrar sua posição:

> Com base em minha própria carreira de quarenta anos como cientista biomédico, incluindo 26 anos no Instituto Nacional para Abuso de Álcool e Alcoolismo, a ciência relativa ao câncer e ao consumo de álcool está longe de chegar a uma conclusão [...]. Na verdade, os estudos epidemiológicos existentes não demonstram a causalidade nem contabilizam a multiplicidade de fatores de confusão [...]. Isso é particularmente verdadeiro no caso do consumo moderado. Por exemplo, existem alguns estudos que sugerem uma associação

entre o consumo moderado de álcool e um aumento do risco de câncer de mama. Entretanto, há também inúmeros outros estudos que não mostram nenhuma associação.[39]

Tais declarações perturbam muitas pessoas na comunidade de saúde pública, que se mobilizam para enfrentá-las. Em janeiro de 2018, a primeira declaração sobre álcool e câncer emitida pela Sociedade Estadunidense de Oncologia Clínica reconheceu que "o impacto do consumo de álcool para a carga geral de câncer é frequentemente subestimado" e que "até mesmo o uso moderado de álcool pode aumentar o risco de câncer". A declaração exigia mais educação pública sobre os riscos da ingestão de álcool. Em 2018, a revista *Drug and Alcohol Review* publicou uma extensa revisão das alegações feitas por 27 das organizações favoritas da indústria a respeito da relação entre álcool e câncer. A revisão foi liderada por Mark Petticrew, da Escola de Higiene e Medicina Tropical de Londres, e a equipe incluía Elisabete Weiderpass, que se tornaria diretora da Iarc em 2019. O trabalho identificou três estratégias clássicas de defesa de produtos por meio das quais a evidência do vínculo foi deturpada, e forneceu exemplos de cada uma delas:

- negação/omissão: aplicação de força bruta ao problema de relações públicas usando qualquer conivência disponível. Um exemplo da Aliança Internacional para o Consumo Responsável de Bebidas: "pesquisas recentes sugerem que o consumo leve ou moderado de álcool não está significativamente associado a um risco aumentado de câncer total tanto em homens quanto em mulheres". Essa afirmação é simplesmente falsa;
- distorção: deturpação do risco. Um exemplo do Conselho de Informação sobre Vinhos: "Todos os estudos mostram que o conhecimento sobre as causas do câncer de mama ainda é muito incompleto, e como os cientistas do Instituto Nacio-

nal para Abuso de Álcool e Alcoolismo apontaram recentemente, alguns outros fatores (possivelmente de confusão) não foram considerados nas pesquisas que relacionam o consumo de bebidas alcoólicas ao câncer de mama". Quando é que o conhecimento não está "incompleto"? Sobre o risco de câncer de mama, o conhecimento incompleto não impediu que o Instituto Nacional para Abuso de Álcool e Alcoolismo alertasse: "Mulheres que bebem cerca de um drinque por dia também têm probabilidade maior de desenvolver câncer do que as mulheres que não bebem";

- distração: evitar a discussão dos efeitos *independentes* do álcool sobre os cânceres comuns e enfatizar outras causas. O câncer de mama e o câncer colorretal parecem ser um foco especial dessa deturpação. Um excelente exemplo do Drinkaware,[40] no Reino Unido: "O fato de você ser mulher é um fator de risco para o desenvolvimento de câncer de mama. Também sabemos que essa doença está relacionada à idade, por isso é mais provável que você a desenvolva à medida que envelhece e que esteja mais propensa a esse tipo de câncer se ele fizer parte do seu histórico familiar. Todos esses fatores estão fora do nosso controle. Também sabemos que há risco relacionado ao 'ambiente hormonal' que as mulheres experimentam durante o início da gravidez, parto e amamentação, todos os quais têm um efeito protetor". Tudo isso é verdade, mas irrelevante para a questão da causalidade relacionada ao álcool, que é real e independente de outros fatores de risco.[41]

Tudo isso é muito preocupante. Os grupos de defesa podem fornecer algumas informações úteis, mas com qual finalidade quando em conjunto com negações e orientação incorreta? Sua política de defesa é moldada pelas necessidades da indústria, não por um compromisso com a saúde pública. Eles se opõem ativamente a políticas como rótulos de advertência e impostos especiais destinados a reduzir o consumo de álcool de maneira transversal. Em vez disso, promovem soluções políticas que soam bem, mas fazem pouco para realmente diminuir o consumo de álcool.

A indústria de bebidas alcoólicas deveria apoiar estudos sobre a efetividade da educação e das políticas públicas, e não moldar tais esforços para privilegiar as vendas em detrimento da saúde da população. Restam ainda muitas perguntas sobre a relação causal entre álcool e câncer, mas não podemos deixar que os cientistas afiliados à indústria as respondam, ou mesmo que as levantem. No caso do álcool e de todos os demais produtos que causam danos, a indústria deveria ser obrigada a pagar pela pesquisa, mas a estrutura desta — definição de pauta, seleção dos pesquisadores que recebem financiamento — deve ser independente, ou os estudos terão conflitos de interesses, perdendo toda a credibilidade.

5
A QUESTÃO DO DIESEL

Os motores a diesel não param. Um caminhão velho, mesmo que tenha um arranque lento e depois faça uma barulheira infernal, ainda pode percorrer centenas de milhares de quilômetros com manutenção mínima. Esses motores também são mais eficientes e econômicos que aqueles à base de gasolina, e muito menos inflamáveis. A contabilidade básica, portanto, dita que a maioria de nossos modos de transporte de alta quilometragem — caminhões, ônibus, motores ferroviários e maquinário de mineração, agrícola, de escavação e construção — sejam movidos por máquinas a diesel antigas e barulhentas.

Então por que os Estados Unidos não têm mais veículos a diesel rodando? Para aqueles com mais de quarenta anos, digamos, o problema com os velhos motores a diesel sempre foi evidente: aquela nuvem de fumaça preta expelida pelos escapamentos. As gerações mais jovens conseguiram uma pequena redução porque a tecnologia mais recente é muito mais limpa (e mais silenciosa), mas a negociação com o diesel sempre foi entre sua persistente indestrutibilidade e a poluição do ar, gerando nevoeiros de fumaça nas cidades do mundo inteiro.

Embora os problemas de saúde associados às emissões de diesel sejam conhecidos há décadas — e cada vez mais amplamente entendidos —, os agentes de defesa de produtos da indústria ainda estão em ação, trabalhando arduamente para convencer o público de que a fumaça preta é inofensiva à nossa saúde: dizendo, na verdade, *em quem você vai acreditar, em nós ou nos seus olhos mentirosos?*

As pessoas devem acreditar no que veem, apesar de as emissões de escapamentos de diesel serem, às vezes, invisíveis e, ainda assim, perigosas. Elas são uma mistura complexa de gases e partículas composta de milhares de produtos químicos, e nenhum deles faz bem para nós. Inalada em quantidade suficiente, a exposição a longo prazo está associada ao aumento do risco de derrame, doença isquêmica do coração, doença pulmonar obstrutiva crônica e câncer de pulmão. Os gases de escape desse tipo de motor incluem monóxido de carbono, dióxido de enxofre e uma coleção de compostos de óxido de nitrogênio referidos como NOx. As moléculas de nitrogênio são grandes poluentes atmosféricos por si só, causam doenças pulmonares e cardiovasculares, ao mesmo tempo que reagem na atmosfera para formar ozônio, outros particulados, nevoeiros de fumaça e chuva ácida. Elas também diminuem o resultado das colheitas e desempenham um papel importante na mudança climática (apesar de motores a diesel emitirem *menos* dióxido de carbono — um dos principais gases de efeito estufa — do que motores a gasolina). Susan Anenberg, cientista da Universidade George Washington, estima que, em 2015, as emissões de diesel foram responsáveis por cerca de 175 mil mortes prematuras em todo o mundo, incluindo 40 mil na Europa, 39 mil na China, 36 mil na Índia e 11 mil nos Estados Unidos.[1]

Durante décadas, a Agência de Proteção Ambiental dos Estados Unidos se uniu aos reguladores de muitos países que possuem cidades com nevoeiros de fumaça para pressionar a indústria a projetar novos motores a diesel que emitam menos NOx, usando combustível com baixo teor de enxofre — elemento químico que contribui para o problema do nevoeiro — e filtrando particulados. Os resultados têm sido notáveis, mas não suficientes. Graças a todos os velhos motores confiáveis que ainda se arrastam pelas estradas e ferrovias, há muita poluição relacionada ao diesel, e seus efeitos são enormes.

É preciso observar aqui que esses motores também estão distribuídos pelo mundo de modo desigual. Os Estados Unidos têm regulamentações mais fortes para o diesel do que grande parte da Europa, e, como resultado direto disso, os estadunidenses têm pulmões mais saudáveis. No Hemisfério Sul, onde predominam os motores a diesel mais antigos e onde as regulamentações são muito mais fracas, a poluição do ar é mais previsivelmente mortal.

2

O elemento preto nas nuvens de fumaça que saem dos escapamentos dos motores a diesel é uma substância particulada chamada DEP, sigla em inglês para "material particulado de escapamento de diesel". (Um *particulado* é o que parece: uma partícula que flutua e é transferida por uma nuvem maior ou por líquido.) A inalação prolongada das emissões de escapamento de diesel aumenta a probabilidade de o ser humano desenvolver câncer de pulmão. Graças a experiências com ratos, sabemos que os culpados são os particulados nas emissões, e não os gases de escape de diesel. Exponha ratos a este, e eles desenvolvem câncer; filtre os particulados e exponha os ratos ao que resta, e eles não desenvolvem a doença.

Muitos desses particulados são minúsculos — menos de um micrômetro de diâmetro, o que os torna capazes de penetrar profundamente o tecido pulmonar. São principalmente, mas não exclusivamente, carbono, e não está claro exatamente quais dos muitos produtos químicos dessa "sopa" de particulados são responsáveis pelo câncer de pulmão. Até que saibamos, e até que os compostos químicos culpados sejam controlados pela tecnologia do motor, os reguladores se concentram com objetivo de reduzir ao nível mais baixo possível a exposição a qualquer particulado de diesel suficientemente pequeno para ser respirado. Um importante motivo para isso é que uma gama de produtos químicos tóxicos adere às pequenas partículas e é levada junto com elas para o interior dos pulmões.

De todos os riscos à saúde apresentados pelo diesel, os particulados têm sido o objeto mais estudado. É quase óbvio dizer que essa pesquisa tem sido alvo de intensa pressão da indústria. Atacar, manipular, reanalisar, retardar, retardar um pouco mais, repetir tudo de novo; isso vem ocorrendo há décadas. E, desde meados dos anos 2000, a Volkswagen e outras montadoras alemãs têm liderado um esforço conjunto para vender aos consumidores uma nova geração de carros movidos a diesel, uma campanha que se revelou baseada em alegações falsas de poluição reduzida — trato dessa história no capítulo 9. Este capítulo se concentra nos particulados causadores de câncer presentes nas emissões de diesel, que continuam sendo alvo de obstrução, de maneiras dramáticas e espetaculares.

A ciência do impacto dos particulados sobre a saúde não é simples. Toda criatura que respira neste planeta é exposta a particulados de diesel — e a muitas outras coisas. Atribuir com precisão a porcentagem de risco aumentado de câncer relacionada aos particulados, ou a qualquer outra causa, é um desafio por muitas razões. No caso dos residentes urbanos, em especial, é extremamente difícil para os cientistas reconstruir com precisão trinta ou mais anos de exposição ambiental e depois contextualizar outras causas de câncer de pulmão, incluindo o fumo e o amianto. Um viés possível é acompanhar, durante um período de muitos anos, grupos específicos de pessoas que estão expostas às emissões de diesel como risco ocupacional: motoristas de caminhão, ferroviários, mecânicos de ônibus e mineiros subterrâneos são os alvos clássicos. Compare o risco que eles têm de desenvolver câncer de pulmão ao risco apresentado pelos demais de nós que experimentam menos exposição, depois tente considerar pelo menos algumas das variáveis inerentes aos níveis de exposição da população — por exemplo, comparando residentes que vivem perto de ruas e rodovias (com fuligem de caminhões) com residentes da mesma cidade que vivem mais distantes das principais fontes de emissão. Os resultados dessas intrincadas comparações podem então ser usados para estimar o aumento do risco de câncer de pulmão representado pelas emissões de diesel para o público em geral.

Durante grande parte do século XX, cientistas alimentaram a preocupação de que o DEP aumentava o risco de câncer,[2] mas, na ausência de dados concretos, havia pouco a ser feito a esse respeito. Então, nos anos 1980 e 1990, vários estudos relataram um risco aumentado — de 30% a 50% — de câncer de pulmão entre trabalhadores expostos ao diesel. Pode parecer um pequeno aumento, porém, do ponto de vista da saúde pública, era uma coisa sísmica. Um aumento de 30% a 50% significava, anualmente, milhares de casos a mais, muitos deles resultando em morte.

Em 1988, a Agência Internacional de Pesquisa em Câncer (Iarc), vinculada à Organização Mundial da Saúde (OMS), havia coletado provas suficientes para classificar as emissões de diesel como "provavelmente cancerígenas" para humanos. Naquele mesmo ano, o Instituto Nacional de Segurança e Saúde Ocupacional dos Estados Unidos, fundado em 1970 pela mesma legislação que criou a Agência de Administração de Segurança e Saúde Ocupacional e sancionado pelo então presidente Richard Nixon, também recomendou que o DEP fosse considerado um potencial carcinógeno ocupacional. Pouco tempo depois, a Agência de Administração de Segurança e Saúde em Minas solicitou formalmente que o Instituto Nacional de Segurança e Saúde Ocupacional realizasse uma avaliação de risco da exposição a particulados de diesel para servir como base para uma nova norma.

Mais ou menos ao mesmo tempo, o Instituto Nacional de Segurança e Saúde Ocupacional e o Instituto Nacional do Câncer decidiram que valeria a pena estudar os efeitos da exposição a particulados em uma das populações mais afetadas, os trabalhadores de minas subterrâneas, que tinham o maior contato com emissões de diesel entre todos os grupos ocupacionais. O estudo não considerou minas de carvão nem de metal, tampouco quaisquer outras minas onde amianto, sílica, radônio ou outros carcinógenos estivessem presentes e, por isso, pudessem confundir os resultados. Nas minas subterrâneas de carvão também seria difícil distinguir entre os efeitos respiratórios dos particulados relacionados ao diesel e do pó de carvão. Além disso, essas minas requerem ventilação forçada, pois qualquer acúmulo de metano do pó de carvão é potencialmente explosivo. Manchetes e funerais nos lembram disso periodicamente.

Então, ao menos uma vez, essa era uma história de mineração que *não* se referia aos mineradores de carvão. Ela se concentrava nos milhares de outros mineiros que trabalham em minas de calcário, sal e outras minas não carboníferas cuja exposição a emissões nocivas era "apenas parte do trabalho". A amostragem selecionada era grande — dez mil pessoas —, e os níveis de exposição eram muito altos: motores gigantes movidos a diesel giravam equipamentos subterrâneos de mineração, e, por isso, medições ambientais haviam sido feitas ao longo de décadas, o que permitia aos pesquisadores estimar com mais precisão os níveis reais de exposição. Além disso, era relativamente simples obter o histórico de tabagismo com esses trabalhadores (ou, nos casos daqueles que já haviam morrido, com seus familiares), o que evitaria a influência dessa outra substância cancerígena. De modo geral, tratava-se de uma excelente amostra de trabalho, e os pesquisadores escolheram oito minas para exame minucioso: uma de calcário, uma de sal, três de potassa (um sal rico em potássio usado em fertilizantes) e três de trona (um mineral de evaporito não marinho e a principal fonte de carbonato de cálcio nos Estados Unidos).

Nas melhores circunstâncias, são necessários vários anos para formatar um estudo como esse, explicar em detalhes como ele procederá, reunir os dados e, em seguida, chegar aos resultados e interpretações finais. O Instituto Nacional de Segurança e

Saúde Ocupacional e o Instituto Nacional do Câncer precisaram de alguns anos para desenvolver o protocolo correto do Diesel Miners Study [Estudo do diesel entre mineiros]. Em 1995, esse protocolo foi submetido a uma revisão externa, momento em que as indústrias de equipamentos de mineração e de motores a diesel empreenderam forte oposição. Ainda não havia resultados nem mesmo qualquer coleta de dados, mas a mera divulgação do protocolo marcou um passo à frente significativo para qualquer uma das agências reguladoras encarregadas de examinar os riscos apresentados pelos particulados de diesel.

A reação da indústria foi liderada por um grupo de empresas que trabalhava sob os auspícios da Coalizão de Diesel do Grupo de Pesquisa de Conhecimento sobre Metano, mais tarde reestruturada como Coalizão de Diesel do Grupo de Pesquisa de Conhecimento sobre Mineração. O grupo embarcou em uma campanha plurianual para ao menos atrasar o estudo, se não para eliminá-lo completamente. Trata-se de um tipo de primeiro ataque familiar nos casos em que os interesses da saúde humana ameaçam a lucratividade dos resultados: até mesmo a ciência de qualidade é tratada com desprezo e antagonismo. A coalizão empreendeu uma campanha judicial e política ampla e sem precedentes com o objetivo de interromper a pesquisa com os mineiros. À frente da obstrução estava Henry Chajet, advogado da Patton Boggs, à época uma das principais firmas de advocacia e lobby em Washington. Os acontecimentos seguintes foram longos e feios, e cuidadosamente investigados e registrados por Celeste Monforton, minha ex-aluna e então colega da Universidade George Washington, em um artigo para o *American Journal of Public Health* intitulado "Weight of the Evidence or Wait for the Evidence? Protecting Underground Miners from Diesel Particulate Matter" [O peso da evidência ou esperar por mais evidência? Proteger os mineiros subterrâneos da matéria particulada de diesel].[3]

Uma característica notável e de fato pioneira da campanha diz respeito ao modo como as corporações de mineração (juntamente com a Navistar International, fabricante de equipamentos pesados e caminhões anteriormente conhecida como International Harvester) mobilizaram comissões do Congresso para fazer o trabalho sujo que não podiam fazer por conta própria. Essa estratégia foi adotada por outras indústrias interessadas em desvalorizar a ciência que expõe a natureza perigosa de seus produtos. Quando havia uma maioria formada entre republicanos, a Comissão de Ciência da Câmara dos Deputados (e eu uso o termo "ciência" com cautela, já que a maioria dos membros republicanos parece ter pouca consideração pelo empreendimento científico) liderou uma série de ataques às pesquisas que não eram consideradas agradáveis para a indústria, aos cientistas com os quais a indústria não concordava e às agências e organizações científicas que produziam pronunciamentos e relatórios envolvendo determinados produtos.

Em 1998, o Diesel Miners Study não estava pronto — nem mesmo perto disso, como veremos —, mas os mineiros dos Estados Unidos solicitaram novas formas de proteção à agência reguladora do setor, ressaltando que a maioria dos estudos anteriores havia encontrado maior risco de câncer entre os trabalhadores expostos ao diesel. A agência decidiu avançar e propor oficialmente o fortalecimento dos padrões de proteção. Em resposta, a indústria de mineração e a Navistar International recrutaram uma série de especialistas em defesa de produtos para destrinchar e desafiar cada detalhe dos estudos existentes. Essa foi a primeira tática para rejeitar e retardar a ação federal, e foi eficaz. Algumas das falhas metodológicas que eles denunciaram nos estudos anteriores eram razoavelmente justas, mas não significavam que os resultados e as conclusões dos estudos estivessem errados. As pesquisas citadas pela Agência de Administração de Segurança e Saúde em Minas eram inquestionavelmente as mais avançadas até o momento, e ao citá-las eles estavam cumprindo a lei redigida pelo Congresso no momento da criação da agência. A Lei Federal de Segurança e Saúde em Minas, de 1977, conhecida como Lei de Minas, exige fiscalização federal a fim de proteger a saúde e a segurança dos mineiros, e orienta a agência a considerar as "melhores evidências disponíveis" ao estabelecer normas.[4] A agência identificou 47 estudos científicos, dos quais 41 encontraram algum grau de associação entre câncer de pulmão e exposição ocupacional a particulados de diesel. Esses estudos eram perfeitos? Não. Mas, como assinalou corretamente o iluminista francês Voltaire, "o perfeito é inimigo do bom".

A indústria de defesa de produtos parece não se interessar por Voltaire. Uma de suas estratégias básicas é exigir a perfeição de todas as pesquisas (ou ao menos de todas as pesquisas cujas descobertas não lhe agradam), ignorando o fato de que estudos imperfeitos ainda são úteis — e muitas vezes são tudo o que temos. Em 1998, enquanto a agência reguladora procurava reforçar as proteções para os trabalhadores de minas, o peso da evidência científica sustentava que a exposição às emissões de escape dos motores a diesel é provavelmente capaz de aumentar o risco de câncer de pulmão. Os interesses da indústria, porém, alegavam que a saúde dos trabalhadores deveria esperar, enquanto se buscava uma ciência mais perfeita.

As equipes de defesa de produtos das indústrias também adotaram outra tática, argumentando que o iminente Diesel Miners Study era uma boa razão para atrasar quaisquer novas normas, o que lhes exigiu coragem, pois estavam *elogiando* o valor do estudo que, na verdade, tentavam sabotar sempre que possível. Mas a indústria de defesa de produtos sempre teve muita coragem. Nesse ponto, o argumento era de que o estudo de mineração subterrânea "tem o potencial de preencher muitas lacunas de conhecimento [...] [e ofereceria] dados definitivos sobre a população mineradora atual [...], não uma visão preconceituosa de vários estudos acadêmicos". A campanha foi exitosa até em inserir a seguinte mensagem no relatório que acompanhou a Lei Orçamentária da Câmara de 1999: "A Comissão [do Congresso] acredita que a promulgação de uma regra proposta para as emissões de diesel deve ser informada pelo estudo em andamento sobre Câncer de Pulmão e Exaustão de Diesel entre Mineradores Não Metálicos". Ao elogiar um estudo que seria concluído num futuro distante (que, quando terminado, continuaria sob ataque), as empresas mineradoras e de equipamentos de diesel levaram o Congresso a repetir como papagaio o discurso da indústria, que demandava o adiamento de qualquer nova proteção para os trabalhadores mineiros. (O sucesso do lobby não deveria nos surpreender. Não se sabe quanto eles estavam gastando nos anos 1990, mas só em 2011 eles investiram 120 mil dólares em lobby junto a legisladores federais.)[5]

Além disso, os obstrucionistas da coalizão do diesel chegaram a afirmar, em audiências públicas e por escrito, que estavam cooperando com pesquisadores do Instituto Nacional de Segurança e Saúde Ocupacional e do Instituto Nacional do Câncer e, assim como todos nós, aguardavam ansiosamente pelos resultados. Como Monforton escreveu em sua denúncia bem fundamentada: "Essas declarações públicas e comentários escritos deixaram de mencionar seus esforços incessantes para acabar com o estudo".[6]

Em uma primeira frente, a coalizão do diesel fez lobby nas comissões do Congresso para sufocar o estudo. Em uma segunda frente, elogiaram o mesmo estudo e o utilizaram como uma ótima razão para adiar regulações. Em uma terceira frente, o grupo empresarial levou as agências envolvidas à justiça com uma enxurrada de denúncias técnicas. E a única reivindicação que acabou bem-sucedida no Tribunal de Apelações dos Estados Unidos foi uma tolice: a de que o Instituto Nacional de Segurança e Saúde Ocupacional havia falhado em apresentar o estatuto de seu Quadro de Conselheiros Científicos à devida comissão de supervisão do Congresso. Isso era totalmente irrelevante do ponto de vista científico, mas demonstra que nenhum truque seria demasiado supérfluo ou trivial para atingir o objetivo. O tribunal de apelação instruiu o tribunal distrital "a determinar uma solução apropriada" para o erro de preenchimento — uma decisão *pro forma*, mas que deu ao então presidente da Comissão de Educação e Força de Trabalho da Câmara, William Goodling (Partido Republicano, Vírginia), a oportunidade de intervir em nome de seus constituintes, que aparentemente se beneficiariam. Como a comissão de Goodling tinha jurisdição sobre o Instituto Nacional de Segurança e Saúde Ocupacional, ele pediu ao juiz que exigisse o fornecimento de todos os dados e rascunhos do Diesel Miners Study, para que fossem revisados.

Em 2000 — quatro anos depois da circulação inicial do protocolo do Diesel Miners Study e uma década depois de o estudo ter sido proposto pela primeira vez —, a coalizão do diesel foi às compras e encontrou um juiz simpatizante que instruiu o Instituto Nacional de Segurança e Saúde Ocupacional a ceder à comissão "todas as minutas de relatórios, publicações e rascunhos de resultados ou materiais de notificação de risco preparados em conexão com o Diesel Miners Study, para revisão e aprovação antes da finalização e liberação e/ou publicação e distribuição de tais materiais". Para ser claro: uma equipe de cientistas governamentais foi instruída a submeter seu trabalho, na metade do caminho, a uma equipe de políticos não cientistas para que estes pudessem se assegurar de que era de seu agrado. Acontece que, anteriormente, eu havia passado um ano trabalhando como pesquisador de política de saúde da Fundação Robert Wood Johnson naquela mesma comissão do Congresso, e posso atestar por experiência pessoal que a equipe da comissão não tinha absolutamente nenhuma capacidade de entender, muito menos de avaliar, o material. Mas uma análise de boa-fé nunca tinha sido o objetivo desse pedido; a meta era dar o material para as empresas mineradoras, que por sua vez poderiam ganhar alguma vantagem para atrasar ainda mais a pesquisa.

Em 19 de janeiro de 2001, um dia antes da posse de George W. Bush e ainda muitos anos antes da conclusão do referido estudo, a Agência de Administração de Segurança e Saúde em Minas da era Clinton emitiu uma nova regulamentação federal exigindo uma redução gradual do nível permitido de particulados de diesel em todas as minas subterrâneas, metálicas, não metálicas e de carvão. O custo estimado de adequação por mina era de 128 mil dólares por ano. Para qualquer empresa de mineração razoavelmente lucrativa, esse valor não é um problema. Para muitas, mal pesa no orçamento. No entanto, e como normalmente acontece sempre que o governo emite novas normas sanitárias, as várias indústrias impactadas levantaram todas as possíveis objeções durante a consulta pública. E, é claro, uma vez emitidas as normas, essas mesmas indústrias levaram a agência ao tribunal. Nesse caso, a nova administração Bush aliviou também o lado das indústrias mineradoras — tanto que a tinta da primeira petição não estava nem seca ainda quando a agência responsável pelas minas adiou a implementação do limite de exposição pelo período de um ano.[7]

Quando essa nova data chegou, em 2002, os reguladores federais voltaram a recuar na aplicação da lei. No ano seguinte, emitiu-se um novo conjunto de isenções e normas mais brandas. E, em novembro de 2003, as indústrias conseguiram uma ruptura ainda maior quando os institutos públicos de saúde ocupacional e câncer realizaram uma audiência aberta para discutir em que pé estavam as coisas em relação ao tão esperado estudo do diesel nas minas subterrâneas.

Com a coalizão do diesel e outros representantes da indústria plenamente representados, o Instituto Nacional de Segurança e Saúde Ocupacional e o Instituto Nacional do Câncer anunciaram que a coleta de dados para o estudo dos mineiros estava quase completa e que as análises já estavam em andamento. Representantes da indústria solicitaram cópias das apresentações de PowerPoint do governo, que foram fornecidas por uma questão de cortesia — algo que viraria base de contra-ataque.

Os slides fornecidos pelos cientistas do governo indicavam claramente que os conjuntos de dados expostos estavam incompletos — faltavam informações sobre duração e nível da exposição, entre outros fatores cruciais —, o que não impediu a indústria de pinçar o que desejava. Contratado pela coalizão do diesel, um epidemiologista chamado Gerald Chase alegou que os dados da apresentação "demonstram que a revisão inicial dos dados do estudo do Instituto Nacional de Segurança e Saúde Ocupacional [...] não mostra nenhum aumento de câncer de pulmão acima da taxa esperada na população em geral".

Incompleta, a apresentação — *um resumo de aspectos do estudo, não o estudo em si* — não dava margem a essa conclusão, mas a coalizão do diesel usou o comentário de Chase para argumentar que as novas normas da Agência de Administração de Segurança e Saúde em Minas deveriam ser revisadas. Sem surpresa, os indicados de Bush na agência concordaram, estabelecendo um período de 45 dias para comentários públicos sobre o relatório de Chase. Os cientistas do instituto estavam de mãos atadas pela legislação anterior, que exigia a submissão de suas comunicações à Câmara dos Deputados com noventa dias de antecedência. Como Monforton escreveu em seu resumo do processo, "os cientistas do governo mais capazes de responder ao relatório patrocinado pela coalizão do diesel ficaram excluídos".[8]

Até a mais superficial leitura da história demonstra que a campanha da indústria para eliminar a regulamentação, mesmo depois de tê-la enfraquecido, foi habilmente orquestrada por lobistas de Washington bem familiarizados com os caminhos tanto no Congresso quanto nas agências federais. O objetivo de adiar o estudo-chave durante o final da década de 1990 foi magistralmente cumprido. Nos anos seguintes, a indústria cultivou novas amizades no Departamento do Trabalho, que supervisiona as agências reguladoras estratégicas. Em contraste, os institutos de pesquisa científica têm sido tradicionalmente protegidos de interferências por parte de pessoas nomeadas para cargos políticos. Portanto, sim, tendo a acreditar que a Agência de Administração de Segurança e Saúde em Minas sabia que o instituto de saúde ocupacional não poderia defender legalmente seu próprio trabalho. E *sei* que, como resultado de todas essas manobras de "ciência sólida" dos lobistas, do intenso trabalho legal e de lobby e da sorte eleitoral, uma aliança de empresas de mineração utilizou com sucesso os tribunais e o Congresso para driblar o sistema regulatório por uma década. Outras indústrias podem se gabar de campanhas de incerteza que duraram muito mais tempo, mas a coalizão do diesel certamente merece uma menção desonrosa.

Contudo, é preciso colocar um grande asterisco nesse prêmio, porque, apesar de toda a obstrução sem contrarresistência, novas normas modificadas entraram em vigor nos anos seguintes, durante a administração Bush. Uma agência só pode adiar as coisas por um certo período; se a Agência de Administração de Segurança e Saúde em Minas tivesse a pretensão de eliminar a regulamentação do diesel, teria de passar pelo mesmo processo de definição de normas que empreendeu de início para decretar a regulamentação. Os novos limites legais de particulados de diesel ainda eram muito altos para eliminar o risco de câncer, mas os níveis de exposição permitidos foram reduzidos em cerca de 80%. Michael Wright, chefe de saúde e segurança da United Steelworkers, que representa muitos mineiros, caracterizou a melhoria de forma contundente: "Antes era como trabalhar dentro do escapamento de um ônibus; agora, é como trabalhar quatro ou cinco metros atrás do ônibus".

2

Por fim, a coalizão do diesel falhou em impedir os novos padrões instituídos pela Agência de Administração de Segurança e Saúde em Minas e também falhou em paralisar o Diesel Miners Study. Em 2010, vinte anos após o início do planejamento do estudo de mineração subterrânea, os primeiros resultados chegaram, e uma série de artigos foi finalmente publicada.[9] (Um dos cientistas na liderança da equipe estimou que as táticas da indústria foram responsáveis por cinco anos de atraso.) Mais uma vez, as indústrias interessadas e seus proeminentes consultores de defesa de produtos se prepararam para o combate. Os trabalhos iniciais publicados visavam apenas relatar os métodos empregados no estudo; os especialistas da coalizão do diesel, naturalmente, consideraram todos eles equivocados e incompletos.[10] Lobistas de mineração foram à justiça, e um juiz distrital federal da Louisiana deu a eles (e à Comissão de Educação e Força de Trabalho da Câmara) o direito a uma revisão de noventa dias dos resultados do estudo antes de qualquer publicação. O Departamento de Justiça recorreu, e o Tribunal de Apelação do Quinto Circuito suspendeu a ordem. Nesse período, os noventa dias haviam passado e a coalizão do diesel não podia mais recorrer à justiça. E o mais importante: os democratas tinham conseguido o controle da Câmara dos Deputados e estavam ansiosos para ver os estudos publicados.

No entanto, isso não deteve as empresas de mineração. Seu advogado, o já mencionado Chajet, da Patton Boggs, fez um último esforço para atrasar a publicação de qualquer relatório futuro. Como ele evidentemente não sabia em qual revista científica os estudos seriam publicados, enviou uma nota ameaçadora aos editores de pelo menos quatro delas, advertindo contra a "publicação ou distribuição" de dados e rascunhos de documentos, ameaçando com "consequências" não especificadas se o pedido fosse contrariado.[11]

A tentativa de exercer contenção prévia, reminiscente dos esforços infelizes de Richard Nixon para deter os Pentagon Papers, recebeu ampla cobertura na área e repercutiu mal na comunidade científica. A revista *Science* citou Trevor Ogden, editor da revista *Annals of Occupational Hygiene*: "Apesar de nossas tentativas de manter a neutralidade em várias controvérsias, esta revista tem sido mais frequentemente acusada de estar do lado dos empregadores. No entanto, estou enojado com as muitas ações que estão sendo tomadas para atrasar publicações [relacionadas ao Diesel Miners Study] e impedir que elas sejam submetidas a exame público".[12]

Ninguém deve se surpreender ao saber que a pesquisa publicada confirmou a ligação entre a exposição a particulados de diesel e o risco de câncer de pulmão. De modo geral, os mineiros estudados no período em questão tinham risco 25% maior de desenvolver câncer de pulmão do que os que não trabalham na mineração, e os mineiros mais expostos, aqueles que haviam trabalhado no subsolo por períodos mais longos, tinham três vezes mais probabilidade de desenvolver este câncer do que os menos expostos.[13] Também não imagino que esses resultados tenham gerado surpresa na indústria ou em seus advogados e consultores. Estudos anteriores que mostravam a mesma associação podem não ter sido tão metodologicamente contundentes quanto o Diesel Miners Study, mas tampouco foram trabalhos insignificantes.

Apesar de ter tomado a frente na oposição à pesquisa, a indústria da mineração não era a única atingida financeiramente pelos resultados do Diesel Miners Study. Os fabricantes de motores a diesel também tinham acompanhado de perto os desenvolvimentos. A Navistar International havia encomendado a cientistas de defesa de produto uma série de revisões da literatura analisando o "peso das evidências".[14] Mais uma vez, sem nenhuma surpresa, esses estudos não acrescentaram novas evidências, mas criticaram os estudos que outros haviam feito, e todos eles chegaram praticamente ao mesmo conjunto de conclusões: *não há evidências suficientes ligando particulados com câncer de pulmão em humanos. Os estudos que encontraram um aumento da incidência de câncer em trabalhadores expostos ao diesel foram deficientes. Câncer em animais de laboratório expostos a particulados de diesel? Os ratos desenvolveram câncer porque seus pulmões estavam sobrecarregados de poeira, não porque as partículas causam câncer.* Continuem andando. Não há nada para ver aqui.

A publicação integral dos resultados do Diesel Miners Study foi um grande revés para esse argumento. Houve problemas nas pesquisas anteriores, mas esse estudo, muito mais contundente, virou o jogo. Além disso, no mesmo período, os Institutos Nacionais de Saúde iniciaram o financiamento de uma pesquisa com um grupo diferente de trabalhadores com exposição ocupacional às emissões de diesel: a indústria de caminhões, cujos motoristas e mecânicos estavam sujeitos a níveis de emissões mais baixos do que os mineiros subterrâneos, mas ainda assim sofriam uma exposição significativa. E esse era um grupo muito maior de trabalhadores; o estudo se concentrou em trinta mil deles. Foi projetado e dirigido por uma equipe de cientistas de saúde pública de Harvard, Tufts e da Universidade da Califórnia em Berkeley. Seus resultados também encontraram maior risco associado à exposição cumulativa a particulados de diesel.[15]

Ambos os relatórios foram itens de informação fundamentais, ou pelo menos tão importantes quanto os estudos epidemiológicos ocupacionais. Os resultados "gêmeos" também geraram uma reclassificação dos particulados de diesel, feita pela Iarc. Em vez de provavelmente cancerígeno, os particulados de escape de diesel passaram a ser designados como um pleno carcinógeno humano.[16] Essa mudança desencadearia regulamentação adicional e provavelmente deixaria os fabricantes de motores vulneráveis a processos judiciais. O anúncio abalou a indústria e provocou uma onda de estudos patrocinados pelas corporações com o objetivo de produzir conclusões diferentes. (Um deles, da Volkswagen, é parte do escândalo Dieselgate, detalhado no capítulo 9.)

Além de todas essas más notícias, havia ainda outras iniciativas da Agência de Administração de Segurança e Saúde Ocupacional (que eu liderava à época, dentro do governo Obama). Uma vez que o Diesel Miners Study foi concluído, era nossa tarefa usar esses resultados para tentar reduzir a exposição em locais de trabalho, ainda que não tivéssemos uma norma de exposição para exigir que os empregadores a cumprissem. E nossa preocupação não se limitava apenas ao risco de câncer; como mencionado, as emissões de diesel também haviam sido relacionadas a inúmeras outras doenças e condições. Em colaboração com a Agência de Administração de Segurança e Saúde em Minas, emitimos um alerta informando aos trabalhadores e empregadores que a exposição prolongada às emissões de escapamento de diesel pode aumentar o risco de doenças cardiovasculares, cardiopulmonares e respiratórias, bem como de câncer de pulmão.[17]

Diante da oposição federal a seu modelo de negócio, fabricantes de veículos e motores substituíram a indústria de mineração na tarefa de desafiar a ciência. Em resposta à classificação de "cancerígeno" dada pela Iarc, os fabricantes elaboraram dois argumentos. Um deles era válido e compreensível, mas não relevante; o outro, a meu ver, estava simplesmente errado.

O primeiro argumento legítimo foi formulado no título de uma das publicações do setor: "Evaluation of Carcinogenic Hazard of Diesel Engine Exhaust Needs to Consider Revolutionary Changes in Diesel Technology" [A avaliação do risco cancerígeno do escapamento de motores a diesel precisa considerar mudanças revolucionárias na tecnologia do diesel].[18] Por mais de uma década, enquanto minimizava os problemas de saúde, a indústria de motores vinha fazendo progressos notáveis na melhoria da tecnologia do diesel, diminuindo a potência das emissões e, portanto, os perigos resultantes de exposição prolongada a particulados e óxidos de nitrogênio. Cada geração de motores a diesel, especialmente os grandes motores projetados para caminhões e trens e equipamentos pesados, tem se tornado menos poluente do que a geração anterior. Os avanços tinham reduzido as exposições de particulados em 98% em apenas três décadas e, portanto, reduzido também o potencial cancerígeno das exposições. A Agência de Proteção Ambiental dos Estados Unidos, o estado da Califórnia (uma força com a qual se deve contar, suficientemente poderosa para emitir e *aplicar* suas próprias regras antipoluição) e os reguladores europeus insistiram em melhorias. A indústria passou a argumentar que o Diesel Miners Study e todos os estudos anteriores — que serviram de base para a classificação da Iarc e para os novos padrões da Agência de Administração de Segurança e Saúde em Minas — haviam analisado apenas trabalhadores expostos a tecnologias antigas. O que pode ser verdade, mas a refutação era simples: aquelas velhas e poluentes máquinas a diesel não desapareceram de repente. Os motores obsoletos que emitiam escape de particulados estavam (e estão) em uso em todos os lugares, vomitando fuligem e, de acordo com as melhores evidências disponíveis, causando câncer. E, como discuto adiante neste capítulo, os estudos em ratos, lançados pelo menos em parte para contrariar a classificação da Iarc, não oferecem a certeza proclamada pela indústria.

O segundo argumento dos fabricantes de motores foi usual, como toda objeção ouvida repetidas vezes: os estudos eram ciência frágil que produzia resultados errados. A associação comercial que representa os poluidores de diesel insistiu no acesso aos dados brutos dos estudos sobre caminhoneiros e mineiros subterrâneos, essencialmente afirmando que os pesquisadores que fizeram todo o trabalho chegaram aos resultados errados. Ao empregar essa tática, a indústria pretendia fazer mais do que apenas criticar ou retrabalhar a análise de dados realizada por cientistas do governo: ela também tinha como objetivo fazer com que a análise observacional de efeitos da poluição do ar sobre a saúde deixasse de ser considerada pelo sistema regulatório. O jogo estava ganho. Caso os dados fossem entregues, a indústria insistiria na prerrogativa de encomendar uma ou mais reanálises por terceiros, ou seja, seus próprios cientistas e consultores especializados na defesa de produtos e na fabricação de incertezas, tudo sob o pretexto de "ciência sólida".

Por fim, a indústria do diesel trouxe sua própria equipe de reanálise, como veremos, mas primeiro os pesquisadores envolvidos em ambos os estudos concordaram em compartilhar seus materiais com o Instituto de Efeitos sobre a Saúde. Esta é uma instituição única, fundada pelo Congresso em 1980, que recebe metade de seu financiamento da Agência de Proteção Ambiental e metade da indústria (incluindo os fabricantes de motores). O instituto faz ciência ao mesmo tempo que se desobriga de pronunciamentos políticos. E geralmente conduz seus estudos com rigor e transparência.

Em sua história relativamente curta, o Instituto de Efeitos sobre a Saúde tem sido responsável muitas vezes por arbitrar as diferenças entre interesses públicos e corporativos, particularmente no que diz respeito à poluição do ar. O histórico Six Cities Study [Estudo de seis cidades], conduzido por cientistas da Escola de Saúde Pública de Harvard, descobriu que os residentes de Steubenville, em Ohio, cidade com maior poluição atmosférica entre as analisadas pelo estudo, tinha um risco de mortalidade "por todas as causas" (no total) 25% maior do que os residentes da cidade menos poluída — Portage, no Wisconsin. Constatou-se que a poluição do ar aumentou consideravelmente a probabilidade de morrer de câncer de pulmão ou de doença cardiopulmonar.[19] Em 2000, o Instituto de Efeitos sobre a Saúde confirmou as descobertas dos cientistas de Harvard e serviu de base para que a Agência de Proteção Ambiental lançasse as regulamentações da Lei do Ar Limpo, visando reduzir esses efeitos danosos à saúde. As projeções iniciais estimaram que a nova regra evitaria 15 mil mortes prematuras, 250 mil ataques de asma, 60 mil casos de bronquite e 9 mil internações hospitalares a cada ano.[20]

Como foi o caso do Six Cities Study, a análise rigorosa e independente do Instituto de Efeitos sobre a Saúde confirmou as conclusões do Diesel Miners Study, afirmando que "forneceu resultados e dados que representam uma base útil para a avaliação quantitativa de risco de exposição, em particular a exposição ao escape de motores a diesel mais antigos".[21]

Isso deveria ter encerrado a controvérsia, mas é claro que não encerrou. As indústrias atingidas ainda queriam os dados brutos e puderam obtê-los graças ao senador Richard Shelby (Partido Republicano, Alabama). A história sórdida desse episódio chegou ao ápice com apenas quatro linhas de texto, não mais, inteligentemente anexadas pelo senador Shelby ao documento de orçamento de 920 páginas para o ano fiscal de 1999. Chamada de Lei de Acesso a Dados, ela é também conhecida como Emenda Shelby (sempre gosto de dar crédito a quem merece). Essa emenda garante o acesso público, por meio da Lei de Acesso à Informação, de "todos os dados produzidos" por cientistas e pesquisas financiados pelo governo federal e empregados por instituições sem fins lucrativos. A Emenda Shelby foi um convite aberto a qualquer pessoa para usar a legislação para assediar cientistas, questionar seu trabalho, turvar as águas, retardar ações e talvez até mesmo roubar propriedade intelectual. A ideia era institucionalizar essas estratégias — construir mecanismos burocráticos para que os interesses corporativos pudessem questionar a ciência por trás não apenas da regulamentação, mas de praticamente qualquer informação disseminada por agências federais. Seria o efetivo triunfo da incerteza.

Ainda mais irritante: a cláusula de transparência *não* se aplica a estudos privados pagos por corporações. De acordo com a lógica dessa legislação, a indústria tem o direito de dragar e manipular dados de trabalhos financiado pelo governo, mas agências federais e grupos externos não têm o direito de reanalisar as pesquisas patrocinadas pela indústria e apresentadas às agências governamentais durante o processo de regulamentação. As agências são legalmente obrigadas a considerar essas críticas nos seus procedimentos regulatórios, essencialmente fazendo a balança pender para um conjunto de análises em detrimento de outro. Precisamos de mais evidências sobre a pauta por trás da Emenda Shelby?

De acordo com relatos publicados à época, o motivo era o descontentamento das corporações que mais causavam a poluição do ar — principalmente empresas de petróleo e usinas elétricas movidas a carvão —, que não tinham acesso aos dados brutos que estavam no centro do sólido Six Cities Study, ciência esta que agora possuía o selo de aprovação do Instituto de Efeitos sobre a Saúde. Contudo, não deve ser totalmente surpresa o fato de que pesquisas recentes tenham apontado as verdadeiras origens da Lei de Acesso a Dados. Dica: *não* eram os suspeitos habituais de poluição do ar. Não: a Emenda Shelby foi idealizada por uma indústria tão manchada aos olhos do público que poucos legisladores apoiariam qualquer coisa patrocinada por ela — uma indústria que precisava de outras indústrias para fazer fachada. Isso mesmo: a Big Tobacco usou a controvérsia sobre a poluição do ar como camuflagem para avançar suas próprias pautas e percebeu, muito antes, que reanalisar dados brutos de um estudo para mudar sua conclusão era uma forma particularmente eficaz de neutralizar os perigos da ciência.[22] Essa descoberta não me surpreendeu. Os fabricantes de cigarro estão muitas vezes escondidos nas sombras das campanhas para fabricar dúvida.

Uma última nota de atualização: a Emenda Shelby não se revelou uma vitória completa para a indústria. Depois de milhares de comentários e reclamações de cientistas, instituições de pesquisa e especialistas em políticas públicas, o Escritório de Administração e Orçamento da era Clinton interpretou as famosas quatro linhas de forma bastante restrita, "limitando os dados solicitados a pesquisas publicadas ou citadas em uso pelo governo federal no desenvolvimento de ações legalmente vinculadas às agências". Desse modo, cientistas financiados pelo governo, incluindo aqueles do Instituto Nacional do Câncer e do Instituto Nacional de Segurança e Saúde Ocupacional, poderiam limitar o compartilhamento de dados, para que as reanálises pudessem ser realizadas sem comprometer a confidencialidade dos objetos de estudo.[23] Talvez esse tenha sido apenas um obstáculo temporário; as indústrias poluidoras querem muito mais e têm sido implacáveis em seus esforços (como detalho no capítulo 12).

Apesar de ter aderido ao processo, a indústria do diesel (fabricantes de motores, empresas de caminhões, fabricantes de automóveis e caminhões e a indústria petrolífera) rejeitou as conclusões da avaliação do Diesel Miners Study feita pelo Instituto de Efeitos sobre a Saúde. Roger McClellan, um dos consultores de longa data da indústria e coautor de inúmeras revisões negativas da ciência de emissões, produziu um novo relatório questionando as conclusões do instituto sobre a validade do estudo. Sua análise foi solicitada pela indústria, especificamente por uma organização comercial chamada Associação de Minerais Industriais — América do Norte, mas McClellan foi remunerado por meio de seu escritório de advocacia, o Crowell & Moring.[24] (Essa manobra legal foi aperfeiçoada nos primeiros tempos da Big Tobacco. Quando o dinheiro flui através de um escritório de advocacia, todas as comunicações entre as partes têm sigilo assegurado em um processo judicial.)

Graças à Emenda Shelby, a indústria do diesel também foi capaz de elaborar um acordo limitado de compartilhamento de dados com os pesquisadores do Instituto Nacional do Câncer e do Instituto Nacional de Segurança e Saúde Ocupacional, por meio do qual obteve os dados brutos, mediante comprometimento em manter a confidencialidade dos objetos individuais estudados. Para o trabalho de reanálise, a indústria contratou a Exponent, uma das principais empresas de defesa de produtos, juntamente com vários outros cientistas que haviam feito trabalhos similares para outras corporações. E a indústria de emissão de diesel conseguiu exatamente o que queria: um conjunto de novos trabalhos reanalisando o estudo de mineração (sem novos dados, é claro) e inocentando os particulados de diesel de quaisquer crimes contra a saúde humana.[25]

Como já deveria estar claro, desconfio sempre dessas análises *post hoc*, ou reanálises realizadas por pesquisadores que já conhecem os resultados do estudo. Quando os estudos são propostos pela primeira vez, o pesquisador deve traçar os planos de análise de dados com antecedência. Mas, uma vez conhecidos os resultados, é fácil elaborar uma reanálise para fazer com que esses resultados — caso sejam positivos — desapareçam. Basta alterar alguns parâmetros e selecionar novos limites entre categorias: as diferenças estatisticamente significativas somem de repente, e as estimativas de risco são subitamente reduzidas. Essa alquimia (conhecida no meio como dragagem de dados) é facilmente realizada por um estatístico competente (e antiético), enquanto o oposto — transformar aquilo que é insignificante em algo significativo — é muito mais difícil.

Enquanto escrevo estas palavras, no final de 2019, sete anos depois das descobertas do Diesel Miners Study, o esforço do setor para reanalisar a pesquisa ainda é forte. Estamos agora com cinco críticas ativas e outras surgindo. É um trabalho que não sai barato. Não estou a par dos números concretos, mas esses esforços sem dúvida custam centenas de milhares de dólares. E isso não é um problema, já que o trabalho é apoiado por muitas das maiores e mais poderosas corporações do mundo. Aqui estão os agradecimentos de financiamento de apenas um desses cinco estudos:

> Uma coalizão de organizações do setor que trabalham com a Associação de Fabricantes de Caminhões e Motores: Instituto Estadunidense de Petróleo, Associação Europeia de Fabricantes de Automóveis, Organização Internacional de Fabricantes de Veículos Motores, Aliança de Fabricantes de Automóveis, Grupo de Pesquisa Europeu sobre Meio Ambiente e Saúde no Setor de Transporte, Associação de Fabricantes de Equipamentos, Associação de Ferrovias Norte-Americanas, Associação Europeia de Fabricantes de Motores de Combustão Interna.[26]

Onde vai dar toda essa "ciência sólida" reanalisadora e revisionista? Estou certo do que esperar, pois já vimos essa novela antes — várias vezes e com muitos dos mesmos atores. Primeiro, os consultores de defesa de produtos continuarão a produzir estudos de aparência impressionante (pelo menos para leigos) isentando as emissões de diesel. Eu tive de rir quando li um artigo de 2012 concluindo que "o peso das evidências é considerado insuficiente para confirmar a hipótese da ligação entre câncer de pulmão e diesel". O autor principal desse artigo foi John F. Gamble, que revela que seu trabalho foi apoiado pela Conservação e Limpeza do Ar e da Água na Europa, uma associação comercial europeia de companhias petrolíferas dedicada a "questões ambientais, de saúde e segurança, no refino e na distribuição".[27] Em 1998, Gamble, funcionário da Exxon à época, publicou uma crítica semelhante sobre o Six Cities Study, afirmando que "o peso das evidências sugere que não há uma base substantiva para concluir que exista uma relação de causa e efeito entre o $PM_{2,5}$ no ambiente [partículas muito pequenas] a longo prazo e o aumento da mortalidade".[28] *Centenas* de estudos demonstraram desde então que Gamble estava equivocado sobre o impacto mortal da exposição ao $PM_{2,5}$, mas ele ainda defende os pontos da indústria petrolífera.

Portanto, primeiro há o inevitável desfile de estudos mercenários e reanálises, mas, enquanto cientistas de aluguel estão reanalisando o paradigmático Diesel Miners Study pela enésima vez, outros cientistas estão publicando novos estudos, envolvendo novos grupos em diferentes partes do globo, ligando essas emissões ao câncer de pulmão. Quatro anos depois de a Iarc classificar as emissões do diesel como cancerígenas, dois painéis europeus — o Grupo Especialista Nórdico para Critérios de Documentação de Riscos à Saúde por Compostos Químicos e o Comitê Holandês Especialista em Segurança Ocupacional — divulgaram juntos um documento revisando centenas de estudos sobre os efeitos da exposição ao diesel. Com a vantagem de mais alguns anos de novas pesquisas e do acesso a preocupações e comentários publicados pelos especialistas da indústria, o documento concluiu: "Há numerosas evidências epidemiológicas de uma associação entre exposição ocupacional a escape de diesel e câncer de pulmão".[29]

Em segundo lugar, e só daqui a alguns anos, prevejo que a indústria simplesmente desistirá e reconhecerá que as emissões de seus antigos motores causam câncer de pulmão, e provavelmente também câncer de bexiga.[30] Todos aqueles estudos caros e desonestos serão vistos da mesma forma que olhamos para os estudos patrocinados pela indústria do tabaco décadas atrás: tentativas da indústria suja de semear confusão científica. Essa lista impressionante de associações comerciais está usando uma ação de retaguarda destinada à derrota. Meu palpite é de que as empresas vão perseverar pelo maior tempo possível em uma tentativa de limitar a responsabilização legal, uma vez que, afinal de contas, milhares de indivíduos provavelmente ficaram doentes com o escape de diesel dos muitos motores antigos e que ainda estão em uso em nossas estradas e em minas subterrâneas.

A boa notícia é que os motores a diesel seguem ficando cada vez mais limpos, o que é notável. Eles emitem menos poluentes, o que prejudica menos os nossos pulmões. Algumas empresas de motores, como a Cummins, não estão apenas desenvolvendo métodos para reduzir drasticamente as emissões como também adotaram as regulamentações de saúde pública da Agência de Proteção Ambiental e de outras agências, que exigem emissões reduzidas. Essa tem sido uma boa decisão comercial para eles, e não digo isso cinicamente. Eles reconhecem que podem se sair bem fazendo o certo e estão desempenhando um papel muito positivo na limpeza do ar.

Por mais que queiramos, ainda não podemos concluir que a fuligem que sai dos novos motores não causa câncer. Levaria anos para realizar estudos epidemiológicos sobre os efeitos a longo prazo da exposição a novos motores a diesel, é claro. O câncer por exposição ambiental só se manifesta décadas depois da primeira exposição, e os novos motores não existem há tanto tempo — portanto, qualquer câncer visto agora dificilmente seria causado pelo escape de motores novos.

No momento, o melhor que podemos fazer são estudos em animais, e embora os resultados sejam promissores eles não são a absolvição que a indústria está reivindicando. Depois que a Iarc concluiu que os particulados de diesel eram um carcinógeno humano, o Instituto de Efeitos sobre a Saúde e a indústria contrataram o Instituto de Pesquisa Respiratória Lovelace (que aparece de novo no capítulo 9), um laboratório privado sem fins lucrativos sediado no Novo México, que tinha feito alguns dos estudos anteriores mostrando que a exposição a altos níveis de DEP causava câncer de pulmão em ratos. Os cientistas do Lovelace construíram câmaras de exposição nas quais os ratos respiravam os gases de escape dos novos motores a diesel de alta potência. Os ratos expostos não ficaram mais propensos a desenvolver câncer do que aqueles que apenas respiraram ar filtrado. Embora essa seja certamente uma boa notícia, não acho que represente a prova que o setor afirma ter. Para entender a razão, é necessário conhecer um pouco do histórico de como esses estudos são projetados.

A teoria operacional básica dos estudos sobre câncer em animais é a seguinte: se um produto químico causa câncer em animais, é provável que cause câncer também em humanos. Ao preparar esses estudos, os toxicologistas tentam dar aos animais a dose mais alta possível, mas que não cause efeitos agudos ou imediatos, pois não são capazes de realizar um estudo suficientemente grande para detectar efeitos usando doses menores. Digamos que um componente de poluição do ar cause câncer em uma em cada mil pessoas expostas ao nível que a maioria de nós também está respirando. Isso seria considerado um desastre de saúde pública, e a eliminação dessa substância salvaria incontáveis vidas. Mas, para provar que o nível de exposição causou câncer em animais de laboratório, seria necessário um estudo envolvendo milhares de animais. Em vez disso, os toxicologistas geralmente dão doses muito altas a um número muito menor de animais e comparam a taxa de casos com aquela encontrada em um grupo de animais não expostos. Se a diferença for estatisticamente significativa (e ainda é necesário uma amostra bastante grande para encontrar significância estatística), então você pode dizer que o material é um carcinógeno animal.

A falha fatal dos estudos do Lovelace sobre o escape do motor de tecnologia nova é que o nível de exposição a particulados testado foi muito baixo. Os motores antigos emitiam cem vezes mais fuligem que os novos; os ratos nos estudos dos novos motores foram expostos a níveis baixos e, felizmente, não desenvolveram câncer. De uma perspectiva de saúde pública, entretanto, os pesquisadores do Lovelace fizeram a pergunta errada, ou pelo menos usaram os níveis de exposição errados. Não estamos interessados nos efeitos da exposição ao escape de um único motor, uma vez que ninguém é exposto a apenas um motor. Queremos saber se o acúmulo de particulados de milhares de motores em nosso ambiente aumenta o risco de câncer — em outras palavras, se os níveis mais altos de particulados de diesel de motores novos causam câncer. Ainda que os níveis de particulados no nosso ar urbano sejam mais baixos que no passado, em parte porque esses novos motores são muito melhores, ainda é preciso expor os ratos a quantidades maiores de emissões, ou usar uma quantidade muito, muito maior de ratos para poder descartar um aumento pequeno, mas importante no risco de câncer. Assim, embora o estudo do Lovelace mostre que os motores são mais seguros do que os antigos, eles não provam que aquilo que está saindo desses motores mais limpos é verdadeiramente seguro.

As melhorias nos novos motores a diesel não devem impedir que agências federais como a de Proteção Ambiental, de Administração de Segurança e Saúde em Minas e de Administração de Segurança e Saúde Ocupacional e outros órgãos reguladores continuem a pressionar por um ar mais limpo. A Agência de Administração de Segurança e Saúde em Minas, por exemplo, não desistiu de tentar aumentar a proteção dos trabalhadores de minas subterrâneas. Em julho de 2016, a agência reabriu o processo de elaboração de regras, procurando as partes interessadas para fornecer informações sobre uma série de assuntos necessários para atualizar uma norma que já tinha quinze anos. A resposta da indústria da mineração foi agressiva e não surpreendente: "Não façam isso". Um advogado da já mencionada Crowell & Moring, representando a Murray Energy (mesma firma responsável pelo desastre na mina Crandall Canyon, onde seis mineiros e três socorristas morreram)[31] e a Associação de Operadores de Carvão Betuminoso, escreveu:

> As empresas declaram categoricamente que acreditam que as regras atuais da agência relacionadas aos escapes de diesel são mais do que amplamente protetivas da saúde de seus funcionários. Não há necessidade de se engajar em uma nova regulamentação sobre esta questão para as minas subterrâneas de carvão.[32]

Os operadores de carvão puderam relaxar. David Zatezalo, ex-CEO de uma empresa de carvão e nomeado pela administração Trump para chefiar a Agência de Administração de Segurança e Saúde em Minas, congelou todo o processo, estendendo o período de coleta de informações (lembre-se, ele o abriu em julho de 2016) até 26 de março de 2019. Esse atraso ridículo garantiu que nenhum padrão novo sequer fosse proposto até depois das eleições presidenciais de 2020.

Na Agência de Proteção Ambiental, um acontecimento inacreditável em 2018 pôs em risco muito do progresso para um ar mais limpo nos Estados Unidos. A história começou em 2010, quando as últimas normas de emissões de diesel entraram em pleno vigor. Para contorná-las, um pequeno número de revendedores de caminhões a diesel teve a ideia de comprar, de vários fabricantes, carrocerias de trator *sem motor*, instalando nelas motores recondicionados dos velhos tempos, alegando então que eram anteriores às últimas normas de emissões da agência e, portanto, deveriam estar isentos de tais normas. Os negócios começaram a florescer: foram menos de mil "caminhões remanufaturados" (*glider trucks*) vendidos em 2010, e dez mil cinco anos mais tarde. Os pesquisadores da agência ficaram alarmados com a curva do gráfico — um sério perigo para a atmosfera do país — e anunciaram que, a partir de então, nenhum fabricante poderia produzir mais de trezentos *glider trucks* por ano. Com essa restrição em vigor, a produção anual total seria limitada a uma pequena fração dos 250 mil caminhões vendidos por ano nos Estados Unidos, se o negócio sobreviver.

Em 2015, Diane Black (Partido Republicano, Tennessee), representante da Câmara, introduziu uma legislação para anular o limite imposto pela administração Obama e expandir a brecha para produção de tantos *glider trucks* quanto o mercado suportasse. Essa legislação não deu em nada, mas, em 2017, depois da eleição do presidente Trump, Black foi direto até Scott Pruitt, o novo chefe da Agência de Proteção Ambiental, e solicitou que ele passasse por cima de sua equipe e permitisse a produção ilimitada desses veículos.

E é aqui que a história fica realmente boa. Black anexou ao seu pedido um estudo de 2016, produzido pela Universidade Tecnológica do Tennessee, concluindo que os motores antigos recondicionados eram tão limpos quanto os motores mais recentes a diesel. Logo foi descoberto que esse estudo havia sido financiado pela empresa da família Fitzgerald, que também prometeu construir um novo centro de pesquisa na universidade. Vários negócios dos Fitzgerald também contribuíram com pelo menos 225 mil dólares para a campanha fracassada de Black para governadora. Durante a càmpanha, Donald Trump visitou uma das concessionárias Fitzgerald, que vende bonés de beisebol com o slogan "Make Trucks Great Again" [Torne os caminhões grandiosos de novo].[33]

Em novembro de 2017, o chefe da Agência de Proteção Ambiental anunciou que estava propondo uma isenção ao limite de trezentas unidades para três fabricantes em Indiana, Iowa e Tennessee — incluindo a maior delas, a Fitzgerald Glider Kits.[34] Tratava-se de uma resposta a um pedido da Fitzgerald, que também forneceu a cópia de uma carta do presidente da Universidade Tecnológica do Tennessee divulgando os resultados do relatório (embora nunca mencionando que a Fitzgerald fez pagamentos à universidade).[35] Apenas dias depois, a equipe da agência produziu uma análise que questionava qualquer conclusão de que os *gliders* não são mais poluentes que os novos sistemas. Citando o repórter Eric Lipton, do *New York Times*, cujo trabalho revelou grande parte desse subterfúgio:

> De acordo com a análise, os testes da Agência de Proteção Ambiental constataram que os caminhões Fitzgerald emitiram, durante as operações nas rodovias, níveis de óxido de nitrogênio 43 vezes mais altos que os dos caminhões com sistemas modernos de controle de emissões. A poluição do ar por *glider trucks* era tão grave que se estimou que um ano de vendas de caminhões liberaria treze vezes mais óxido de nitrogênio do que todos os carros a diesel da Volkswagen com controles fraudulentos de emissões, um esquema que resultou em um processo criminal contra a empresa e mais de quatro bilhões de dólares em multas.[36]

O relatório da agência observou que seus equipamentos de teste se avariaram no trânsito urbano: "Os filtros estavam sobrecarregados com material particulado". Na foto anexa ao documento, um filtro que seria branco quando novo aparecia em preto sólido. Chet France, ex-diretor de avaliação e normas do Escritório de Transportes e Qualidade do Ar da Agência de Proteção Ambiental, observou que há suficientes motores a diesel indestrutíveis nos pátios de recolhimento de veículos para sustentar por décadas um próspero mercado de *glider trucks*.

Com o desenrolar da história, em 2018, um estudo publicado no *Journal of the American Medical Association* descobriu que a revogação das restrições a *glider trucks* produziria 41 mil mortes prematuras ao longo de uma década e 900 mil casos de doenças respiratórias.[37] Alguns dos professores da Universidade Tecnológica do Tennessee estavam preocupados: o questionável relatório, que havia ganhado notoriedade nacional, podia gerar má impressão sobre eles e sobre a escola. O reitor interino da Faculdade de Engenharia escreveu que o documento era essencialmente o trabalho de um estudante de pós-graduação.

> Nenhum membro qualificado e credenciado da Faculdade de Engenharia (i) supervisionou os testes, (ii) verificou os dados ou cálculos do estudante, (iii) escreveu ou revisou o relatório final enviado à Fitzgerald ou (iv) escreveu ou revisou a carta enviada a Diane Black, com a afirmação rebuscada e cientificamente implausível de que os motores de caminhão recondicionados cumpriram ou excederam o desempenho dos motores modernos com controle de poluição no que diz respeito às emissões.

Em poucos dias, o presidente da universidade informou à Agência de Proteção Ambiental que "especialistas dentro da universidade questionaram a metodologia e a precisão" do estudo e aconselharam o órgão a não levar o relatório em consideração. A resposta foi de que a decisão sobre *glider trucks* "apenas apontou a existência do estudo", mas não se baseou nele. Pruitt alegou que não tinha autoridade para regular a produção dos *gliders*, o que era evidentemente falso, conforme demonstrou seu sucessor ao reverter sua decisão sem necessidade de qualquer contribuição pública.[38]

Além dos impactos à saúde e ao meio ambiente, o aspecto surpreendente da história é como Pruitt, com o apoio da Casa Branca de Trump, estava disposto a contrariar os desejos de alguns dos principais atores da economia dos Estados Unidos:

empresas de caminhões e fabricantes de motores. Antirreguladores fanáticos, como o autoproclamado *junkman* Steven Milloy (assim chamado porque é proprietário do site *junkscience.com* e autor de um livro intitulado *Green Hell: How Environmentalists Plan to Control Your Life* [Inferno verde: como os ambientalistas planejam controlar sua vida]), que há muito defendia a Big Tobacco, pareciam ser mais capazes de avançar com suas posições do que as corporações. Atribuo isso ao que eu via como o desejo do presidente Trump de reverter qualquer coisa que a administração Obama tivesse feito — se Obama apoiasse, Trump faria o contrário, não importando quais fossem as consequências.

Quando múltiplos escândalos éticos levaram à renúncia de Pruitt, a desregulamentação dos *gliders* acabou enterrada. A Universidade Tecnológica do Tennessee enviou outra carta à Agência de Proteção Ambiental, relatando que uma investigação interna havia constatado que as principais declarações da primeira carta eram imprecisas. O substituto de Pruitt, Andrew Wheeler, um antigo lobista corporativo e agente republicano mais tradicional, extinguiu a iniciativa. O constrangimento de utilizar resultados falsos de um estudo pago pela mesma empresa que mais se beneficiou dele influenciou a decisão de Wheeler? Acho que não, já que eles abraçaram muitos outros estudos igualmente falsos. Minha suspeita é de que as grandes empresas que fabricam e utilizam motores a diesel novos e mais limpos lhe indicaram que não só todos esses novos *gliders* poluiriam o ar e matariam muitos estadunidenses como também prejudicariam seus próprios lucros. Embora o primeiro argumento devesse abalá-lo, é muito mais provável que o último tenha sido mais efetivo. De qualquer maneira, ele tomou a decisão certa e enterrou a desregulamentação dos *glider trucks*.

6
O USO DE OPIOIDES

Diferentes culturas e países adotam diferentes abordagens para o fardo da dor física. Quase universalmente, os excruciantes efeitos físicos de doenças como câncer e anemia falciforme são tratados de forma agressiva com a prescrição de analgésicos. Nos Estados Unidos, esse tipo de tratamento tem sido amplamente adotado, e os mesmos medicamentos utilizados para dor crônica também são indicados para indivíduos que sofrem lesões musculoesqueléticas, que passam por tratamentos dentários e na recuperação pós-cirurgia.

Por que tantos médicos estadunidenses receitaram fortes opioides a tantos pacientes e em doses tão elevadas? Reconhece-se agora que a mudança na prática médica contribuiu para a epidemia de opioides, gerando trágicas consequências no presente e, inevitavelmente, no futuro. A dinâmica da epidemia está mudando, e a causa iminente da maioria das overdoses são a heroína e o fentanil vendidos no mercado clandestino. No entanto, muitos indivíduos foram sugados inicialmente para o ciclo dos opioides pela variedade de opções produzidas *legalmente* por alguns dos fabricantes farmacêuticos mais bem-sucedidos e lucrativos dos Estados Unidos — empresas cujo crescimento financeiro foi possível graças a um tipo particular de campanha científica para persuadir médicos.

Não estou sugerindo que essas empresas são as únicas responsáveis pela crise dos opioides. Notáveis fatores sociais e econômicos contribuem para essa complexa epidemia. A partir dos anos 1990, o aumento do uso de opioides para dor trouxe a muitos a redução do sofrimento, um alívio bem-vindo. Mas não há dúvida de que, se os opioides controlados não tivessem sido disponibilizados em quantidades praticamente ilimitadas, a epidemia não seria tão grande. Muitos indivíduos que morreram por overdose estariam vivos. Este capítulo se concentra nos fabricantes dessas drogas, porque essa epidemia está enraizada no abuso da ciência que eles praticam.

O cérebro humano tem um mecanismo notável para controlar a dor. Quando nos ferimos ou sentimos dor, nosso corpo produz os próprios opioides químicos, que se ligam a receptores no cérebro e nos nervos, reduzindo ou bloqueando a sensação dolorosa. Em muitos casos, esse mecanismo natural não é forte o suficiente para controlar o sofrimento, e, durante séculos, produtos feitos de ópio, e mais tarde de morfina derivada quimicamente, têm sido usados para trazer alívio. Esses medicamentos funcionam para muitas pessoas. Há um porém, é claro: suas propriedades causadoras de dependência são muito bem conhecidas e sempre foram motivo de preocupação.

Os opioides sintéticos, assim como os semissintéticos derivados de opioides naturais, foram desenvolvidos em laboratório pela primeira vez há um século. Eles chegaram a ter uso medicinal marginal a partir dos anos 1960 e depois foram amplamente utilizados nos anos 1990. Atualmente, dois dos mais conhecidos sintéticos são oxicodona, o principal ingrediente ativo do produto comercial OxyContin, e fentanil. Este último, um dos mais potentes opioides sintéticos, é cinquenta vezes mais forte do que a heroína. O termo "opioides" se refere, portanto, a uma ampla categoria de produtos naturais e sintéticos, que se ligam a receptores específicos no cérebro e bloqueiam a dor, enquanto também produzem, em um grau ou outro, uma euforia que, às vezes, pode ser avidamente desejada pelos usuários. Aqueles indivíduos que começam a procurar opioides sem outros objetivos, independentemente das consequências nocivas à própria vida, desenvolvem dependência.

A recente epidemia começa em 1995, quando a Purdue Pharma, uma empresa privada com sede em Stamford, Connecticut, introduziu o OxyContin, nome comercial de uma nova formulação de oxicodona. O novo produto apresentava uma dose muito maior do que as versões anteriores de analgésicos à base dessa substância, como Percocet e Percodan, e prometia alívio mais duradouro da dor (doze horas, em vez de apenas quatro). A fim de obter aprovação da Administração de Alimentos e Drogas (FDA) dos Estados Unidos para essa nova formulação, a Purdue Pharma convenceu a agência de que, embora o OxyContin fosse mais potente do que os medicamentos anteriores, o atributo "de ação mais longa" o tornaria menos propenso a causar dependência. A lógica era baseada na alegação de que uma liberação mais controlada de oxicodona tenderia a causar menos euforia e abstinência do que as fórmulas de ação curta. A FDA comprou esse argumento e permitiu que a empresa alegasse, no rótulo do produto, que a droga era menos viciante. A realidade logo provou o contrário, e os pacientes que se tornaram dependentes rapidamente perceberam que os comprimidos poderiam ser esmagados e depois inalados, ou mesmo injetados. Enquanto isso, o oficial médico da FDA responsável pela revisão foi contratado pela Purdue Pharma.[1]

A indústria farmacêutica, em particular a Purdue com a então recente aprovação pela FDA, se esforçou em convencer os médicos de que a dor era uma questão menosprezada e pouco tratada em nossa sociedade (o que provavelmente é verdade), que os novos analgésicos eram uma maneira segura de tratar a dor porque praticamente não viciavam (muito inverídico) e que não poderiam ser alvo fácil de uso abusivo (escandalosamente inverídico).

Como eles fizeram isso? O primeiro passo foi encontrar e utilizar material da literatura médica existente que serviria como cobertura para inventar um mundo inteiramente novo de "fatos" para mascarar as propriedades viciantes das drogas que eles estavam comercializando. No início dos anos 1990, havia muito poucas evidências do efeito viciante. As empresas encontraram alguns breves estudos (se é que se pode mesmo chamá-los de estudos) que pareciam dizer o necessário — que os opioides eram seguros e não viciantes —, e então anunciaram os resultados. Quando observamos esses "estudos", podemos ver suas limitações de projeto e escopo, mas, naqueles primeiros anos de uso extensivo de opioides, pelo menos uma década antes do início da epidemia total, os números concretos ainda não estavam em evidência — dezenas de milhares de usuários tinham se tornado dependentes. A ingenuidade que reinava tornou um pouco mais fácil acreditar, ou fingir acreditar, na farsa.

Uma das principais frentes utilizadas pelas empresas farmacêuticas foi uma carta com cinco frases ao editor do *New England Journal of Medicine*, publicada em 1980. Ela trazia o título "Addiction Rare in Patients Treated with Narcotics" [Dependência rara em pacientes tratados com narcóticos]. Eis o texto completo:

> Examinamos nossos arquivos atuais para determinar a incidência de dependência de narcóticos em 39.946 pacientes médicos hospitalizados que foram monitorados continuamente. Embora 11.882 pacientes tenham recebido pelo menos uma preparação narcótica, havia apenas quatro casos de dependência razoavelmente bem documentados em pacientes que não tinham histórico de dependência. O vício foi considerado maior em apenas um caso. As drogas implicadas eram: meperidina em dois pacientes; Percodan em um; e hidromorfona em outro. Concluímos que, apesar do amplo uso de drogas narcóticas em hospitais, o desenvolvimento de dependência é raro em pacientes médicos sem histórico de adição.[2]

Como carta (e não um documento oficial), ela nunca passou por uma revisão por pares. Em outras palavras, citar essa carta nos anos 1990 foi o equivalente a citar, hoje, um comentário de rede social. No entanto, ela se tornou uma pedra fundamental da promessa da campanha que a indústria moveria posteriormente, afirmando que os opioides têm baixo risco de dependência quando prescritos para dor crônica. A carta era certamente impressionante. A mensagem do título parecia definitiva; um de seus autores foi Hershel Jick, o respeitado diretor do Programa Colaborativo de Vigilância de Drogas de Boston, e foi publicada em uma das revistas médicas de maior prestígio do país, o que a fez ser referenciada cada vez mais vezes depois que a Purdue introduziu o OxyContin no mercado, quinze anos mais tarde.[3] Durante os 25 anos seguintes, ela seria citada centenas de vezes na literatura médica e completamente deturpada na imprensa popular, provavelmente com a ajuda das equipes de relações públicas da Big Pharma. Em 2001, a revista *Time* chegou a descrevê-la como um "estudo de referência", assegurando aos leitores que qualquer preocupação com a dependência de opioides entre os pacientes era "basicamente injustificada".[4] Por fim, em 2017, o editor da revista emitiu um aviso sem precedentes de que a "carta foi citada de maneira 'exagerada e sem críticas' como evidência de que a dependência é rara em terapias com opioides". Mais tarde, Jick apontou que esse texto, por cujo uso indevido ele não era responsável, tinha muitas limitações, incluindo o fato de que tratava apenas do uso de opioides em ambientes de internação hospitalar e que não havia acompanhamento depois da alta dos pacientes.[5]

O episódio da carta de cinco frases do *New England Journal of Medicine* pode ser o mais flagrante exemplo de que a indústria engana médicos e reguladores, mas houve muitos outros casos em que o setor promoveu estudos de curto prazo entre pacientes utilizando opioides prescritos para dor, queimaduras, pós-cirurgia ou outro evento agudo. Os estudos eram frequentemente pagos pela indústria, escritos por médicos empregados no setor farmacêutico ou por *ghostwriters* contratados.[6] Raramente houve qualquer acompanhamento. É muito fácil argumentar que tais medicamentos não são viciantes quando se escolhe a dedo os estudos e depois se interpreta mal os resultados.

Foi até surpreendentemente fácil inventar um diagnóstico totalmente novo: a *pseudoadição*. A ideia era de que o desejo por opioides era de fato motivado pela *dor ainda não aliviada*, para a qual o paciente havia recebido inicialmente uma prescrição para opioides. O termo em si e a descrição inicial tiveram origem em um estudo descrevendo um (sim, um!) paciente. Apesar de não haver realmente provas concretas (ou mesmo superficiais) que apoiassem o conceito, ele decolou. Os fabricantes patrocinaram publicações sobre a "prescrição responsável de opioides", informando aos médicos que os sinais de pseudoadição (em vez de verdadeira dependência) incluem solicitação de medicamentos pelo nome, comportamento exigente ou manipulador, consulta a mais de um médico para obter opioides e acumulação compulsiva.[7] E qual seria a melhor maneira de tratar a pseudoadição? Com mais opioides, é claro. Em 2015, uma revisão da literatura revelou um total de seis artigos questionando o conceito. Todos foram escritos por médicos que *não* foram pagos pelos fabricantes.[8] Esmagando essa produção bem-intencionada, surgiram centenas de artigos discutindo a pseudoadição sem qualquer tentativa de validar empiricamente o conceito. Não foi uma luta justa, e os resultados eram previsíveis. O trabalho falsário e bem remunerado subjugou a ciência séria.

Agora lembre-se da alegação fundamental em relação ao OxyContin: doze horas contínuas de alívio da dor é um cenário melhor do que as quatro horas dos concorrentes, e menos sedutor para usuários problemáticos que anseiam pelo impacto mais rápido oferecido pelas drogas mais antigas. Uma investigação do *Los Angeles Times* revelou que os próprios estudos da Purdue descobriram que os comprimidos de OxyContin liberam aproximadamente 40% dos ingredientes ativos de forma imediata; depois disso, a liberação é lenta. Como resultado, o efeito do medicamento se esgota em menos de doze horas para a maioria dos pacientes, deixando-os desesperados por mais. Para alguns, o efeito acaba em menos de seis horas. O resultado é um duplo golpe: a dor subjacente retorna, e o paciente entra em uma abstinência aguda do medicamento. A soma de tudo isso obriga o indivíduo a procurar por mais medicação, muitas vezes por uma dose maior. É claro que a Purdue estava ciente, mas continuou a vender o medicamento alegando sua eficácia por doze horas, impulsionando o uso e o vício — além dos lucros.[9]

Certos fabricantes desenvolveram novas formulações que supostamente tornavam os medicamentos menos suscetíveis ao uso indevido. Em 2012, por exemplo, a Endo Pharmaceuticals colocou no mercado o Opana ER, que declarava ser "resistente ao esmagamento" em comparação com sua formulação original, o Opana, o que o impediria de ser inalado. A empresa não informou quais estudos — nunca publicados — mostraram que o novo produto não poderia ser triturado com um moedor de café, ou apenas mastigado para liberar a droga.

Com isso, as pílulas supostamente resistentes a esmagamento reconfiguraram o mercado: a injeção substituiu a inalação entre os usuários de Opana. Em 2015, uma catástrofe: um condado rural de Indiana que nunca havia tido mais de cinco novos casos de HIV por ano relatou mais de cem novos casos em menos de três meses, porque a doença se espalhou por meio de seringas compartilhadas para injeção de Opana ER.[10] O surto foi finalmente interrompido quando, depois de muito atraso e súplica das autoridades de saúde pública, o então governador Mike Pence concordou com um programa de curto prazo de fornecimento de seringas, medida limitada ao condado onde ocorreu o surto.[11] Dois anos depois — e tarde demais —, a FDA finalmente ordenou que a Endo interrompesse totalmente a venda do medicamento reformulado, a primeira e única vez que a agência retirou do mercado um medicamento opioide para dor devido a preocupações de uso indevido e vício.[12]

As evidências são simplesmente avassaladoras: fabricantes de opioides suprimiram alguns estudos, deturparam e valorizaram outros, alegaram que suas drogas não eram viciantes nem levavam facilmente ao uso abusivo e afirmaram que a abordagem mais eficaz para lidar com a dor do paciente era aumentar continuamente a dose da substância. Mas não se preocupe! Essas drogas não são particularmente causadoras de dependência. *Você não acredita em nós?* Basta perguntar à nossa campanha de relações públicas. Como demonstraram outras indústrias, com origens no auge do tabaco, a campanha de incerteza e desinformação sobre os impactos nocivos de determinado produto precisa unir ciência questionável a uma ampla pressão de relações públicas multissetorial. A campanha em três frentes dos fabricantes de opioides, dirigida a reguladores, médicos e ao público, seguiu a fórmula bem estabelecida e aperfeiçoada ao longo das décadas pela Big Tobacco: desenvolver "ciência sólida" produzida com essa finalidade (ou seja, ciência paga para apresentar conclusões benéficas) e manipular intencionalmente a ciência existente; contratar "líderes de opinião" para promover os produtos; criar e aperfeiçoar grupos de fachada para defender a importância das vendas irrestritas.

No caso dos opioides, os fabricantes começaram com médicos especializados no gerenciamento de dor, que provavelmente acreditavam que a dor estava sendo mal administrada em nosso sistema de saúde e que os opioides deveriam ser usados mais amplamente para esse fim. As empresas então os contrataram como "influenciadores": médicos que poderiam atrair a atenção de outros médicos — os que realmente fazem as prescrições — e avançar a narrativa da indústria em meio a círculos profissionais. Esses líderes de opinião foram muito bem pagos por seus serviços.

Mencionei o estudo que ajudou a pôr a bola em jogo sobre a pseudoadição — aquele com apenas um paciente estudado. Um dos autores daquele artigo inovador, o médico e dentista J. David Haddox, se tornou um dos palestrantes pagos pela Purdue Pharma antes de chegar, por fim, à vice-presidência de política de saúde da empresa. Outro grande influenciador foi Russell Portenoy, especialista em medicina da dor no Centro Médico Beth Israel, em Nova York. Portenoy tinha grande visibilidade na área, atuando como editor-chefe do *Journal of Pain and Symptom Management* e como editor da revista *Pain*. Ele e seu programa receberam milhões de dólares em financiamento dos fabricantes de opioides. O evangelho que pregava não se dirigia apenas a médicos, mas também ao público, e se concentrava em desestigmatizar o uso de opioides. Ao aparecer no *Good Morning America*[13] em 2010, Portenoy afirmou:

> No tratamento da dor, o vício é claramente incomum. Se uma pessoa não tem histórico pessoal ou familiar de abuso de substâncias e não tem um distúrbio psiquiátrico muito grave, a maioria dos médicos pode se sentir muito segura de que essa pessoa não vai se tornar dependente.

Portenoy acabou se retratando em 2012, admitindo ao *Wall Street Journal* que ele "deu inúmeras palestras sobre dependência no final dos anos 1980 e 1990 que não eram verdadeiras". Ele acrescentou: "Eu ensinei sobre gerenciamento da dor, especificamente sobre terapia com opioides de uma forma que reflete desinformação? Bem [...], acho que sim".[14]

Os fabricantes de medicamentos pagaram milhões de dólares a médicos que desempenhariam papel semelhante entre seus pares; além de pagamentos diretos, realizavam conferências em resorts de luxo e jantares sofisticados, onde podiam também promover seus produtos.[15] Centenas de médicos receberam pagamentos de seis dígitos, e milhares de outros receberam mais de

25 mil dólares cada.[16] Isso se somou à enorme e altamente motivada força de vendas (seiscentos representantes somente na Purdue) empregada para reuniões com médicos em seus consultórios. O sistema funcionou. Médicos prescreviam um número cada vez maior de comprimidos. As empresas farmacêuticas, o pessoal de vendas, os médicos que prescreviam além do necessário — todos ficaram muito ricos.

O outro componente-chave do esforço de marketing da indústria de opioides eram grupos com nomes que soavam como sociedades profissionais verdadeiras ou organizações de defesa dos pacientes. Muitas dessas organizações bem financiadas eram, na verdade, apenas ferramentas para promover as mentiras dos fabricantes. De acordo com a ação judicial de 2017 movida pelo então procurador-geral de Ohio, Mike DeWine, esses grupos criaram diretrizes e programas de tratamento que encorajaram o uso de opioides a longo prazo. Eles também fizeram o trabalho sujo pela indústria farmacêutica, "respondendo a artigos negativos, advogando contra mudanças regulatórias que limitariam a prescrição de opioides de acordo com as evidências científicas e promovendo a divulgação para populações de pacientes vulneráveis". Com nome pomposo, a Fundação Estadunidense da Dor, por exemplo, produziu materiais educacionais para pacientes, repórteres e formuladores de políticas, promovendo os benefícios dos opioides para a dor crônica e minimizando o risco de dependência. Ela direcionou medicamentos contra dor para veteranos de guerra e realizou campanhas multimídia para informar pacientes sobre o "direito" ao tratamento da dor. A organização era tão singularmente dependente da indústria que, em 2012, quando a Comissão de Finanças do Senado iniciou uma investigação sobre as ligações entre ela e os fabricantes, a diretoria da fundação (que incluía o já mencionado Richard Portenoy e outros médicos proeminentes) prontamente dissolveu a organização.[17]

A FDA exige que a publicidade das empresas farmacêuticas seja verídica e que os rótulos sejam aprovados pela agência. Entretanto, a publicidade que não promove um nome ou marca *específica* de produto, mencionando apenas doenças, ou aquelas que mencionam apenas drogas (sem vincular as duas coisas), não são obrigadas a fornecer informações de advertência ou mesmo a refletir, de modo justo e ponderado, os riscos que as acompanham. A indústria de opioides tirou total proveito dessa lacuna. Os anúncios do Opana ER, da Endo, por exemplo, incluíam esta declaração aprovada pela FDA: "Todos os pacientes tratados com opioides necessitam de monitoramento cuidadoso para sinais de abuso e dependência, uma vez que o uso de produtos analgésicos opioides acarreta o risco de dependência mesmo sob uso médico apropriado". Em contrapartida, uma campanha da Endo promovendo os opioides em geral apenas declarava: "Pessoas que fazem uso de opioides de acordo com a prescrição em geral não se tornam dependentes".

Algo totalmente legal.

2

Ao considerar as origens e a história das campanhas de desinformação da indústria, o padrão ouro de eficiência foi projetado pela Hill & Knowlton, empresa global de relações públicas que trabalhou com as corporações de cigarro depois das revelações sobre câncer dos anos 1950.

A família Sackler, proprietária da Purdue Pharma, já estava engajada em relações públicas, publicidade e marketing de medicamentos muito antes de fabricar opioides. Eles eram brilhantes em publicidade. Aliás, a receita proveniente desse outro negócio lhes proporcionou o capital para comprar a Purdue Pharma. Só a campanha de relações públicas para o OxyContin, com um orçamento de duzentos milhões de dólares, foi, no que diz respeito a lucro, um dos maiores sucessos da história da sociedade contemporânea. Na época que adquiriram a Purdue, os Sacklers já eram multimilionários graças à publicidade e ao marketing; a droga os tornou bilionários. Poucos anos depois do lançamento do OxyContin, as vendas anuais atingiram um bilhão de dólares. Em 2010, tratava-se de uma droga de três bilhões de dólares, embora nunca tenha representado mais do que um pequeno percentual da parcela de prescrições de opioides.[18] Segundo a *Forbes*, os Sacklers são agora a 19ª família mais rica dos Estados Unidos, mais rica do que os Rockefellers. (A partir de 2015, caíram um pouco no ranking, por causa da campanha para limitar a dependência de opioides, que se tornou mais difundida e bem-sucedida.)[19] É claro que a riqueza gerada pelos opioides não se limita à Purdue e a seus interesses. Algumas das maiores empresas da Big Pharma, incluindo Johnson & Johnson (cuja subsidiária Janssen Pharmaceuticals vende opioides), Teva e Allergan, lucraram com o crescimento maciço das vendas dessas drogas.[20]

De um lado do caixa, lucros fenomenais; do outro, consequências trágicas. O preço pago não precisa ser resumido aqui, além do fato objetivo de que os opioides mataram dezenas de milhares e destruíram a vida de milhares mais, dizimaram famílias e comunidades inteiras e são responsáveis pela primeira queda na expectativa de vida nos Estados Unidos em mais de duas décadas. Os maiores assassinos são agora os ilícitos fentanil e heroína, substituindo os opioides fabricados legalmente e que ajudaram a lançar a epidemia. Nos Estados Unidos, overdoses envolvendo opioides mataram 42 mil pessoas em 2016. Esse número saltou para quase 48 mil pessoas em 2017, semelhante ao número anual de mortes por HIV no auge da epidemia.[21]

Em meus sete anos na Agência de Administração de Segurança e Saúde Ocupacional, vi de perto um componente da epidemia de opioides: a relação entre lesões no local de trabalho, dor e dependência. As histórias eram de partir o coração. Trabalhadores de minas de carvão e da construção civil que se machucam em serviço tomam analgésicos para voltar às atividades — e para voltar a receber seu pagamento. Foi triste, mas não surpreendente ver os altos índices de overdose nas regiões dos campos de carvão na Virgínia Ocidental e no Kentucky, sabendo que os mineiros fariam tudo o que estivesse ao seu alcance, inclusive a automedicação, para continuar trabalhando. As relações entre epidemia de opioides e acidentes de trabalho foram primeiro documentadas por Gary Franklin, diretor médico do Departamento Estadual de Trabalho e Indústrias de Washington, a agência que dirige o programa da Administração de Segurança e Saúde Ocupacional no estado. Os trabalhadores ficam ansiosos para retomar as atividades laborais, e os médicos que tratam desses feridos, especialmente quando são escolhidos pelo empregador, muitas vezes dispensam o pagamento de indenização por acidente. Franklin demonstrou que trabalhadores com lesões nas costas que receberam prescrições de opioides tinham maior probabilidade de se tornarem dependentes da droga e acabaram ficando incapacitados e sem trabalho *por mais tempo*. Ele documentou como o número de mortes por overdose da droga entre trabalhadores acidentados em Washington disparou pouco depois de se alterarem as diretrizes de tratamento, no final dos anos 1990, recomendando o uso livre de opioides.[22] Essas diretrizes foram fortemente influenciadas por médicos, incluindo Richard Portenoy, e por organizações como a Academia Estadunidense de Medicina da Dor, um dos grupos de liderança financiados pelos fabricantes de medicamentos. Foi a combinação perfeita: a necessidade a curto prazo de levar rapidamente os funcionários de volta ao trabalho, associada à falsa propaganda da indústria farmacêutica que negava a capacidade aditiva de tais drogas poderosas, resultando na dependência, incapacidade e subsequente morte por overdose de muitos trabalhadores acidentados.

Perdido em meio à justa atenção pública direcionada ao uso e ao mau uso de opioides está o enorme número de crianças que, na prática, ficam órfãs, seja porque seus pais morrem, seja porque perdem a capacidade de exercer efetivamente a parentalidade.[23] Antes de 2012, o número de crianças sob tutela do Estado estava caindo nacionalmente a cada ano; desde então, começou a aumentar, sobretudo nos estados onde é maior o número de overdoses.[24] Na Virgínia Ocidental, a taxa de crianças que entraram no sistema de adoção aumentou 42% de 2014 a 2018.[25] Durante a epidemia de aids, criei um modelo matemático para estimar o número de crianças que perderiam a mãe devido à doença (e, com ele, qual seria o orçamento necessário para amparar crianças órfãs), mas esse modelo não existe para os opioides.[26] Dado o grande número de jovens adultos morrendo de overdose, não tenho dúvida de que a quantidade de crianças que ficaram órfãs por causa da droga já está superando o número de órfãos causado pela aids.

Como revelou o jornalista Barry Meier no livro *Pain Killer* [Analgésicos], de 2003, documentos coletados pelo governo dos Estados Unidos no processo criminal contra a Purdue demonstram que executivos da empresa, incluindo membros da família Sackler, estavam recebendo inúmeros informes de mau uso da droga já em 1997, menos de dois anos depois de ter estreado no mercado (e depois nas ruas). Em 2003, sete anos após o lançamento do OxyContin, milhares de pacientes que afirmavam ter ficado dependentes do medicamento haviam movido ações judiciais contra o fabricante. Uma delas conseguiu um acordo em Nova York no valor de 75 milhões de dólares. Três anos depois, o Departamento de Justiça iniciou o primeiro processo criminal contra a Purdue, por meio do qual muitos dos documentos e relatórios disponíveis ao público vieram à tona. Isso aconteceu durante o governo George W. Bush, e a Purdue, em busca de um acordo, contratou uma equipe de advogados bem relacionados, incluindo Rudy Giuliani — ex-prefeito de Nova York e posteriormente candidato à presidência pelo Partido Republicano. Segundo Meier, mesmo antes das acusações criminais, funcionários de alto nível do Departamento de Justiça pressionaram os promotores a recuar e aceitar um acordo. A Purdue se declarou culpada da acusação de promover ilegalmente o OxyContin, em um esforço de iludir médicos e consumidores, alegando que a droga era menos viciante e menos sujeita a usos indevidos.[27]

Corporações não podem ir para a cadeia, mas os executivos podem. O acordo com o governo permitiu que três executivos (mas nenhum membro da família Sackler) se declarassem culpados por delitos e evitassem a prisão; a empresa e seus executivos também concordaram em pagar multas no total de 634 milhões de dólares. Parece muito, mas ainda é apenas uma pequena parte da receita que o OxyContin continua gerando. O acordo levou a algumas mudanças nos rótulos de advertência e nas políticas de marketing, mas os padrões de prescrição médica já estavam estabelecidos e muitos pacientes já haviam se tornado dependentes das drogas, portanto as mudanças tiveram apenas um impacto modesto nas vendas de opioides e no crescimento devastador da epidemia.

Alguns estados também entraram com ações contra a Purdue, e esses casos em geral foram resolvidos por quantias relativamente pequenas. Ainda mais importante, os arquivos em todos esses casos eram confidenciais, de modo que nenhuma parte externa poderia ter acesso aos documentos secretos descobertos durante os processos. Novos casos não puderam se desenvolver a partir de casos anteriores, e as mudanças nas políticas de controle de opioides que poderiam ter ajudado a conter a epidemia foram adiadas. O fracasso em encurralar efetivamente as empresas levou a novas estratégias legais para mudar de maneira significativa o comportamento dos fabricantes (seguindo o exemplo do tabaco, quando os estados processaram os fabricantes de cigarros pelos custos de fornecimento de assistência médica aos fumantes com câncer ou doenças pulmonares). Um número crescente de estados, condados, cidades, terras indígenas e sindicatos entraram com processos contra Purdue, Johnson & Johnson, Teva, Endo, Allergan e também contra empresas de distribuição de medicamentos, alegando que elas elevaram os custos de assistência médica e de serviços sociais assumidos pelos reclamantes. O processo foi iniciado por um grupo bipartidário de procuradores-gerais dos estados e se baseou em materiais coletados por meio de intimações investigativas e requisições de documentos. Como tais processos produziram mais documentos incriminatórios, membros da família Sackler e outros que serviram no conselho de administração da Purdue Pharma também foram processados.[28]

Os documentos apresentados pelos estados contêm uma acusação particularmente incriminatória das práticas de marketing da Purdue e dos demais fabricantes. Denúncias de Kentucky, Tennessee e Ohio, estados que foram muito atingidos pela epidemia, detalham como essas empresas cinicamente comercializaram seus produtos para maximizar lucros, ignorando o óbvio impacto catastrófico de seu trabalho. Elas descobriram o que precisavam alegar para reivindicar a aprovação da FDA e convencer os médicos a prescreverem seus medicamentos.

No outono de 2019, o sistema legal estava começando a capturar esses ultrajes. Em uma decisão histórica, a Johnson & Johnson foi desmascarada, e um juiz de Oklahoma considerou a empresa responsável por ajudar a alimentar a epidemia de opioides, recebendo uma multa de 465 milhões de dólares. Johnson & Johnson, Purdue Pharma e o restante da indústria agora reconhecem que terão de pagar algum preço pela venda de um produto que causou tamanha devastação em todo o país, e estão inevitavelmente se movimentando para fazer acordos nas muitas ações judiciais que enfrentam.

As vendas e prescrições de opioides têm caído desde 2012, mas as empresas ainda vendem muito mais analgésicos do que o necessário. O trabalho de Gary Franklin em Washington e de outros ajudou a reduzir a prescrição quase automática a trabalhadores lesionados com queixas de dor. Mas é difícil de superar a doutrinação bem-sucedida da categoria médica. Por exemplo, a maioria das pessoas não precisa de narcóticos para controlar a dor em um tornozelo torcido. No entanto, de 2011 a 2015, 25% dos pacientes com plano de saúde e que nunca haviam tomado opioides (ou seja, provavelmente não tinham prescrição para essas drogas) receberam indicação para o uso desses medicamentos após recorrerem ao pronto-socorro por causa de uma entorse no tornozelo.[29]

Houve algum progresso legislativo. Em outubro de 2014, a Agência Antidrogas dos Estados Unidos reforçou os controles da competência médica para prescrever medicamentos contendo hidrocodona, proibindo a repetição de prescrições. Em comparação com os doze meses anteriores, as prescrições de produtos com hidrocodona caíram 22%.[30] Mas a epidemia havia sido semeada antes dessa mudança de política; menos acesso a produtos legais resultou em mais uso de produtos ilegais, e a heroína e o fentanil ilícito são mais baratos do que as pílulas legais desviadas para o mercado clandestino.

Examinando as origens da epidemia, fica claro o que poderia ter sido feito para detê-la antes que se tornasse tão arraigada. Certamente a FDA poderia ter se recusado a concordar com a suposta segurança e eficiência dos opioides de ação prolongada manifesta nos rótulos desse medicamento sem nenhuma evidência científica. Pesquisadores acadêmicos poderiam ter se afastado do financiamento da indústria e denunciado a prática enganosa do uso de observações anedóticas apresentadas como estudos. Empresas como a Purdue deveriam ter soado o alarme sobre o uso impróprio da droga muito mais rapidamente, em vez de manter em segredo os indícios da crescente dependência.

A divulgação pública dos enormes pagamentos de valores especiais aos médicos pode ter tornado a opinião geral ao menos um pouco cética em relação às alegações de segurança e eficácia. (Os Estados Unidos fizeram algum progresso nessa área com a Lei de Cuidados Acessíveis, também conhecida como Obamacare, que exigia dos fabricantes de medicamentos a divulgação on-line dos pagamentos feitos a médicos e hospitais. Isso poderia ser alterado, ou interrompido, se a Lei de Cuidados Acessíveis fosse revogada ou substancialmente enfraquecida.)

Quando da publicação deste livro, o financiamento secreto de grupos de fachada permanece legal nos Estados Unidos. As corporações continuam bancando grupos que operam sob o pretexto de serem organizações de base, mas que, na verdade, são atores políticos mercenários, empregados para convencer legisladores, reguladores e o público de que existe verdadeiro apoio popular para o produto de uma indústria.

As provas do crime — documentos que nos dizem a verdade sobre o OxyContin e outras drogas, bem como a verdade sobre campanhas de marketing ultrajantes e enganosas — foram arrancadas dos fabricantes nas ações judiciais e nos processos federais contra a Purdue. No entanto, nos termos desses acordos, a corporação foi autorizada a manter os arquivos em sigilo, e nenhum dos documentos veio a público. Nós os temos agora, uma década depois, apenas porque os procuradores-gerais estaduais iniciaram uma nova rodada de processos. O medo dos danos à reputação é um poderoso motivador do bom comportamento; se tais documentos tivessem surgido antes ou durante a ação judicial, é provável que a Purdue, a Johnson & Johnson e outras empresas tivessem sido compelidas a interromper voluntariamente algumas de suas manobras de marketing e, como consequência, uma quantidade muito menor dessas pílulas letais teria sido vendida.

7
POEIRA MORTAL

Em dezembro de 2009, onze meses depois da posse de Barack Obama, assumi minhas novas funções como secretário-adjunto da Agência de Administração de Segurança e Saúde Ocupacional. Eu havia sido nomeado para o cargo quatro meses antes. Com o Partido Democrata no controle do Senado na época, eu aguardava apenas uma confirmação. Também esperava alguma oposição, ainda que apenas simbólica, de corporações patrocinadoras de ciência falsa que eu havia criticado em um livro anterior, *Doubt Is Their Product*. Mas, para minha grande surpresa, esses interessados permaneceram à margem. Os ataques reais vieram de um grupo totalmente inesperado: os defensores do direito à posse de armas. Alguns membros de grupos favoráveis às armas de fogo ficaram muito agitados com um post que eu havia escrito em um blog depois do massacre da Virginia Tech, em 2007.[1] Uma manchete no site *Outdoor Life* perguntava: "A escolha antiarmas da Agência de Administração de Segurança e Saúde Ocupacional de Obama pode ser interrompida?". Essa pergunta foi feita como um alerta aos adeptos da linha dura da Segunda Emenda da Constituição,[2] advertindo-os sobre a ameaça apresentada pelo que foi chamado de uma nomeação "sutil": "David Michaels [...] fez tentativas anteriores de enquadrar as armas como assunto de saúde pública. Explorar esse assunto para promover o desarmamento da população é uma coisa que a esquerda acadêmica, da qual Michaels é oriundo, vem buscando há anos".[3]

Eu havia passado grande parte da minha vida profissional lidando com questões de saúde e segurança dos trabalhadores, e a noção de que as armas poderiam estar sob a alçada da Administração de Segurança e Saúde Ocupacional nunca me ocorrera. Tive de perguntar ao procurador-chefe da agência e fiquei igualmente surpreso com sua resposta: "Sim, elas podem". Ao que parece, alguns anos antes, a empresa petrolífera ConocoPhillips havia tentado proibir funcionários de levar armas para as instalações da refinaria em Oklahoma. Quando os líderes da Associação Nacional de Rifles souberam da iniciativa, encarregaram os deputados de Oklahoma de frear a intenção dos empregadores. E, quando os deputados atenderam ao pedido, as refinarias indicaram que um regulamento federal da Agência de Administração de Segurança e Saúde Ocupacional prevaleceria sobre a lei estadual.

Naquela ocasião, eu acreditava, como ainda acredito, que a proibição de armas carregadas em refinarias de petróleo é uma regra de segurança razoável. Mas eu não estava disposto a travar uma batalha envolvendo a Segunda Emenda, algo de que a agência não precisava e que politicamente não podia vencer. Havia riscos maiores à saúde a serem enfrentados. Então me reuni com representantes dos senadores do Partido Republicano na comissão que supervisionava minha confirmação e prometi firmemente que, sob minha liderança, a agência não emitiria nenhum regulamento proibindo armas em locais de trabalho.

Se o lobby de defesa de produtos tinha impelido o lobby da Segunda Emenda a erguer os cassetetes contra mim (o que eu acredito ter acontecido), então a estratégia saiu pela culatra. Na comissão de confirmação do meu nome, os republicanos se concentraram quase exclusivamente em armas, porque aqueles eram os lobistas e constituintes que eles estavam ouvindo. Uma vez que receberam minha promessa sobre o assunto, os desafios para a indústria que eu havia esboçado no livro passaram, em sua maioria, despercebidos. Cerca de nove meses depois de a Casa Branca me perguntar se eu queria a posição — e isso pode parecer muito tempo para uma confirmação, mas, para os padrões de Washington, foi bem rápido —, fui aprovado por unanimidade e me instalei na sede da Administração de Segurança e Saúde Ocupacional, dentro do grande edifício cinza do Departamento do Trabalho, no National Mall.

Desde o dia da minha nomeação, eu sabia que a prioridade número 1 da agência quanto à proteção à saúde seria rever o padrão de exposição à sílica nos locais de trabalho. Tudo isso pode soar como uma série de termos muito técnicos, o que de fato é, mas é também importante. A exposição à sílica sufoca as pessoas — literalmente. Em especial os milhões de trabalhadores em todos os Estados Unidos (para não mencionar no mundo) que são regularmente expostos a essas minúsculas partículas cristalinas ao longo de anos de trabalho. A maioria está no ramo da construção civil, onde a sílica é onipresente. Aquela nuvem de poeira que envolve um trabalhador operando uma britadeira em uma estrada? É sílica. Em torno do operário que corta tijolos com uma serra? Sílica. Ao redor do operário sacudindo a areia de um molde no ar sujo de uma fundição de aço? Sílica. Em operações de fracionamento em campos de gás e petróleo, a sílica é usada para manter abertas as fissuras no xisto, para que o óleo ou o gás fluam para fora. Bancadas de granito são compostas de sílica, e muitas das novas superfícies de cozinha que parecem ser de mármore são fabricadas de "pedra artificial", um composto manufaturado de sílica.

O tamanho minúsculo das partículas de sílica é o que as torna "respiráveis", ou seja, fáceis de serem inaladas para dentro dos pulmões, onde se formam cicatrizes ao redor das partículas aspiradas, o que torna a respiração cada vez mais difícil. Os danos podem acontecer lentamente durante muitos anos, ou muito mais rapidamente se a exposição for maior. Os antigos romanos, famosos por suas pedras, reconheceram que a mineração de rochas causava uma doença progressiva, incapacitante e muitas vezes fatal. Hoje, essa doença tem nome — *silicose* — e sabemos que ela subtrai, em média, onze anos de expectativa de vida. Atualmente, dezenas de trabalhadores estão aguardando transplantes pulmonares. Também já foi demonstrado que a sílica inalada causa câncer de pulmão e doenças renais.

A questão é que a sílica só é perigosa quando inalada, o que pode ser evitado por meio de aspiradores ou molhando o pó à medida que ele é liberado; ambas as intervenções são relativamente fáceis e baratas. Então, por que foi um desafio enrijecer as normas federais para a perigosa substância? É que a Administração de Segurança e Saúde Ocupacional e a maioria das agências reguladoras federais devem cumprir requisitos rigorosos antes de emitir normas novas ou aprimoradas e não dispõem dos infinitos recursos à disposição da indústria de defesa de produtos, que as bombardeia com campanhas de incerteza a cada passo.

Antes de tudo, uma palavra sobre a Agência de Administração de Segurança e Saúde Ocupacional. A maioria de suas normas de saúde relativas à exposição a substâncias tóxicas em locais de trabalho foi estabelecida no início dos anos 1970, quando da criação do órgão pelo Congresso durante a presidência de Richard Nixon. A legislação promulgada permitia a adoção de qualquer um dos limites de exposição ocupacional (LEO) voluntários da indústria, e foi o que a agência fez: criou regras para proteger os trabalhadores expostos a produtos químicos com base em informações fornecidas pela indústria química. Quase meio século depois, a agência ainda tem LEO para relativamente poucos produtos químicos — cerca de quinhentos, em um universo de muitos milhares usados comercialmente. Desses quinhentos, a agência atualizou ou emitiu novas normas para 27. Sim, apenas 27. Ela aprimorou muito os limites para algumas das substâncias tóxicas mais importantes (amianto, benzeno, formaldeído, chumbo), mas, para os 95% restantes, as antigas normas estabelecidas pelas indústrias ainda estão em vigor — normas inadequadas, fracas e, na maioria dos casos, completamente à margem da ciência disponível.

Por representar o governo federal no que diz respeito à segurança no ambiente de trabalho, muitos empregadores e trabalhadores pensam que, uma vez cumpridas as normas da agência, o local é seguro para trabalhar. Infelizmente, isso é incorreto. Como administrador da agência, tentei ser honesto sobre essa deficiência, embora não fosse essa a abordagem adotada por meus antecessores. (O instinto da maioria dos líderes da agência é defender seus regulamentos, já que normalmente estão sob ataque de forças que desejam enfraquecê-los.) Em discursos e entrevistas, aconselhei os empregadores que queriam assegurar a saúde de seus funcionários a reduzirem os níveis de exposição abaixo dos padrões recomendados pela agência. Na verdade, a maioria das antigas normas são tão fracas que os trabalhadores podem ficar doentes mesmo que estejam expostos aos níveis regulamentados. Um exemplo é a exposição ao composto químico n-hexano, um solvente comum usado como agente de limpeza nas indústrias de impressão, têxtil, moveleira e calçadista. Durante muitos anos, foi um componente de colas e cimento de borracha; basta inalá-lo o bastante para ficar alterado, daí a popularidade da prática de cheirar cola. Essa alteração da consciência é de fato um efeito neurológico tóxico e pode causar danos a longo prazo. O padrão de exposição previsto pela agência para locais de trabalho é de quinhentas partes por milhão (500 ppm) de n-hexano, embora a literatura médica esteja repleta de casos de trabalhadores sintomáticos que foram expostos a níveis *muito inferiores* a esse. Além disso, pesquisas do Instituto Nacional de Segurança e Saúde Ocupacional recomendaram que a Administração de Segurança e Saúde Ocupacional reduzisse a norma para exposição ao n-hexano em 90%, para 50 ppm. O fato de a agência não ter sido capaz de resolver essas deficiências demonstra a profunda falta de recursos — financeiros e como autoridade reguladora. E muitos trabalhadores estão pagando pelo fracasso do nosso país em fazer da segurança e saúde no ambiente laboral uma prioridade.

As 27 normas emitidas desde 1971 são, no entanto, histórias de sucesso. Elas sem dúvida salvaram milhares de vidas, assim como milhares mais poderiam ser salvas com a atualização de outras normas. Mas a agência não pode apenas olhar para a literatura científica e estabelecer um novo padrão por decreto, a despeito de quão impressionantes sejam as evidências. O processo de elaboração de normas é minucioso e complexo. É necessário provar que os níveis de exposição legais sob a antiga norma representam um risco significativo aos funcionários, e que a nova norma elimina ou reduz esse risco. A agência deve simultaneamente demonstrar que o cumprimento de uma nova exigência é econômica e tecnologicamente viável para a maioria dos empregadores. É por isso que a maioria das várias centenas de LEO antigos vai esperar muito, muito tempo por qualquer atualização adicional. Em minhas comunicações como chefe da agência, aconselhei, portanto, os empregadores responsáveis a abandonarem voluntariamente esses velhos padrões e a olharem para outros. Publicamos uma lista on-line de notas comparando as normas vigentes com recomendações mais rigorosas.[4]

A resposta a essa postura transparente foi fascinante. Muitos profissionais de saúde e segurança pensaram (incorretamente) que eu estava sendo corajoso, imaginando que era difícil reconhecer que a agência não estava fazendo bem o seu trabalho. Na verdade, não foi nada difícil, já que o cenário era muito claramente um fracasso. Até mesmo a indústria química acolheu a nova abordagem, e por bons motivos. Grandes fabricantes de produtos químicos são com frequência processados quando trabalhadores que atuam para empregadores menores adoecem devido à exposição a produtos químicos produzidos pelas grandes empresas. Eles se beneficiam quando a exposição é melhor controlada pelos empregadores menores. É provável que um padrão mais rigoroso resultasse em menos trabalhadores adoecendo e, portanto, menos trabalhadores processando judicialmente fabricantes de produtos químicos.

Falar abertamente sobre as falhas foi útil e provavelmente salvou algumas vidas, mas ainda não solucionou o problema subjacente que persiste até hoje: o processo de definição de padrões está falido e precisa ser corrigido com urgência. Já em 1974, o Instituto Nacional de Segurança e Saúde Ocupacional — que emite recomendações, mas não tem poder de regulamentação — havia informado à Administração de Segurança e Saúde Ocupacional que as normas federais de exposição à sílica estavam desatualizadas e precisavam ser reforçadas. Uma regulação eficaz deveria incluir requisitos para controles de engenharia, vigilância médica, educação e treinamento e outras disposições comprovadamente essenciais na prevenção de doenças relacionadas ao trabalho. Mas foi somente em 1997, quase 25 anos depois, que a agência finalmente começou a trabalhar em uma nova norma. Esse atraso constrangedor, literalmente danoso, refletiu principalmente a falta de recursos da agência. Então outros doze anos se passaram antes da minha chegada à agência, outro atraso vergonhoso e prejudicial, que, nesse caso, refletiu a realidade durante a administração George W. Bush. Com Bush, meu predecessor imediato, Ed Foulke, e sua chefe, a secretária do Trabalho Elaine Chao (mais tarde secretária dos Transportes, com Donald Trump), abraçaram o fervor antirregulatório da administração e interromperam o trabalho da agência em relação a novos padrões. Durante esses oito anos de purgatório, a agência emitiu exatamente um padrão de saúde — para o cromo hexavalente, um poderoso cancerígeno pulmonar —, e apenas por ordem de um tribunal federal.

Assim, em 2009, quando meu nome foi confirmado e 35 anos depois que o Instituto Nacional de Segurança e Saúde Ocupacional pediu à agência que fortalecesse a norma, o padrão para a sílica *ainda* estava esperando por atualização. O produto se destacava como um perigo indiscutível que exigia ação imediata por parte de uma administração de fato preocupada com a proteção da saúde do trabalhador. Há mais trabalhadores expostos à sílica do que a praticamente qualquer outra substância tóxica. (Há altos níveis de poeira de sílica também nas minas, mas os mineiros são protegidos por uma agência diferente — a Administração de Segurança e Saúde em Minas, de que falamos nos capítulos anteriores. O padrão de sílica para minas também estava desatualizado, mas os colegas de lá estavam esperando a Administração de Segurança e Saúde Ocupacional assumir a liderança antes de começarem a difícil tarefa política de alterar o padrão.)

2

Felizmente, o trabalho sobre a norma de sílica da agência não precisou esperar pela minha posse. Pouco tempo depois de sua chegada, Obama nomeou Jordan Barab como secretário-adjunto do Trabalho, e Barab dirigiu a agência até meu ingresso. Ele havia trabalhado na agência durante o mandato de Bill Clinton e sabia quanto tempo e esforço seriam necessários para atualizar o padrão da sílica, então ele imediatamente instruiu a equipe a reabrir os arquivos e a começar a trabalhar outra vez nas regras.

A maioria das normas federais é muito complicada ou elaborada de modo estranho. No caso da sílica, a estranheza residia, em parte, no fato de que existiam *duas* normas com *dois* limites de exposição: cem microgramas por metro cúbico (100 μg/m^3) para a indústria em geral; 250 μg/m^3 para a construção civil. Ambos os números foram baseados em evidências científicas colhidas cinquenta anos antes, e as diferentes regulamentações refletiam uma tentativa inicial, antes da fundação da agência, de regular a segurança das construções (embora empregassem técnicas de medição que não estão mais em uso). As normas não deveriam ser diferentes para indústrias diferentes; inalação é inalação, e um operário da construção civil pode ficar tão doente quanto um trabalhador de fundição ou um mineiro de rochas rígidas. O desafio, portanto, era produzir um novo padrão adequado para todas as indústrias. Qual exatamente seria esse número era uma questão muito mais complexa.

Embora seja de conhecimento geral há séculos que a sílica causa silicose, a *evidência* científica desses efeitos à saúde tem crescido substancialmente nos últimos anos, e agora reconhecemos que níveis de exposição muito inferiores a 250 µg/m^3, e na verdade até mesmo inferiores a 100 µg/m^3, podem causar a doença. Além disso, ficou claro que a exposição à sílica aumenta o risco de câncer de pulmão. Não há nível seguro de exposição a carcinógenos; o risco diminui à medida que a exposição dos trabalhadores também diminui, mas provavelmente nunca chega a zero. Se a sílica é um carcinógeno humano, então conclui-se que o padrão da Administração de Segurança e Saúde Ocupacional deve ser estabelecido no nível mais baixo possível.

Isso posto, há um desafio intrínseco em estabelecer o risco de câncer de pulmão nas populações de trabalhadores. Operários são geralmente mais propensos a serem fumantes do que a população em geral e, em alguns casos, podem estar expostos a outros carcinógenos pulmonares, como o amianto. Levou algum tempo para que a literatura científica lidasse com essas complicações e amadurecesse a abordagem. Conforme esse conjunto de estudos se solidificou e mais pesquisas começaram a encontrar altas taxas de câncer de pulmão em trabalhadores expostos à sílica, as indústrias com interesse financeiro no produto se mobilizaram. Uma nova entidade autodenominada Coalizão da Sílica entrou em ação para limitar os danos perceptíveis que seriam inerentes à nova regulamentação. E em pesquisas conduzidas pelos historiadores Gerald Markowitz e David Rosner, parece que a própria razão de ser da Coalizão da Sílica era fazer oposição ao fortalecimento das normas da agência. Markowitz e Rosner revelaram que o grupo se descreveu como uma "coalizão diversificada de associações comerciais e empresas envolvidas em mineração, processamento, produção e uso de sílica e de materiais contendo sílica", criada em 1997, antecipando-se à "elaboração de regras pela Administração de Segurança e Saúde Ocupacional para controlar, em um futuro não muito distante, a exposição de trabalhadores ao pó de sílica cristalina".[5]

Operada com o apoio financeiro da Coalizão da Sílica, a estratégia implementada pelos cientistas de defesa de produtos e outros participantes habituais era padrão: depreciar os resultados de qualquer estudo que encontrasse efeitos à saúde associados à exposição à sílica transportada pelo ar. A primeira alegação foi de que não havia realmente risco adicional de câncer, pois estudos mais antigos não haviam detectado isso — o que era falso. Na ciência, o mais antigo geralmente não é o melhor, mas mesmo nos estudos mais antigos havia indicações do aumento do risco de câncer de pulmão. (As metanálises, que combinaram dados de vários estudos, mostraram mais claramente o aumento do risco, o que as evidências em animais também apontavam.) Com base nessas evidências, a Agência Internacional de Pesquisa em Câncer (Iarc), vinculada à Organização Mundial da Saúde (OMS), concluiu, em 1996, que a inalação de sílica cristalina "é cancerígena para os seres humanos".[6] (Três anos depois, o Programa Nacional de Toxicologia dos Estados Unidos concordaria e seguiria o exemplo.)[7] A Iarc é uma organização primordial referida inúmeras vezes nestas páginas, e sua classificação da sílica como cancerígena foi particularmente alarmante para a coalizão, que imediatamente encomendou um documento para tentar abrir buracos na metodologia da agência internacional.[8] Seguiu-se um segundo trabalho, com o mesmo autor responsável, agora identificado como colaborador da venerável empresa de defesa de produtos Exponent. O documento de autoria da Exponent afirmava que a ciência da Iarc não considerava adequadamente os efeitos do fumo no contexto.⁹ (A indústria, em uma típica tentativa de reduzir a transparência, mencionou nos agradecimentos de ambos os documentos que eles eram financiados pela Coalizão da Sílica, sem mais explicações ou identificação da organização, anulando o propósito das exigências de divulgação clara da informação.)

Outra tática utilizada foi a de chegar a uma conclusão mais moderada. Nesse caso, os operadores do setor admitiram que trabalhadores expostos à sílica estavam sob risco aumentado de câncer de pulmão — os estudos eram muito convincentes para serem negados —, mas alegaram que o risco adicional de câncer só era visto entre trabalhadores que haviam desenvolvido primeiro a silicose (geralmente causada por níveis de exposição muito mais elevados). Em outras palavras, a exposição à sílica não causava câncer, a menos que causasse primeiro a silicose. A indústria só precisava reduzir a exposição a níveis suficientes para prevenir a silicose, e a prevenção do câncer viria automaticamente.

Esse argumento, se fosse verdadeiro, contornaria o fato de que os carcinógenos não têm um nível seguro de exposição. Um estudo-chave foi concluído por um grupo de pesquisadores chineses junto com Kyle Steenland, um ilustre epidemiologista da Universidade Emory. Esse enorme estudo, envolvendo 34 mil trabalhadores, foi realizado na China e constatou um aumento do risco de câncer de pulmão entre trabalhadores não fumantes expostos à sílica e que *não* tinham silicose.¹⁰ Somada à constatação da Iarc, essa pesquisa deveria ter encerrado o debate sobre a relação entre a sílica e o câncer de pulmão. Mas não encerrou, é claro. A indústria apresentou os mesmos argumentos que havia apresentado inúmeras outras vezes. A vantagem que tínhamos na Administração de Segurança e Saúde Ocupacional era de que essas abordagens rotineiras tinham se tornado muito fáceis de refutar.

Ao preparar a nova regra, fui testemunha em uma audiência de supervisão realizada pela Comissão de Educação e Força de Trabalho da Câmara. (Trata-se de procedimento bastante comum. Parte do trabalho de estar em uma comissão de supervisão é realizar audiências para que todos saibam que você está supervisionando.) Um membro da comissão, o deputado Larry Bucshon (Partido Republicano, Indiana), cirurgião cardiotorácico, me questionou sobre a relação entre a sílica e o câncer:

> Sou cirurgião torácico, por isso quero me concentrar um pouco no que você disse anteriormente em relação ao pó de sílica. Estou curioso sobre seu comentário a respeito do câncer de pulmão relacionado ao pó de sílica, porque sou cirurgião torácico há quinze anos, já fiz muitas cirurgias de câncer de pulmão e não vi nenhum paciente que o tenha desenvolvido a partir do pó de sílica. [...] Não gosto quando as pessoas usam palavras de impacto para tentar chamar a atenção do público, e câncer é uma delas. [...] Você tem dados científicos para demonstrar que o aumento do câncer de pulmão é [...] causado pela exposição ao pó de sílica?[11]

Com muita frequência, epidemiologistas têm de explicar a médicos, especialmente cirurgiões, que observações pessoais raramente são úteis para entender a causa de uma doença. Mas esse foi um caso extremo. Lembrei ao congressista médico que simplesmente olhar para um tumor não revela nada sobre sua causa. Quando mencionei as designações da Iarc, ele pediu com ceticismo mais informações: "Você pode apresentar o melhor estudo que você conhece à comissão para que eu possa revisá-lo? Porque eu estou interessado em ver isso. Porque, novamente, se você olhar a lista da Sociedade Estadunidense do Câncer, a sílica não está no topo".[12] Para responder ao parlamentar, a revista da Sociedade Estadunidense do Câncer publicou, alguns meses depois, uma reportagem de capa intitulada "Silica: A Lung Carcinogen" [Sílica: um carcinógeno pulmonar].[13]

No início de 2011, cientistas da Administração de Segurança e Saúde Ocupacional haviam completado uma avaliação de 437 páginas sobre os efeitos da sílica para a saúde, passando por estudo após estudo para justificar, de várias maneiras, a necessidade de um novo LEO de 50 µg/m³. Quando questionei por que a revisão precisava incluir um mergulho tão profundo nos detalhes em vez de simplesmente uma referência aos vários estudos, os redatores de normas previram (corretamente) que a nova norma seria contestada em juízo. Os opositores de *qualquer* nova norma fabricariam a incerteza científica — separando cada estudo citado, tentando aumentar quaisquer inconsistências e limitações e alegando que, por haver imperfeições, os estudos haviam falhado em juntar evidências que provassem que a norma precisava ser fortalecida. Ao discutir cada estudo de forma antecipada e detalhada, os especialistas seriam capazes de demonstrar que a agência compreendia quaisquer limitações e as havia contabilizado na análise geral. Ainda assim, não seria suficiente para nos manter fora dos tribunais — nada seria. É assim que as coisas são.

Em março de 2011, apresentamos à Casa Branca a primeira minuta da nova norma proposta, para que fosse revisada por sua equipe de regulamentação — que, não importa qual seja a administração, é sempre sensível ao argumento das indústrias de que as regulamentações são excessivamente onerosas.[14] A Casa Branca também enviou a proposta para a necessária revisão entre agências, cujo objetivo é assegurar a consistência: uma agência federal não pode emitir regras que contrariem as regras emitidas por outra agência federal. Além disso, diferentes agências têm diferentes interesses, muitas vezes opostos, e que precisam ser conciliados. Trata-se de um processo estritamente interno, sobre o qual os funcionários são proibidos de revelar publicamente quaisquer detalhes. Eu esperava que nosso progresso na proposta agora se tornasse mais lento com a adição desses inúmeros elementos sobre o mesmo tabuleiro. O que aconteceu foi muito pior: ele simplesmente parou. Ficou com a Casa Branca por um ano e meio. Questionado regularmente por repórteres sobre o status da proposta para a sílica, em geral eu respondia que era longa e complexa e que a revisão ainda não estava concluída. Era verdade, mas eu não podia divulgar o que estava de fato acontecendo. O pleito de 2012 estava próximo, e a eleição de qualquer republicano significaria que as duas principais realizações legislativas do primeiro mandato de Obama — a reforma da saúde (conhecida como Obamacare) e a reforma do mercado financeiro (comumente conhecida como Lei Dodd-Frank) — provavelmente seriam anuladas. Muitas regulamentações potencialmente controversas tiveram de esperar até depois das eleições. Eu não estava contente, mas compreendi a prudência. Não só queria proteger essas duas grandes conquistas políticas como sabia que, se o presidente não fosse reeleito, a proposta da sílica estaria invariavelmente arruinada.

Depois da reeleição, em novembro de 2012, estávamos de volta em campo. Soube que o presidente tinha recebido um resumo completo sobre o padrão de 50 µg/m^3, incluindo a exigência de que os empregadores usassem controles de engenharia para garantir esse nível, entre eles dispositivos de aspiração ou umidificação em ferramentas e maquinários elétricos. Somente se esses controles de engenharia não fossem adequados seria exigido que os trabalhadores usassem respiradores somados aos controles de engenharia.

O presidente ouviu o resumo e fez uma pergunta razoável: por que não poderíamos simplesmente ir direto para os respiradores? Eles não seriam a solução mais fácil e mais barata? Para responder a essa pergunta, fui convocado para uma reunião na Casa Branca para explicar (ou defender, na verdade) nossa proposta. Eu não esperava por isso, mas deveria, porque os veteranos da equipe da agência me disseram que funcionários da Casa Branca que trabalharam para cada presidente anterior tinham tentado pressionar pelo uso de respiradores em vez de controles de engenharia. (Quando o Conselho de Consultores Econômicos do presidente Carter orientou a agência a priorizar os respiradores para prevenir a bissinose, doença pulmonar derivada de fábricas de algodão, o secretário do Trabalho Ray

Marshall e a secretária-assistente da agência, Eula Bingham, ameaçaram renunciar em protesto. Os economistas recuaram.)

Em minha reunião sobre a sílica com o chefe de gabinete da Casa Branca e funcionários do Escritório de Administração e Orçamento, expliquei o que chamamos de "hierarquia de controles", que é a base da higiene industrial e da política e prática da Administração de Segurança e Saúde Ocupacional. O princípio básico é modificar o ambiente de trabalho, e não o trabalhador; a hierarquia prioriza os controles de engenharia em vez de equipamentos de proteção individual menos eficazes, como respiradores. Todas as novas normas químicas da agência e as normas de consenso voluntário da indústria exigem a instalação de controles de engenharia viáveis antes de confiar em respiradores.

Em seguida, mostrei um respirador que tinha comigo na bolsa. Eu tinha quase certeza de que poucos dos funcionários da Casa Branca já tinham visto um de perto, se é que algum tinha. Ofereci a qualquer um deles a oportunidade de vesti-lo e usá-lo, de preferência ao longo do dia — mas minha oferta foi recusada. Enquanto ele estava sobre a mesa à vista de todos os participantes, apresentei a miríade de razões pelas quais os respiradores são a última escolha a se fazer, e não a primeira. Antes de tudo (e, para muitas pessoas de fora, surpreendentemente), os respiradores não são tão eficazes quanto dispositivos a vácuo ou de umidificação para controlar a exposição ao pó. Eles são quentes e desagradáveis, particularmente se você estiver fazendo trabalho pesado e suando. Quando se está usando um respirador, não se pode falar, então a comunicação é difícil, o que representa um risco à segurança. Trabalhadores com problemas cardíacos ou pulmonares graves não podem usar respiradores de forma segura, então a agência exige que cada trabalhador seja submetido a um exame físico antes de ser autorizado ao uso. Quem fosse reprovado nesses exames provavelmente seria demitido, incapaz de fazer o trabalho exigido. E como os pelos faciais rompem a vedação de um respirador, todos os trabalhadores deveriam estar barbeados. Eu não queria que a agência fosse culpada toda vez que um trabalhador ouvisse do empregador: "Se você quiser esse trabalho, precisa fazer a barba".

Pouco tempo depois, a Casa Branca aprovou nossa proposta de regra limitando a exposição de sílica a 50 μg/m^3 em todos os setores industriais. Esse novo limite reduziria pela metade o padrão vigente para a indústria em geral (que era de 100 μg/m^3) e diminuiria em 80% os 250 μg/m^3 da indústria da construção civil. Outros requisitos propostos incluíam avaliação de exposição, métodos de controle da poeira, proteção respiratória, vigilância médica, educação e treinamento, além de documentação das ocorrências.

Os especialistas em avaliação de risco da Administração de Segurança e Saúde Ocupacional estimaram que a nova norma evitaria anualmente cerca de 700 mortes relacionadas à sílica e 1.600 casos de doença pulmonar. O custo correspondente para as indústrias envolvidas seria de cerca de 637 milhões de dólares por ano. Parece muito dinheiro, mas, para os empregadores individuais que compõem a indústria de construção do país, o custo médio anual seria de cerca de 1.200 dólares, e de 550 para empresas com menos de 20 empregados. Para tornar o custo mais palatável, a equipe da agência teve de ser criativa e desenvolver formas para que os pequenos empregadores atendessem aos requisitos propostos da maneira mais fácil possível. Isso significava primeiro pesquisar os níveis de exposição associados a diferentes tarefas de construção (por exemplo, o corte utilizando uma serra de alvenaria ou o uso de uma britadeira), depois montar uma matriz indicando a melhor maneira de controlar a exposição à sílica resultante. Seguir as precauções listadas garantiria que a exposição dos trabalhadores estaria sob o novo limite e, portanto, seria segura. Havia precedentes indicando que tais exigências funcionariam e não seriam muito onerosas: a Califórnia tinha muitas das mesmas regras em vigor desde 2008, incluindo requisitos para supressão de poeira por meio de umedecimento ou aspiração ao utilizar ferramentas elétricas em materiais de construção contendo sílica, e milhares de residências haviam sido construídas na região sem dificuldades graves para os empreiteiros envolvidos.

Por lei, a agência não deve tomar decisões avaliando os custos em relação aos benefícios — o que realmente equivale a pôr os custos dos empregadores em confronto com vidas perdidas e pulmões destruídos entre os trabalhadores. A realidade é que nenhuma agência pode emitir um padrão sem fazer esse cálculo, porque um padrão que custe mais do que o valor de seus benefícios terá extrema dificuldade para passar pela revisão da Casa Branca. Mas como você compara dólares a vidas? É um processo complicado e incômodo. Para fazer o cálculo funcionar, economistas convertem vidas perdidas e pulmões destruídos em dólares, usando orientações emitidas e atualizadas pela Casa Branca. Na época da regra da sílica, uma vida era avaliada em nove milhões de dólares; o valor em dólares das medidas de prevenção é o "benefício" na análise custo-benefício. Como sempre, o benefício precisa superar o custo — idealmente, por uma margem elevada.

A outra parte inconveniente do processo é um conceito chamado "desconto". Como os recursos atuais poderiam ser investidos e cresceriam com o tempo, um dólar agora vale mais que um dólar no futuro; o dólar de hoje traz consigo a possibilidade de três décadas de juros compostos. Como vidas são transformadas em dinheiro nesse sistema de cálculos, uma vida salva daqui a trinta anos vale, portanto, significativamente *menos* do que uma vida salva hoje. Ao mesmo tempo, o valor em dólares de uma vida aumenta com o tempo à medida que a renda aumenta, e por causa da inflação. Trata-se de mais um exercício abstrato e muito duro a partir do qual a Casa Branca estabelece parâmetros e taxas de conversão. Dependendo das conversões utilizadas, o valor de 2019 para evitar que a sílica mate alguém daqui a trinta anos está entre 1,2 milhão e 3,7 milhões de dólares.

De certa forma, Trump facilitou esses cálculos ao declarar que sua administração na Casa Branca estava principalmente interessada na desregulamentação, o que elimina regras dispendiosas para a indústria, a despeito de seus benefícios. Uma de suas primeiras ações como presidente foi emitir a seguinte ordem executiva: para fazer vigorar uma nova norma, uma agência federal deve revogar duas normas já existentes, cujos custos sejam mais onerosos que os da nova proposta — e não importa quantas vidas possam ter sido salvas por essas normas antigas.

Trabalhando sob o antigo sistema, porém, a Administração de Segurança e Saúde Ocupacional teve de justificar não apenas o custo-benefício como também a viabilidade tecnológica dos novos requisitos, além de garantir que os custos não causariam danos financeiros significativos a nenhuma das indústrias envolvidas. Produzir as provas e a documentação para atender a esses requisitos é uma das razões da demora na emissão de normas de saúde. Para elaborar o novo padrão da sílica, nossa equipe passou anos fazendo visitas a instalações, observando de que modo os empregadores controlavam a exposição à sílica e calculando o custo desses controles. Não era possível avançar na proposta da nossa nova norma sem uma compreensão profunda de tais questões. Mais de uma dúzia de funcionários, além de empreiteiros, trabalharam por pelo menos cinco anos nesse esforço. Escrevo isso com muito orgulho; acho que não poderíamos ter produzido uma proposta mais cuidadosamente concebida e executada.

Aplicando um valor em dólares às doenças prevenidas e às vidas salvas, os economistas da agência estimaram os benefícios anuais da nova regra em cerca de 5,2 bilhões de dólares. Comparando esse número com os 650 milhões em custos anuais estimados, chega-se a um benefício líquido de cerca de 4,5 bilhões por ano.

Era um número forte e convincente, um número que acreditávamos ser sólido e apoiado por fortes evidências. Mas também sabíamos que nossa nova regra, por mais benéfica que fosse no papel, implicaria disciplinar uma grande fatia da indústria estadunidense em todos os cinquenta estados. Mais de dois milhões de trabalhadores estavam potencialmente expostos à sílica, e mais de 85% deles trabalhavam na indústria da construção civil. Suas condições de trabalho teriam de mudar. A nova regulamentação para ambientes de trabalho seria uma exigência significativa por parte da agência, era preciso admitir.

2

Assim, em agosto de 2013, a Casa Branca aprovou nossa proposta oficial para a nova norma e nos preparamos para o próximo desafio: o laborioso e contencioso processo de consulta pública. A Agência de Administração de Segurança e Saúde Ocupacional tem um notável processo para estabelecer padrões, empenhando-se para considerar tanto as *evidências no registro* quanto a contribuição do público. Qualquer interessado que discorde das evidências apresentadas em nossa regra proposta pode desafiá-la em uma audiência pública ou por meio de comentários escritos (que da mesma forma acabarão no registro público). As partes interessadas também têm múltiplas oportunidades para apresentar suas próprias evidências e argumentos, e a responsabilidade de fazê-lo é delas se quiserem que a agência atenue ou endureça a regra. As partes envolvidas geralmente têm três meses para enviar provas antes da primeira audiência pública oficial.

Quando dou aulas sobre saúde pública, peço que os alunos dediquem um tempo para assistir a uma audiência de normas da Administração de Segurança e Saúde Ocupacional, que é o "cometa Halley" de nossa área: não acontece sempre (uma ou duas vezes por década), mas, quando acontece, é uma experiência. Qualquer pessoa que se inscreva para participar, independentemente de sua formação ou prática, tem cinco minutos para falar, e depois é questionada pelos funcionários da agência que estão escrevendo o regulamento. Qualquer um desses oradores presentes na audiência, antes ou depois de testemunhar, pode fazer perguntas a qualquer outro orador, o que significa que você pode ver especialistas do setor interrogando aqueles que representam os sindicatos, e vice-versa.

Após a audiência pública — que, para normas maiores, pode durar semanas —, há dois períodos adicionais nos quais as partes interessadas podem apresentar dados complementares ou comentar qualquer coisa mencionada nas audiências até aquele momento. Depois, segue-se um longo período, no qual a equipe da agência analisa os depoimentos e todos os comentários e se prepara para respondê-los na proposta final.

Se todos que participam tivessem o mesmo objetivo — encontrar a verdade —, eu descreveria o processo como socrático. Mas nem todos compartilham dessa meta. Mesmo assim, qualquer um pode defender o próprio argumento, caso queira. No caso da sílica, realizamos catorze dias de audiência e mantivemos o período de comentários aberto por quase um ano. Quando tudo terminou, havíamos recebido mais de dois mil comentários em um total de 34 mil páginas de material.

As audiências foram fascinantes e, às vezes, dramáticas. (Eu assisti apenas às sessões de abertura e de encerramento. Os advogados da agência decidiram que eu não deveria estar presente nas demais, uma vez que era o tomador de decisões final. Se eu fizesse um comentário ou respondesse a uma pergunta, isso poderia sugerir que eu estava tomando decisões antes de todas as evidências estarem disponíveis.)

Trabalhadores acometidos pela silicose deram depoimentos sobre seu diagnóstico e como ele afeta sua vida e de seus familiares. Um deles era Alan White, operário em uma fundição em Buffalo, Nova York, e seus pulmões estavam tão danificados que ele não conseguia andar um quilômetro entre sua casa e o trabalho sem parar de vez em quando para recuperar o fôlego. White tinha 47 anos de idade. Em fundições, os metais fundidos são despejados em moldes revestidos de areia, que em seguida são retirados quando o metal esfria na forma desejada. O ar na fábrica de cobre e latão de White estava contaminado com pó de sílica. Ele e seus colegas de trabalho receberam respiradores, mas raramente os utilizavam. "A gente não usava máscaras", disse White. "Ou a gente aceitava o calor e o pó, ou não trabalhava lá."[15]

Não muito antes da audiência, o sindicato de White, United Steelworkers, levou-o a Washington para visitar os escritórios da Administração de Segurança e Saúde Ocupacional. Ele foi a personificação de um lembrete para todos nós, que trabalhávamos nas normas de sílica, daquilo que eu digo aos estudantes de epidemiologia: estatísticas são pessoas sem lágrimas. Quando se trabalha com saúde pública, estudando e escrevendo sobre doenças no conforto de um escritório, é fácil esquecer que todo o esforço é para tentar proteger pessoas reais dos perigos de ambientes de trabalho que ameaçam suas vidas. Alan White fez com que nenhum de nós se esquecesse dessa lição. Nós o acompanhamos para conhecer o chefe, o secretário do Trabalho Tom Perez, que havia recentemente substituído Hilda Solis.

Tom Perez conta orgulhosamente a qualquer visitante em seu escritório que ele é de Buffalo, e os dois homens imediatamente se conectaram em torno de histórias de sua cidade natal, incluindo o afeto compartilhado pelo time de futebol americano Buffalo Bills. A história de Alan White transformou o secretário em nosso maior defensor na administração. "Há três coisas em minha agenda para a Administração de Segurança e Saúde Ocupacional: sílica, sílica e sílica", ele nos dizia com frequência.

Passadas as audiências, White voltou novamente a Washington e se reuniu com a equipe da Casa Branca. Depois de conhecê-lo, raramente falei em público sobre a proposta de regra para a sílica sem incluir uma referência a este senhor de Buffalo e seus pulmões destruídos pela substância. Sua história explicava, de maneira eloquente e contundente, a necessidade de nosso padrão.

Também apoiaram a proposta da agência nas audiências todos os tipos de profissionais de saúde pública, incluindo alguns dos especialistas nacionais em doenças pulmonares ocupacionais que trabalham para institutos ou centros médicos acadêmicos de ponta. Eles deram depoimentos sobre a literatura científica que relaciona a sílica às doenças pulmonares e ao câncer. Trabalhadores liderados pela federação de sindicatos dos Estados Unidos e pelos sindicatos que representam os operários da construção civil trouxeram sanitaristas industriais para mostrar quantos empregadores já estavam aplicando com sucesso as medidas que a agência se propunha a exigir. Pela primeira vez na história da agência, trabalhadores que não falavam inglês se manifestaram sobre as condições sob as quais trabalhavam e os riscos específicos enfrentados por funcionários vulneráveis que têm pouca voz em seus ambientes de trabalho.

Da parte da indústria, alguns empregadores e organizações de empregadores (como a Associação Nacional de Pavimentação com Asfalto, que representa as empresas que fazem construção de estradas) declararam que *davam as boas-vindas* à norma. Muitos já estavam trabalhando para manter as exposições à sílica abaixo do padrão proposto, e não gostavam de estar em desvantagem financeira ao competir com empregadores que punham seus lucros acima da saúde dos empregados.

Mas os principais envolvidos agiram como sempre. Suas campanhas começaram antes da primeira audiência, com um editorial do *Wall Street Journal* anunciando que o padrão proposto era desnecessário, tecnologicamente inviável e custaria muitas vezes mais do que a estimativa da agência.[16] Nas audiências e nos comentários apresentados, ouvimos cientistas de defesa de produtos que advogam regularmente a favor de amianto, benzeno, emissões de diesel e uma série de outras exposições tóxicas. Todos afirmaram que apenas os níveis mais altos de exposição à sílica aumentam o risco de silicose; que as exposições previstas no padrão antigo eram completamente seguras; que os estudos que ligavam a exposição ao câncer de pulmão tinham erros — a sílica não é um cancerígeno — e falhavam em reconhecer que apenas pessoas com silicose desenvolvem câncer de pulmão. Essas ofensivas foram cuidadosas em evitar falar sobre os custos humanos da exposição à sílica.

Louis Anthony Cox, um analista de risco e um dos mais fiéis especialistas em defesa de produtos da indústria, falou em nome do Conselho Estadunidense de Química, a organização comercial que representa os fabricantes de produtos químicos dos Estados Unidos. Cox entregou uma diatribe alegando a incerteza de todos os cálculos e estimativas da Administração de Segurança e Saúde Ocupacional, um procedimento-padrão para alguém que trabalha em uma função como a dele. Mas Cox também alegou que a agência não havia demonstrado que a exposição à sílica causa silicose — uma doença que *por definição* é causada apenas pela exposição à sílica.[17] Incrédulo, o epidemiologista Robert Park respondeu: "Não somos estúpidos", apontando que era "ridículo" questionar essa relação, já que há inúmeros estudos mostrando que a sílica causa silicose.[18] (Mais tarde, sob o governo de Trump, Cox foi nomeado para presidir o Comitê Consultivo Científico do Ar Limpo da Agência de Proteção Ambiental, que auxilia nas avaliações da ciência que sustenta as normas nacionais mais importantes de proteção aos nossos pulmões.)[19]

Também presente em nome do Conselho Estadunidense de Química estava um economista que, dez anos antes, havia questionado as premissas e os dados da norma de cromo da Administração de Segurança e Saúde Ocupacional (e várias normas da Agência de Proteção Ambiental), argumentando que a agência havia subestimado drasticamente os custos de cumprimento da norma. Essa contribuição ignorou completamente os benefícios de uma norma mais rigorosa para a sílica —

provavelmente percebendo que era desagradável, para algumas das maiores corporações do país, discutir quantos trabalhadores seus produtos matariam. A organização dizia que as novas regras não custariam os 637 milhões de dólares estimados, mas 8,6 bilhões, com graves consequências para a economia dos Estados Unidos.[20]

Alegações exageradas sobre custos são há muito tempo manobras típicas da indústria. Na verdade, quase todas as novas normas da Administração de Segurança e Saúde Ocupacional acabam custando muito *menos* do que as estimativas histericamente infladas pela indústria. Em geral, elas custam ainda menos do que as próprias estimativas da agência, porque novos regulamentos impulsionam inovação tecnológica, uma coisa que nossos economistas internos não estão autorizados a considerar em suas estimativas de custos.[21]

Cada norma de saúde proposta ao longo do último meio século foi recebida com alegações idênticas de que era desnecessária, inviável, que custaria mais do que o estimado. Nenhuma dessas afirmações se provou verdadeira. No auge da epidemia de aids, por exemplo, a Administração de Segurança e Saúde Ocupacional emitiu uma norma patogênica destinada a proteger os trabalhadores da saúde contra a exposição a HIV, hepatite B e outras doenças transmitidas pelo sangue. O padrão exigia, entre outras coisas, vacinação contra a hepatite B para trabalhadores da saúde, fornecimento de recipientes de descarte para materiais perfurocortantes, agulhas com dispositivos de segurança e uso de equipamentos de proteção pessoal, como luvas de látex. A resposta negativa de grande parte da indústria da saúde foi estrondosa. Dentistas afirmaram que não poderiam continuar a praticar odontologia se fossem obrigados a usar luvas e máscaras. Hoje, os requisitos da norma são fatos óbvios e uma boa prática evidente. Há recipientes para perfurocortantes em todas as salas de hospitais. Todos os profissionais de odontologia usam luvas e máscaras. (Quem iria a um dentista que não usasse luvas?) E ninguém se lembra de que a norma da agência é a razão de tudo isso.

Durante as audiências sobre sílica, a questão de um "limite de exposição" — um nível abaixo do qual a exposição não causaria doenças — foi central. Para a indústria, encontrar esse limiar é o "Santo Graal" da definição de normas. Eles sempre conseguem encontrá-lo, e sempre em algum lugar *acima* da norma atual, o que, por sua vez, apoia o argumento de que nunca há motivo para baixar o padrão ou para torná-lo mais seguro. Com a sílica, um estudo de limite de exposição oferecido pelas testemunhas da indústria foi produzido por Ken Mundt, outro especialista recorrente em defesa de produtos, antes atuante pela Ramboll Environ e agora empregado pela ChemRisk.[22] Além de trabalhar para os réus da indústria do tabaco no caso que considerou os fabricantes de cigarros culpados de extorsão,[23] Mundt foi o epidemiologista cujo trabalho para a indústria do cromo supostamente mostrou que havia um limite abaixo do qual o cromo hexavalente não causava câncer de pulmão, o que significaria, naturalmente, que também não havia necessidade de a agência reduzir o padrão de exposição.[24]

Embora tenham utilizado como argumento os custos enormes para cumprir qualquer padrão da agência, as indústrias também reconhecem que tais alegações provavelmente não são adequadas para influenciar o público. É necessário, portanto, apontar também massivas perdas de emprego, uma vez que essas, sim, afetam diretamente os trabalhadores, e não os executivos e os acionistas. Segundo esse argumento, as novas normas estão sempre destinadas a levar as empresas a suspenderem suas operações nos Estados Unidos e as transferirem para o exterior, onde a regulamentação é frouxa. Uma das mais ferozes oponentes do padrão para a sílica foi a Associação Nacional de Construtores de Habitações, um lobby politicamente poderoso, cujos membros ricos estão em praticamente todos os distritos parlamentares, dispostos a fazer doações a políticos que apoiem suas causas. Mas construtores de casas não podiam sustentar o argumento de que os empregos seriam levados para o exterior, já que seu trabalho está bem aqui. Por isso, tentaram afirmar que proteger os trabalhadores aumentaria o custo da construção de forma tão dramática (cinco bilhões de dólares por ano) que muitos projetos se tornariam extremamente caros, a indústria desaceleraria e cinquenta mil trabalhadores perderiam seus empregos.[25] Na Administração de Segurança e Saúde Ocupacional, sabíamos que esse número estava por vir, como sempre acontece, e que ele seria inventado por uma consultoria contratada pelos construtores para chegar a uma estimativa alta. E nós estávamos prontos para rebater. Antes da audiência, pedimos que um grupo de economistas da Universidade de Maryland analisasse a questão. A pesquisa concluiu que o padrão para a sílica proposto produziria, na verdade, um pequeno impacto positivo no emprego.[26]

Há um longo histórico de indústrias alegando que novas normas de saúde da Agência de Administração de Segurança e Saúde Ocupacional destruirão empregos. A equipe de relações públicas das associações comerciais de Washington, juntamente com as organizações de "livre comércio" (muitas vezes, as mesmas que defenderam o tabaco e desacreditaram a ciência a respeito do colapso climático), são treinadas para rotular todos os padrões como "destruidores de empregos", a despeito do número de vidas salvas ou do fato de que muitos padrões acabam *aumentando* a oferta de emprego em vez de diminuí-la. As normas da agência aumentam os custos para algumas empresas. Consequentemente, muitas dessas empresas querem que as normas sejam eliminadas, não importando quantas vidas sejam salvas. Mas, por alguma razão misteriosa, mesmo quando as normas são aprovadas, o teto jamais desmorona em cima dessas corporações. Nunca ouvi falar de uma única empresa que tenha se mudado para o exterior para evitar a Administração de Segurança e Saúde Ocupacional — ao contrário, elas se mudam primordialmente para tirar proveito de salários drasticamente mais baixos. O que acontece, na verdade, é que as empresas terminam recebendo formas perfeitamente acessíveis de salvar vidas, se isso por acaso for de algum interesse para elas.

2

O processo de coleta de evidências em torno da sílica foi longo e exaustivo, mas muito útil. As informações obtidas nas audiências e nas subsequentes rodadas de comentários resultaram em mudanças significativas que fortaleceram muito a proposta. Grandes equipes de especialistas trabalharam rascunho após rascunho, cada um deles revisado pelos advogados da Agência de Administração de Segurança e Saúde Ocupacional em todos os detalhes e várias vezes até que todos estivessem satisfeitos com o resultado. Pelo menos cinquenta funcionários estavam totalmente empenhados no processo. (Eu os menciono nos agradecimentos.) Àquela altura — no final de 2015 —, todos estávamos cientes de uma nova barreira de tempo: se a norma fosse emitida muito perto da eleição presidencial de 2016, e se os republicanos ganhassem a presidência e o controle de ambas as casas do Congresso, ela poderia ser derrubada por meio de uma manobra chamada Lei de Revisão Parlamentar.

Em dezembro, enviamos à Casa Branca um rascunho de 1.700 páginas do texto final, que, depois de mais algumas mudanças, foi publicado no *Federal Register* em março de 2016: seiscentas páginas densas e impressas em letras pequenas. Quase todo esse material é um preâmbulo, um histórico, seguido das evidências que justificam as decisões que tomamos. O verdadeiro "texto regulador" — a parte que os empregadores têm de seguir — é curto e direto ao ponto, apenas algumas dezenas de páginas no total.

Depois de emitida a norma, vieram os inevitáveis processos judiciais que meus colegas da agência me avisaram que receberíamos. Eles surgiram de todos os lados: a indústria alegava que o novo limite de exposição não era sustentado por evidências e que o mundo viria abaixo caso a regra fosse adiante, e defensores dos trabalhadores argumentavam que a nova norma não era suficientemente rigorosa.

Um total de seis processos foram apresentados, cada um em um tribunal federal diferente. Essa escolha de foro é como um jogo: litigantes potenciais apresentam seus casos em tribunais que esperam ser mais simpáticos à causa. Nesse caso, grupos da indústria entraram com processos em Nova Orleans, Atlanta, St. Louis e Denver; os grupos trabalhistas entraram com processos na Filadélfia e em Washington. (Os grupos trabalhistas acreditavam que a proposta não havia feito o suficiente em relação às exigências sobre fiscalização médica e que ela deveria incluir garantia salarial caso um trabalhador precisasse parar de trabalhar com sílica por já estar adoecendo.)

Com todos os casos apresentados, uma loteria atribuiu o processo ao Tribunal de Apelação da cidade de Washington. Depois veio a eleição e Trump. O Departamento do Trabalho apresentou seus dossiês apoiando a norma antes que o novo presidente tomasse posse, mas, uma vez que Tom Perez se retirou e Alex Acosta se tornou o secretário do Trabalho da nova administração, tudo podia acontecer. Secretários de gabinete mudaram suas posições em casos judiciais importantes. É feio e partidário, mas acontece. (Um exemplo proeminente da administração Trump se deu no Departamento de Justiça, que mudou de posição a respeito da lei federal que proíbe a discriminação quanto à orientação sexual em contratações e demissões.) Mas o secretário do Trabalho respeitou o processo de elaboração de normas e permitiu que os advogados do departamento defendessem a regulamentação da sílica.

A essa altura, eu já estava fora da Agência de Administração de Segurança e Saúde Ocupacional e de volta ao meu cargo docente na Universidade George Washington. Como cidadão, esperei com grande apreensão pelo desenrolar do caso no tribunal. Pouco antes do dia da argumentação oral perante o painel de três juízes, fiquei sabendo que o chefe do painel seria Merrick Garland — subitamente famoso por ter sido indicado por Obama para a Suprema Corte, e quem o líder da maioria do Senado, Mitch McConnell, se recusou a considerar durante os dez meses que antecederam as eleições presidenciais de 2016. Ele foi acompanhado pelos juízes David Tatel e Karen Henderson. Garland e Tatel haviam sido nomeados para o tribunal de Washington por Bill Clinton, e Henderson por George H. W. Bush. As janelas do meu antigo escritório na agência federal davam diretamente para a entrada do tribunal onde os argumentos seriam apresentados. Passando pelas portas para as quais eu havia olhado quase todos os dias durante mais de sete anos, fui recebido por dezenas de funcionários que haviam trabalhado na norma da sílica por anos ou, em alguns casos, décadas. Sentadas em frente ao solene tribunal, representando o Departamento do Trabalho e preparadas para defender a norma, estavam três advogadas, todas jovens mulheres que estiveram profundamente envolvidas na redação e revisão do documento. Do outro lado, uma multidão de advogados corporativos caros, contratados pela Câmara de Comércio, pela Associação Nacional de Construtores de Habitações e por grande parte das indústrias de construção e fundição — homens representando empregadores que não queriam aumentar a proteção dos trabalhadores.

Na sala do tribunal, cada conjunto de advogados tinha trinta minutos. Os oponentes da regra, que provocaram o processo, foram os primeiros. O argumento inicial coube a William Wehrum, que havia sido nomeado, mas ainda não confirmado, para o cargo de administrador-assistente do Escritório de Ar e Radiação da Agência de Proteção Ambiental. Posicionando-se contra o mesmo governo ao qual ele estava prestes a se juntar, a tarefa de Wehrum era convencer o tribunal de que as provas não sustentavam a avaliação de risco da agência. Primeiro, ele minimizou o risco da sílica, afirmando que ela não é nada perigosa — é apenas poeira. "As pessoas são concebidas para lidar com a poeira", disse ele ao tribunal. "Elas vivem em apartamentos empoeirados o tempo todo, e isso não as mata." O argumento foi muito pouco impressionante.

    Wehrum prosseguiu afirmando que a Administração de Segurança e Saúde Ocupacional havia cometido erros nas estimativas de risco de doenças renais causadas pela sílica. Mais uma vez, estranho. Ainda que argumentasse da melhor maneira possível, isso não abalaria em nada as evidências que suportam a norma. O ponto de vista de Wehrum era secundário, na melhor das hipóteses, e irrelevante, na pior. Depois de apenas alguns minutos, eu estava perplexo, mas satisfeito, até mesmo um pouco relaxado. Os três juízes pareciam concordar comigo. Eles perguntaram se as reclamações sobre a avaliação de risco de doenças renais da agência eram o melhor que ele tinha a oferecer. E eram. Nada nos argumentos de Wehrum se sustentava. As apresentações do restante da equipe da indústria foram igualmente fracas — reiterando as mesmas alegações que já haviam sido levantadas nas audiências, e refutadas. Os três juízes deixaram muito claro que não havia necessidade de repeti-las ali.

    Depois dos advogados da indústria vieram dois advogados dos sindicatos de trabalhadores. Os juízes pareciam mais simpáticos aos seus argumentos em todos os âmbitos. É sabido que as perguntas dos juízes de apelação podem enganar qualquer um que tente sondar sua linha de raciocínio; tentativas de ler seu pensamento com base no estilo de pergunta ou comportamento não predizem facilmente os resultados. Mas, quando a sala de audiências se esvaziou, até mesmo o pessoal da indústria reconheceu para mim que só um milagre poderia salvar aquilo. Alguém até sugeriu que a indústria deveria pedir o dinheiro de volta àqueles advogados por um trabalho tão medíocre.

    Três meses depois, a decisão final unânime foi uma vitória completa e total para a agência. Os juízes rejeitaram cada uma das dezenas de alegações do setor privado. Os anos de diligente coleta e análise de dados, seguidos de uma interminável redação e edição, haviam valido a pena. A oposição não conseguiu encontrar um único furo em nossos argumentos. Os juízes, no entanto, decidiram favoravelmente a respeito de uma constatação do sindicato de que a agência não havia conseguido explicar adequadamente por que não forneceu proteção médica para afastamento, como havia feito em normas anteriores. Eles enviaram essa parte da norma de volta à agência para trabalho adicional, para que se incluísse proteção para afastamento médico de trabalhadores com sinais iniciais de doença pulmonar ou para que a agência justificasse melhor a decisão de não incluir essa proteção.[27]

A nova norma entrou em vigor em setembro de 2017. A agência está agora aplicando essas regras e emitindo multas quando encontra empregadores fora de conformidade. Novos equipamentos de construção baratos com aspiradores ou umidificadores são largamente vendidos e se tornaram material-padrão em canteiros de obras. Pequenos empreiteiros descobriram que atender às novas exigências era muito mais fácil e menos dispendioso do que haviam dito as associações comerciais alarmistas. Não vi nenhuma prova de que esses pequenos custos adicionais tenham resultado em demissões ou aumentos significativos nos preços da construção de moradias. Em poucos anos, todos terão se esquecido de que a *única* razão pela qual as ferramentas elétricas em canteiros de obras têm acessórios de aspiração, e a sílica não é mais uma ameaça à saúde do trabalhador, é a norma que a Administração de Segurança e Saúde Ocupacional emitiu em 2016.

Os mineiros de carvão não tiveram a mesma sorte. Desde 2011, milhares deles desenvolveram uma grave doença pulmonar chamada fibrose maciça progressiva, principalmente nas minas onde, para extrair carvão de jazidas cada vez mais pobres, grandes quantidades de rocha de quartzo precisam ser perfuradas. O quartzo é sílica, e os efeitos são desastrosos. Como mencionado, a Administração de Segurança e Saúde em Minas planejava utilizar os estudos e análises da Administração de Segurança e Saúde Ocupacional, sua agência-irmã. Esse plano encontrou um obstáculo chamado Donald J. Trump. Em setembro de 2018, o conflito entre a ciência e o dinheiro foi exposto para todos durante uma aparição de David Zatezalo, o ex-executivo de carvão e lobista da indústria nomeado por Trump para dirigir a agência. Falando a uma plateia de estudantes de engenharia de mineração, funcionários de agências e executivos e lobistas da indústria, Zatezalo disse: "Você ouve dizer nos círculos de saúde sobre 'fibrose maciça progressiva', esse tipo de coisa. [...] Acredito que todos esses problemas são claramente da sílica. A sílica é uma coisa que precisa ser controlada".

Mas, imediatamente depois de seu discurso, quando os repórteres se aproximaram, o chefe não podia simplesmente dizer que não ia fazer nada enquanto tantos mineiros estavam incapacitados ou morrendo. Ele precisava de alguma forma justificar a inércia — e, como de costume, a incerteza científica foi a escolha. "Não creio que a ciência da causa esteja tão bem definida", disse. Questionado sobre a afirmação feita pouco antes, ele entrou na defensiva: "Não, eu disse que suspeito da sílica. Não disse que era ela. [...] Acho que, até que se descubra de fato o que é, não se sabe de verdade".[28]

8
TRABALHANDO OS ÁRBITROS

Como sabemos se uma substância causa câncer? Com alguma dificuldade. Raramente um único estudo produz um resultado tão conclusivo que não suscite debate. Na maioria dos casos, a tarefa de provar o risco de uma substância exige a interpretação de muitos estudos.

Duas instituições lideram o difícil trabalho de avaliação da literatura científica para identificar carcinógenos: a Agência Internacional de Pesquisa em Câncer (Iarc) e o Programa Nacional de Toxicologia dos Estados Unidos. Ambas têm processos rigorosos para revisar e avaliar a literatura e fazer os julgamentos necessários. Isso significa, obrigatoriamente, que ambas têm sido alvo de ataques sofisticados de dúvidas e incertezas por parte da indústria de defesa de produtos e de seus patrocinadores corporativos.

A Iarc faz parte da Organização Mundial da Saúde (OMS) e tem sede em Lyon, na França. Com uma equipe de centenas de funcionários em tempo integral, coordena e conduz pesquisas que se concentram na identificação das causas do câncer e no aprimoramento do diagnóstico, tratamento e prevenção. Como parte desse trabalho, reúne regularmente grupos de cientistas especializados para analisar estudos publicados e avaliar se o peso da evidência justifica a classificação de determinada substância (ou mistura de substâncias, ou exposição ambiental, ou mesmo estilo de vida) como um carcinógeno. Desde 1971, os painéis da Iarc avaliaram mais de mil agentes e classificaram mais de quatrocentos com uma das três designações: cancerígeno, provavelmente cancerígeno, ou possivelmente cancerígeno para humanos.

O Programa Nacional de Toxicologia é um órgão homólogo que atua nos Estados Unidos e está alojado dentro do Instituto Nacional de Ciências de Saúde Ambiental. Ele possui um aspecto incomum: tem um comitê executivo composto por dirigentes de outras agências federais que confiam nas avaliações do órgão. Isso significa que o conselho é composto pelos diretores do Departamento de Defesa, da Agência de Proteção Ambiental, da Administração de Alimentos e Drogas (FDA), do Instituto Nacional do Câncer, da Comissão de Segurança de Produtos de Consumo e da Administração de Segurança e Saúde Ocupacional. (Eu atuei como presidente do comitê executivo por mais de cinco anos enquanto dirigia esta última agência.)

Em 1978, quando Jimmy Carter era presidente dos Estados Unidos, o Congresso aprovou uma legislação exigindo que o órgão publicasse o *Report on Carcinogens* [Relatório de carcinógenos], uma atualização anual sobre substâncias "conhecidas como cancerígenas para humanos" ou "que são presumivelmente cancerígenas para humanos", e às quais um número significativo de cidadãos estadunidenses está exposto. A inclusão de uma substância no *Report on Carcinogens* (hoje publicado bienalmente) é o ápice de um processo rigoroso com múltiplas revisões internas e públicas da matéria indicada para inclusão.

Ter agências governamentais que classifiquem carcinógenos é significativo por duas razões. Primeiro, é um componente vital da prevenção do câncer pela simples razão de que muitos consumidores evitarão comprar produtos identificados como causadores de câncer (o que é bom). Segundo, os fabricantes de produtos de consumo responderão e tentarão encontrar substitutos para essas substâncias suspeitas — o que pode ter impacto em seus lucros.

Por razões óbvias, as empresas não querem que seus produtos sejam rotulados como causadores de câncer. Consequentemente, o processo científico e de regulamentação que leva a uma designação de causador de câncer pode rapidamente se tornar um terreno de contestação. O primeiro instinto de muitos executivos é negar o problema negando a ciência; para isso, contratam cientistas de defesa de produtos e especialistas em relações públicas. As empresas, especialmente as que fabricam ou comercializam produtos químicos, aprenderam da pior maneira que uma designação da Iarc ou do Programa Nacional de Toxicologia é uma péssima notícia; portanto, elas não medem esforços para evitar que isso aconteça.

Pense nessa estratégia como "trabalhar os árbitros". No basquete, os treinadores percorrem toda a linha lateral reclamando da última marcação do árbitro na esperança de influenciar aquelas que ainda virão. O mesmo acontece na indústria. Trabalhar o árbitro é um componente necessário e às vezes elaborado de qualquer campanha corporativa para fabricar dúvidas e incertezas. E pode ser perturbador, até mesmo sufocante para a agência-alvo.

2

O talco é um mineral argiloso que, em forma de pó, absorve a umidade e reduz o atrito. Tem inúmeras aplicações industriais na fabricação de produtos que incluem borracha, tintas, plásticos, papéis, cerâmicas e materiais de construção. Também está presente em cerca de dois mil produtos cosméticos, incluindo antitranspirantes, batons e corretivos. E, é claro, está no talco de bebê.[1]

O talco também tem alguns problemas. A presença de fibras de amianto em depósitos de talco tem sido uma preocupação de saúde pública há muito tempo, assim como são preocupantes as fibras que não são amianto, mas cuja estrutura é semelhante à dele, muitas vezes chamadas de fibras asbestiformes. Elas também são comumente encontradas em depósitos de talco, e também são motivos de preocupação.

O talco ganhou as manchetes das primeiras páginas em 2018, depois que um júri em Saint Louis concedeu em torno de 4,7 bilhões de dólares (sim, *bilhões*) a 22 mulheres que afirmaram que o uso do Baby Talco da Johnson contribuiu para seus cânceres de ovário. O talco de bebê, um produto simbólico nos Estados Unidos e presente em muitos lares, é produzido pela Johnson & Johnson em New Brunswick, Nova Jersey. No caso que resultou em uma grande indenização, o foco não foi o talco em si, mas a contaminação pelo amianto. Para muitas pessoas que usam o Baby Talco da Johnson e outros produtos que contêm talco, a decisão, assim como a revelação de que havia amianto no produto, foi provavelmente uma surpresa. Houve, anteriormente, outras ações judiciais de mulheres com câncer de ovário, algumas com decisões em prol das mulheres, outras em prol do fabricante, mas o talco para bebês e outros produtos com talco não continham nenhuma advertência de que podiam conter amianto e causar câncer.

Havia uma razão para a ausência desse alerta: quando o talco estava sendo avaliado para inclusão no *Report on Carcinogens*, o esforço do programa foi interrompido por uma sofisticada campanha de defesa de produto financiada pela indústria, incluindo tanto as empresas que extraem e produzem o mineral quanto as que o utilizam em seus produtos. Os documentos internos publicados naquela ação judicial fornecem um roteiro amplo sobre o funcionamento dessa estratégia.

Eu não estava acompanhando de perto a epidemiologia do câncer ovariano causado pelo talco até que recebi uma ligação, no início de 2018. Era Mark Lanier, um advogado de Houston que eu não conhecia, me perguntando se eu poderia testemunhar como especialista em um julgamento em Saint Louis envolvendo exposição ao talco. Expliquei que não estava em dia com os estudos epidemiológicos e recusei o convite. Lanier então explicou que não era a epidemiologia que ele queria que eu abordasse; ele queria que eu falasse como testemunha especialista sobre a fabricação de incertezas em geral. Sobre esse assunto, sim, eu *estou* em dia, mas recusei novamente. Lanier insistiu, perguntando se eu me oporia a ser intimado como testemunha *factual*. (As testemunhas especializadas podem oferecer opiniões; as testemunhas factuais não podem, e devem basear seu depoimento apenas no conhecimento pessoal.) Eu não seria obrigado a ir a Saint Louis para o julgamento propriamente dito. Testemunhas intimadas não podem ser obrigadas a viajar, então meu depoimento poderia ser filmado na cidade de Washington, onde trabalho.

Como nunca tinha sido testemunha factual em um julgamento, fiquei curioso e concordei. Eu não tinha ideia do que esperar. E certamente não estava esperando uma ligação, alguns dias antes do meu depoimento, do advogado da Johnson & Johnson, perguntando sobre o que eu planejava falar. Expliquei o pouco que sabia: Lanier planejava me fazer perguntas sobre a indústria de defesa de produtos e como as corporações a utilizam para fabricar incerteza científica.

Ao chegar ao quarto de hotel no centro de Washington, fui recebido por Lanier, uma equipe de advogados dos réus (Johnson & Johnson e uma empresa que minera talco), um escrivão do tribunal, um cinegrafista e, para minha surpresa, um juiz de Saint Louis que presidiria o depoimento. Depois de apenas alguns minutos, entendi exatamente por que Lanier me pediu para testemunhar. Vários dos principais especialistas em defesa de produtos haviam sido chamados para ajudar a defender o talco, e os documentos revelados durante a investigação mostraram exatamente como eles o fizeram. Percebi que a intenção de Lanier era que meu depoimento demonstrasse de que modo o excelente mapa produzido para a campanha de incerteza sobre o talco seguia cuidadosamente o modelo instituído pela Big Tobacco, aperfeiçoado ao longo dos anos por muitas indústrias — assuntos sobre os quais eu havia escrito anteriormente. No decorrer de algumas horas, me mostraram muitos documentos, incluindo os que discuto a seguir, e me pediram para comentá-los. Alguns eram considerados confidenciais, e eu não poderia discuti-los com ninguém, a menos que fossem usados mais tarde no tribunal, quando se tornariam públicos.

No fim, meu depoimento gravado em vídeo nunca foi utilizado. Lanier me disse mais tarde que estava aguardando para utilizá-lo na fase de contestação, quando teria a oportunidade de refutar o material apresentado pelo outro lado. Evidentemente, ele sentiu que sua argumentação era suficientemente forte, e a argumentação da defesa suficientemente fraca, de modo que não precisaria de uma contestação. Ele estava claramente correto: os jurados concederam aos reclamantes 550 milhões de dólares, ou 25 milhões para cada uma das mulheres ou famílias de seis mulheres que haviam morrido, mais 4,14 bilhões em indenizações punitivas. Um jurado explicou a mensagem que estavam tentando enviar para a Johnson & Johnson: "Estávamos apenas tentando encontrar alguma coisa que os faria sentir o problema". A Johnson & Johnson está, é claro, recorrendo do valor estipulado.[2]

Naquele quarto de hotel em Washington, apenas uma pequena fração dos documentos que entraram no registro público tinha sido mostrada a mim. Depois do julgamento, perguntei a Lanier se eu poderia examinar todo o *corpus* admitido como prova, e ele generosamente o compartilhou comigo. Examiná-los foi uma revelação que me abriu os olhos, especialmente porque muitos dos documentos envolviam o Programa Nacional de Toxicologia. Como mencionado, enquanto dirigia a Agência de Administração de Segurança e Saúde Ocupacional, atuei como presidente do comitê executivo do programa. Depois de retomar meu cargo na universidade, fui nomeado pelo secretário de Saúde e Serviços Humanos de Trump, Alex Azar, para o Comitê de Conselheiros Científicos do programa, que fornece aconselhamento científico ao diretor e avalia os programas da organização (incluindo o *Report on Carcinogens*). Mas eu nunca tinha visto os detalhes secretos de uma campanha como aquela.

2

No início da década de 1970 — antes da criação do Programa Nacional de Toxicologia, em 1978 —, o amianto havia se tornado uma preocupação nacional. Grande parte das pesquisas sobre os efeitos dessa substância na saúde estava centralizada no laboratório de Irving Selikoff, no Centro Médico Mount Sinai, em Nova York. Seguindo o conselho de Selikoff, a Administração de Proteção Ambiental de Nova York proibiu, em 1971, a pulverização do amianto para isolamento de edifícios, bem no meio do processo de construção do World Trade Center. Na mesma época, o administrador da agência informou que o Mount Sinai havia encontrado amianto em duas marcas de pó de talco comercial que havia testado, nomeando o Baby Talco da Johnson como uma delas.[3] Um dos mineralogistas do laboratório de Selikoff relatou à referida empresa que havia encontrado uma quantidade "relativamente pequena" de amianto em seu produto, embora posteriormente tenha dito aos repórteres que detectou a substância em várias amostras de talco comercial em pó, mas não no Baby Talco da Johnson.[4] O furor público em torno desses relatos criou pressão sobre a FDA, que, além de alimentos e drogas, é encarregada de garantir que produtos cosméticos sejam seguros. A Johnson & Johnson assegurou à agência federal que "não detectou amianto em qualquer amostra" de talco testado nos laboratórios da empresa. Entretanto, essa garantia deixou de mencionar que pelo menos três testes realizados entre 1972 e 1975 por três laboratórios externos encontraram amianto em amostras de talco da Johnson & Johnson — e, em um deles, o laboratório relatou um nível "bastante elevado". Além disso, os próprios métodos de teste da Johnson & Johnson não estavam à altura do objetivo de monitorar o amianto, pois rotineiramente permitiam que os resíduos de contaminantes ficassem indetectados. Ademais, a empresa testou uma pequena fração do talco que utilizava na produção. Por fim, a FDA decidiu não emitir nenhum regulamento limitando o amianto no talco cosmético, basicamente adiando as diretrizes voluntárias da Associação de Cosméticos, Produtos de Higiene e Perfumaria, que incentivavam o uso de protocolos de testes pela indústria.[5]

Em 1979, o Instituto Nacional de Segurança e Saúde Ocupacional indicou pela primeira vez o talco para ser analisado pelo recém-criado Programa Nacional de Toxicologia. Essa recomendação foi motivada por estudos que haviam encontrado um risco maior de câncer de pulmão e mesotelioma — um câncer causado pelo amianto — entre os mineiros de talco. Seguiu-se em 1982 uma nova e muito preocupante informação: um estudo descobriu um risco maior de câncer de ovário entre mulheres expostas ao talco mediante aplicações perineais, uso em absorventes higiênicos ou em diafragmas.[6]

Essa nova ameaça apresentou um problema fundamental e significativo para a Johnson & Johnson. O Baby Talco molda a imagem pública da empresa e traz uma imagem tranquilizadora de pureza, lembrando as pessoas de um tempo passado e menos complicado. (Poucas pessoas pensam na Johnson & Johnson como uma empresa que também fabrica medicamentos, incluindo opioides e dispositivos médicos.) A corporação há muito tempo argumenta que seu talco para bebês é livre de amianto, e a indústria de cosméticos e produtos de higiene pessoal adotou uma norma voluntária para produtos livres de amianto em 1976. Entretanto, reportagens especiais publicadas por *The New York Times, Reuters* e *Bloomberg Businessweek* revelaram uma história muito diferente. Repórteres investigativos examinaram milhares de documentos obtidos através de solicitações da Lei de Acesso à Informação ou de processos civis e conversaram com indivíduos envolvidos em testes de talco ao longo de várias décadas. Todos esses relatórios concluíram que a Johnson & Johnson reconheceu, já em 1971, que havia muitos indícios de que o talco de bebê estava de fato contaminado com partículas asbestiformes (de novo, não tecnicamente com amianto, mas com uma estrutura semelhante). A Johnson & Johnson pressionou os cientistas que realizavam programas de testes a não reportar nenhuma presença dessa fibra, enquanto, nas palavras da reportagem do *New York Times*, "desacreditou as pesquisas que sugeriam que o talco poderia estar contaminado com amianto".[7]

Em 1987, a Iarc classificou o talco com fibras asbestiformes como cancerígeno para humanos, mas não fez uma designação para talco puro sem asbestiformes, dizendo não ter provas adequadas para estabelecer uma conclusão.[8] (Isso pode ser discutível, visto que o talco asbestiforme aparentemente chega ao mercado sem o conhecimento do consumidor.)

Todo esse contexto nos leva à história do Programa Nacional de Toxicologia. Em outubro de 2000, o órgão divulgou publicamente um documento inicial, intitulado "Draft Background Document for Talc Asbestiform and Non-Asbestiform" [Minuta de documento de referência para talco asbestiforme e não asbestiforme], que reviu as evidências relacionadas ao talco e ao câncer. A recomendação: classificar o talco asbestiforme como carcinógeno humano, e o talco não asbestiforme como "bastante provável carcinógeno humano". (O talco com amianto é evidentemente um carcinógeno. Isso é indiscutível.)

Como os cientistas do programa chegaram a essas conclusões? A maioria dos numerosos estudos sobre o assunto encontrou risco maior de câncer de pulmão entre trabalhadores da mineração de talco que contém fibras asbestiformes. Portanto, não foi possível dizer definitivamente que o talco *sozinho* contribuiu para o risco adicional. Havia alguns poucos estudos sobre mineiros que trabalhavam em ambientes sem amianto reportado, mas que também encontraram risco aumentado de câncer de pulmão; no entanto, nesses casos, os mineiros estavam expostos a sílica, radônio ou outros carcinógenos, então não foi possível atribuir o risco de câncer somente ao talco. (Havia também evidências em animais, mas não eram tão contundentes. A minuta concluiu que não havia estudos experimentais adequados com animais envolvendo talco com fibras asbestiformes, e que havia apenas um estudo adequado com ratos expostos a talco não asbestiforme. Esse estudo, por sua vez, encontrou um risco maior de câncer nos ratos expostos ao talco.)[9]

Depois houve novas evidências de câncer de ovários. Na época da minuta publicada pelo Programa Nacional de Toxicologia, em 2000, mais de uma dúzia de estudos detectaram que mulheres que usavam talco no períneo, em absorventes higiênicos e em diafragmas contraceptivos apresentavam maior risco de câncer de ovário. Por outro lado, um grande estudo de grupo prospectivo se revelou negativo em relação a essa questão.

As empresas envolvidas na produção e venda de talco interpretaram a minuta como um perigoso sinal de advertência. O medo foi registrado em uma apresentação feita por Steve Jarvis, chefe de saúde e segurança ambiental da Luzenac America, filial de uma empresa francesa que foi (e continua sendo) a maior mineradora de talco do mundo e fabricante de muitos produtos para uso industrial e cosmético.

> A inclusão do talco [no *Report on Carcinogens*] teria consequências devastadoras para o mercado mundial de talco.
>
> Primeiro [...] veríamos uma perda virtual imediata de nossas vendas para o mercado de cuidados pessoais — cerca de dez milhões de dólares em vendas no primeiro ano.
>
> Em segundo lugar [...], devido às exigências de rótulos cancerígenos, provavelmente sofreríamos uma queda das vendas em todos os mercados [...], talvez de 20% a 50% de todas as vendas restantes até o terceiro ano.

Além disso, a inclusão do status de cancerígeno nos Estados Unidos pelo Programa Nacional de Toxicologia provavelmente desencadearia status idêntico para o talco na Europa e no Extremo Oriente.

E finalmente [...], devido à exposição de nossos produtos de consumo, os processos civis provavelmente dispararam.[10]

A minuta foi divulgada em outubro de 2000. Apenas dois meses depois, em dezembro, o Comitê de Conselheiros Científicos da agência se reuniria para determinar se o talco deveria ser incluído pela primeira vez no *Report on Carcinogens*. Portanto, o tempo era curto — desesperadamente curto — para a indústria. A Associação de Cosméticos, Produtos de Higiene e Perfumaria, principal entidade do setor, convocou uma teleconferência em alerta vermelho para discutir como proceder. Grande parte da campanha para impedir a designação seria coordenada através dessa associação comercial e da indústria de mineração de talco. (O presidente de longa data da organização, inclusive durante os anos observados aqui, foi E. Edward Kavanaugh, pai do juiz da Suprema Corte Brett Kavanaugh. Em 2007, dois anos após a aposentadoria de Kavanaugh, o grupo mudou seu nome para Conselho de Produtos de Cuidados Pessoais.)

A associação tinha um relacionamento estabelecido com o Grupo Weinberg, a empresa de defesa de produtos que fez um extenso trabalho para a indústria do tabaco e outras indústrias que estavam sob pressão.[11] Na época da teleconferência sobre a emergência do talco, o Grupo Weinberg já havia submetido à organização uma proposta para gerenciar um componente da campanha: a revisão da literatura epidemiológica até o momento e a busca de especialistas que pudessem testemunhar contra a classificação na próxima audiência do Programa Nacional de Toxicologia.[12]

É claro que a Johnson & Johnson vinha defendendo o talco e, portanto, se preparando para essa luta há anos. Quase uma década antes, a empresa havia contratado Alfred P. Wehner, um toxicologista com experiência na supervisão de estudos relacionados ao talco em animais, para combater as primeiras pesquisas que sugeriam a relação entre o produto e o câncer de ovário.[13] Wehner era um veterano das disputas regulatórias relativas ao fumo passivo e havia feito um bom trabalho semeando dúvidas em nome dos fabricantes de cigarros dos Estados Unidos.[14] Em 1994, seis anos antes da publicação da minuta do Programa Nacional de Toxicologia, ele havia feito uma revisão com foco especial nos primeiros estudos do talco e concluiu que essa literatura "não fornece nenhuma evidência convincente de que o talco cosmético puro, quando usado conforme previsto, apresente risco à saúde do consumidor humano".[15]

Em 2000, Wehner apresentou novamente seu trabalho em prol dos interesses do talco, classificando a minuta como "um documento seriamente falho e tendencioso".[16] Qualquer possibilidade de a crítica de Wehner ter sido um julgamento independente ou que não considerou seus patrocinadores é totalmente desmentida pelas subsequentes discussões internas a respeito dela.

Evidências sugerem que as pessoas do setor não gostaram do tom da reprimenda. Uma citação indica que "a crítica de Wehner precisa ter o tom ajustado". Um funcionário da Luzenac fez exatamente isso, reescrevendo e mudando o tom de algumas partes, e depois fazendo circular este e-mail:

> Em anexo está meu primeiro tratamento da Introdução. A intenção é ser colaborativo, dar uma indicação sobre as questões legais e de credibilidade para o Programa Nacional de Toxicologia e sugerir um bode expiatório, ou seja, os consultores. [...] Eu expressei alguma preocupação com o tom estridente, alguns poderiam dizer arrogante, de seu ensaio original. O documento não conseguiu convencer (embora não saibamos se o estilo contribuiu para isso), portanto recomendo fortemente aqui que o transformemos em um estilo colaborativo, que ponha os consultores que prepararam o texto na linha de fogo, não o Programa Nacional de Toxicologia e

seus veneráveis conselheiros. *O objetivo deve ser fazê-los duvidar de que talvez não estejam agindo segundo o melhor conselho de seus consultores.*[17]

Em pouco tempo, a Associação de Cosméticos, Produtos de Higiene e Perfumaria percebeu que precisava de argumentos mais eficazes do que Wehner ou o Grupo Weinberg poderiam fornecer. Numa jogada inteligente, contratou um dos decanos da defesa de produtos, Jim Tozzi, diretor de uma organização chamada Centro para Eficiência Regulatória. O nome esconde sua verdadeira missão: limitar a capacidade do poder público de regulamentar clientes corporativos. Tozzi, ex-funcionário de alto nível do Escritório de Administração e Orçamento da presidência de Ronald Reagan, participou da concepção de várias peças de legislação que permitem que interesses comerciais retardem esforços regulatórios. Quando ele deixou o governo, estabeleceu um conjunto de empresas de consultoria, incluindo o Centro para Eficiência Regulatória, que trabalhavam ativamente com a indústria do tabaco em oposição aos esforços da Agência de Proteção Ambiental para limitar o fumo em locais públicos. Tozzi foi fundamental no avanço de uma das iniciativas mais características da Big Tobacco para atar as mãos da agência, a Lei de Qualidade de Dados, que permite às corporações contestar e reanalisar os dados utilizados como base para a formulação de normas. Na batalha do talco, Tozzi trouxe uma riqueza de habilidades e recursos. Além de ajudar a indústria a formular argumentos técnicos, ele tinha boas conexões com a administração George W. Bush, que assumiria o poder em janeiro de 2001 — o mês seguinte à reunião do comitê do Programa Nacional de Toxicologia. Ele soube como empregar a Lei de Qualidade de Dados para pressionar as agências a mudarem os resultados, a fim de evitar uma disputa com a nova Casa Branca.

Tozzi era veterano em pressionar o Programa Nacional de Toxicologia, tendo feito campanha em nome da indústria do tabaco para impedir que a agência listasse o fumo passivo como carcinógeno. Entre aquela campanha e essa para o talco, Tozzi também foi explorado por clientes que se opunham à designação da infame dioxina química como um conhecido carcinógeno humano. Como parte desse trabalho, Tozzi e o Centro para Eficiência Regulatória processaram o programa por seus procedimentos de tomada de decisão — um subterfúgio para esconder o patrocinador real do processo, os sempre impopulares fabricantes de cigarros. A ação foi, em grande parte, malsucedida (tanto a dioxina quanto a fumaça passiva de tabaco foram listadas como reconhecidos carcinógenos humanos), mas Tozzi conseguiu tocar em uma vulnerabilidade do programa: processos e revisão judicial, que órgãos desse tipo, com poucos recursos e poucos advogados, geralmente buscam evitar.[18]

Remunerados com doze mil dólares por mês, Tozzi e sua equipe não saíram barato para as empresas de talco.[19] Alguns pagamentos foram feitos em nome de outro grupo de consultoria de Tozzi, o Multinational Legal Services, "a fim de ter o benefício de uma relação advogado/cliente", o que protegeria a revelação dos resultados do trabalho em um processo civil.[20]

Tozzi e suas diversas empresas cumpriram as entregas para a Johnson & Johnson, os produtores de talco e a Associação de Cosméticos, Produtos de Higiene e Perfumaria. Os consultores primeiro formularam o que mais tarde foi referido como a "falha fatal" no raciocínio do relatório do Programa Nacional de Toxicologia: nos estudos que encontraram maior risco de câncer entre humanos expostos ao talco — sejam mineiros, sejam consumidores talco —, muitas das exposições ocorreram durante um tempo passado, quando não era possível afirmar de forma inequívoca que o talco estivesse livre de amianto. Na época, não havia estudos que pudessem avaliar adequadamente o risco de câncer em pessoas cuja exposição ao talco só ocorreu depois que a indústria começou a fiscalizar a presença de fibras asbestiformes, embora agora existam estudos efetivos que incluem mulheres com exposições mais recentes.²¹ No entanto, dada a ausência de provas a esse respeito em 2000, o argumento de Tozzi era de que o programa não arcava com o ônus de demonstrar que o talco *não asbestiforme* causava câncer. É claro que esse argumento só poderia ser bem-sucedido se acompanhado da crença de que o talco mais recente era livre de amianto. A Associação de Cosméticos, Produtos de Higiene e Perfumaria enfatizou que sim: afinal, havia imposto a norma voluntária livre de amianto em 1976. E qualquer evidência de talco cosmético contaminado depois daquela data, ou de que os testes eram inadequados, nunca viera a público.

A equipe de Tozzi formulou o argumento e depois o comunicou diretamente em uma carta contundente, enviada ao programa antes da votação de dezembro.²² Em circunstâncias normais, uma associação comercial poderia enviar uma carta e um argumento como esse em seu próprio papel timbrado. Mas, ao enviá-la por meio do Centro para Eficiência Regulatória, o grupo de comércio de talco transmitiu uma mensagem adicional: temos força política aqui. Os administradores do programa reconheceriam que estavam lidando essencialmente com um guerrilheiro que já os havia processado uma vez (em uma causa em sua maioria perdida, é verdade, mas que não deixou de ser um fardo para o órgão).

Antes da votação para classificar o talco contendo fibras asbestiformes como cancerígeno no *Report on Carcinogens*, essa evidência havia sido analisada por dois grupos federais de revisão científica: o Comitê de Revisão do Instituto Nacional de Ciências de Saúde Ambiental e o Grupo de Trabalho Interagencial do comitê executivo do Programa Nacional de Toxicologia. Os sete membros do primeiro grupo haviam votado para designar o talco contaminado como um reconhecido carcinógeno humano. O segundo grupo, composto de cientistas de outras agências, discordou e votou para designar o talco contendo fibras asbestiformes como "bastante provável" carcinógeno humano. E ambos os grupos votaram para categorizar o talco que *não* contém fibras asbestiformes como um "bastante provável" carcinógeno humano.

Na reunião de dezembro de 2000, representantes dos fornecedores e fabricantes de produtos de talco se concentraram no talco sem fibras asbestiformes e levantaram a já mencionada "falha fatal". Um cientista do Programa Nacional de Toxicologia relatou que, antes de 1976, algumas amostras de talco em pó continham até 30% de materiais fibrosos (asbestiformes). O talco produzido depois de 1976, quando as diretrizes voluntárias foram implementadas, não deveria conter fibras — mas a maioria dos estudos não teria sido capaz de determinar isso de fato.[23] O único estudo com animais também foi atacado: tratava-se de uma pesquisa (mencionada no capítulo 13) feita pelo International Life Sciences Institute (Ilsi), sugerindo que forçar ratos a inalar altas doses de partículas pouco solúveis sobrecarrega seus pulmões, e que a inflamação induzida pela sobrecarga leva ao câncer — câncer que eles não teriam desenvolvido se seus pulmões não tivessem sido sobrecarregados. Esse estudo tem sido amplamente utilizado para descartar os resultados de trabalhos que encontram risco maior de câncer em ratos expostos a esse tipo de partículas, o que também foi evocado.

As apresentações deixaram os membros do conselho científico do Programa Nacional de Toxicologia confusos e arrebatados, exatamente o objetivo da estratégia de defesa do produto. Os membros do comitê não podiam julgar quais estudos envolviam e quais não envolviam exposição ao talco com fibras asbestiformes. Assim, eles votaram para adiar a inclusão na listagem do *Report on Carcinogens* até que essas questões pudessem ser esclarecidas. O executivo da Luzenac America, Rich Zazenski, resumiu a reunião: "Nós [a indústria do talco] nos esquivamos de uma bala baseando-nos inteiramente na confusão sobre o tema da definição".[24] Ele deu crédito a quem era devido: "O Centro para Eficiência Regulatória foi fundamental para ajudar a direcionar um adiamento à designação quase garantida do talco".²⁵

Ao recontar os fatores que levaram ao sucesso, Steve Jarvis, chefe de saúde e segurança ambiental da Luzenac America (a mesma pessoa que alertou sobre "consequências devastadoras" depois de ler o relatório provisório do programa), chamou o centro de Tozzi de "a arma secreta" da indústria. A indústria havia

> decidido ser agressiva. Era uma luta que simplesmente não podíamos perder. Por isso, contratamos uma assessoria jurídica especializada, que garantisse uma base sólida para um recurso legal, se necessário. [...] foi a mesma firma que ajudou o centro na disputa judicial com o Programa Nacional de Toxicologia [...] e também nos tornamos muito agressivos em nossa comunicação com o programa e outras agências federais. [...] não deixamos que as janelas de "período de comentários formais" se tornassem restritivas. Enviamos e-mails, faxes, comunicações imediatas e até mesmo telefonemas para os principais envolvidos nesta batalha até horas antes da reunião final do comitê executivo.²⁶

O adiamento não foi uma decisão definitiva. Zazenski reconheceu que a dúvida que seus consultores haviam gerado poderia não perdurar. Ele escreveu que,

> dado o assunto em questão, o rascunho do relatório pode ser alterado para remover as "falhas fatais de suposições", levando em conta as ambiguidades acerca do conteúdo das amostras de pó anteriores a 1976 em um contexto diferente. Essencialmente, se o relatório fosse reescrito para declarar que, antes de 1976, a possibilidade de contaminação do talco cosmético com amianto deveria simplesmente ser contabilizada como um fator adicional de "confusão" nos estudos epidemiológicos, uma nova votação sobre o "talco que não contenha fibras de amianto" provavelmente iria numa direção diferente.²⁷

Jim Tozzi concordou. De acordo com o relato de Zazenski sobre uma reunião interna realizada logo depois da grande reunião do Programa Nacional de Toxicologia, o mago da defesa de produtos advertiu que os defensores da indústria do talco "ainda não estavam muito confiantes". Ele então apresentou um conjunto de ações muito específicas, destinadas a garantir que o talco *não* voltasse à agenda do programa. Segundo Zazenski, Tozzi explicou que,

> na maioria das vezes, os diretores das agências não participam da reunião pessoalmente, mas enviam suplentes em seu lugar. Por isso, uma pessoa da agência, de hierarquia inferior (que nada sabe sobre as substâncias que estão sendo analisadas), vota a favor da recomendação. [...] Tozzi sugeriu que, nos meses seguintes, tenhamos como alvo indivíduos específicos em cada uma das agências do comitê executivo, aqueles que provavelmente serão os participantes da análise do talco. Em seguida, devemos selecionar uma questão com a qual gostaríamos que esse indivíduo específico se familiarizasse antes da reunião do comitê. Por exemplo, buscar indivíduos dentro da FDA e da Comissão de Segurança de Produtos de Consumo para focar os pontos fracos dos estudos epidemiológicos. Em seguida, talvez abordar indivíduos da Administração de Segurança e Saúde Ocupacional e do Instituto Nacional de Segurança e Saúde Ocupacional para apontar a irrelevância do estudo do Programa Nacional de Toxicologia em animais.

Tozzi também disse que era hora de fazer pressão política, recomendando à indústria do talco que "pedisse o apoio dos representantes do Senado e do Congresso de Vermont e Montana [onde o talco é extraído] para pressionar os membros do comitê a defenderem as conclusões do subcomitê e não permitir que o talco termine listado".

Em um notável documento apresentado à parte, Eric Turner, da Luzenac America, explicou por que valia a pena ter o grupo de Tozzi desempenhando um papel ativo — em vez de um papel de bastidores — na campanha do talco. Alguns pontos altos:[28]

> Não tenho dúvidas de que agências como o Instituto Nacional de Ciências de Saúde Ambiental e o Programa Nacional de Toxicologia reconhecem o Centro para Eficiência Regulatória pelo que ele realmente é: um grupo "defensor" patrocinado pela indústria, cujo objetivo é defender os interesses de seus clientes. Nesse sentido, o centro não é diferente da Associação de Cosméticos, Produtos de Higiene e Perfumaria. [...] Enquanto o centro está promovendo ativamente os interesses do talco e contestando o processo de revisão do Programa Nacional de Toxicologia, o programa não sabe ao certo quem está patrocinando esse esforço. [...] O centro pode se dar ao luxo de ser agressivo e visível em seus esforços sem arriscar a credibilidade. [...] A tolerância a táticas desse tipo é normalmente estendida apenas a "pessoas de dentro" ou "poderosos grupos de lobby". É assim que os negócios são conduzidos em Washington. [...] O centro tem sido bem-sucedido porque Tozzi e sua rede de assessores são bastante "conectados". Essa capacidade de conexão não passa despercebida por indicados políticos e funcionários ambiciosos. [...] Recomendo fortemente que continuemos nossa associação com o centro de alguma forma, caso o programa encontre motivos para listar o talco como um carcinógeno. [...] Penso que queremos que o programa fique "com a pulga atrás da orelha" vendo que o centro está ali, observando cada movimento deles até que a questão seja devidamente resolvida.

Nos anos seguintes, Tozzi e o centro mantiveram a pressão sobre o Programa Nacional de Toxicologia, enviando regularmente a mensagem de que poderiam causar problemas e que os problemas desapareceriam se o programa deixasse de pensar no talco. Tozzi escreveu ao diretor do Instituto Nacional de Ciências de Saúde Ambiental, Ken Olden, invocando a Lei de Qualidade de Dados e pedindo a ele uma notificação pública de que "uma revisão adicional das evidências indicou que a inclusão na lista não se justifica".[29] O centro também escreveu para instâncias superiores do Departamento de Saúde e Serviços Humanos solicitando maior escrutínio do orçamento do Programa Nacional de Toxicologia: "A comunidade científica e as partes interessadas [no *Report on Carcinogens*], incluindo agências governamentais com programas relacionados, levantaram questões sérias e legítimas sobre a utilidade do programa [do *Report on Carcinogens*] e a maneira como ele é administrado".[30] Ao mostrar armas maiores, os desafios da Lei de Qualidade de Dados levantados por Tozzi levaram John Graham, chefe do Escritório de Informação e Assuntos Regulatórios da Casa Branca (lembrando que aqueles eram os primeiros anos da administração George W. Bush), no início de 2005, a enviar uma carta com palavras duras ao secretário do Departamento de Saúde e Serviços Humanos, levantando previsivelmente preocupações sobre as deliberações do *Report on Carcinogens*.[31]

Ao mesmo tempo, a indústria pagou pela produção e publicação de mais estudos mercenários voltados diretamente para o processo do Programa Nacional de Toxicologia. Em novembro de 2001, Alfred Wehner, toxicologista, submeteu mais um artigo reavaliando a literatura do talco para a *Regulatory Toxicology and Pharmacology*, uma das revistas revisadas por pares que citei no capítulo 1 e que oferece espaço para a publicação de alguns dos estudos mais mercenários da indústria de defesa de produtos. Essa versão atenuou o esforço anterior e exagerado de Wehner, mas cobriu em grande parte o mesmo material. O título do texto não poderia deixar a mensagem mais clara: "Cosmetic Talc Should Not Be Listed as a Carcinogen: Comments on NTP's Deliberations to List Talc as a Carcinogen" [O talco cosmético não deve ser listado como carcinógeno: comentários sobre as deliberações do Programa Nacional de Toxicologia para listar o talco como um carcinógeno]. O artigo não faz menção à Associação de Cosméticos, Produtos de Higiene e Perfumaria, que patrocinou o relatório original, ou a qualquer outra organização que possa ter pago pelo trabalho. Ele foi publicado no início do ano seguinte.[32]

O ataque multifacetado da indústria do talco à regulamentação foi bem-sucedido. Enquanto os memorandos mostram que a indústria reconheceu muitas fraquezas nos argumentos de vários representantes de defesa de produtos, a pressão que eles aplicaram deixou em dúvida o conselho científico do Programa Nacional de Toxicologia, induzindo-o a adiar sua decisão e depois convencendo a agência a abandonar completamente o assunto. Um funcionário do programa comentou que seus colegas "desejavam que o problema simplesmente desaparecesse".[33] Em 2005, isso aconteceu. O talco foi retirado da lista de substâncias do próximo *Report on Carcinogens*. A Johnson & Johnson creditou o sucesso ao seu trabalho colaborativo com a Luzenac America e a Associação de Cosméticos, Produtos de Higiente e Perfumaria.[34]

É claro que o problema enfrentado pela indústria não desapareceu. Epidemiologistas do mundo todo se concentraram nas relações entre talco e câncer de ovário, e estudos positivos e negativos surgiram com alguma regularidade. A indústria continua patrocinando trabalhos que questionam a correlação. As mais recentes metanálises realizadas por pesquisadores independentes concluíram que o uso de talco no períneo estaria associado a um aumento de 30% a 40% no risco de desenvolver câncer de ovário — epidemiologicamente pequeno, mas de enorme importância para a saúde pública.[35]

Muitos problemas teriam sido evitados, e talvez milhares de casos de câncer de ovário poderiam ter sido prevenidos, se as empresas que extraíam talco ou o utilizavam em seus produtos tivessem adotado um substituto mais seguro depois do surgimento dos primeiros estudos indicando risco maior de câncer. Resumindo, esse não foi o momento mais brilhante nem da indústria nem dos reguladores federais. Ao analisarmos os documentos revelados pelo processo judicial de Mark Lanier, fica claro que a Johnson & Johnson, sua associação setorial e as empresas mineradoras foram bem-sucedidas em transformar em julgamento criminal algo que deveria ter sido uma investigação científica, exigindo, em essência, provas cabais de que o talco era um carcinógeno. Não é assim que o processo do Programa Nacional de Toxicologia deve funcionar, mas essa era a estratégia declarada da indústria: "Está na hora de criar mais dúvidas".[36] Eles consultaram estrategistas especializados para formatar a mensagem e cientistas com conflitos de interesses para semear a literatura e promover uma interpretação muito parcial das evidências. Seus advogados usaram a confidencialidade da relação advogado/cliente para proteger ações e relacionamentos. Eles não tiveram escrúpulos em intimidar o pessoal do programa. O processo regulatório que atrapalharam é importante para a prevenção do câncer. Afinal de contas, é o único que temos. Mas, durante todo o processo, o objetivo dessas empresas não era o de saber a verdade — longe disso. Elas queriam defender sua capacidade de vender um produto, não importando se ele aumentaria o risco de câncer.

Para ser justo, devo notar aqui que muitas indústrias tentam influenciar as classificações de carcinógenos do programa. Praticamente todo *Report on Carcinogens* leva as empresas afetadas e suas associações comerciais a contratarem especialistas em defesa de produtos para redigir comentários e comparecer a reuniões públicas defendendo os interesses da indústria. Na mesma reunião do conselho de consultores científicos que analisou o talco, duas associações comerciais representando salões de bronzeamento artificial apareceram para afirmar que a radiação ultravioleta não está associada ao aumento do risco de câncer de pele. Essa é uma posição ridícula que ninguém leva a sério. E há uma longa lista de tentativas de fazer reivindicações semelhantes e questionáveis ao programa. O talco é diferente e importante porque temos acesso à história por trás de tudo:

uma indústria bem organizada e suas consultorias de defesa de produtos foram capazes de deixar o órgão público de joelhos.

2

Lembre-se de que o Programa Nacional de Toxicologia não é a única agência de saúde a receber pressão da indústria por classificar carcinógenos. A Iarc revisa as evidências científicas e depois publica os resultados em um prestigioso conjunto de livros, chamados *Iarc Monographs*.

Talvez em resposta à pressão contínua do setor privado, a Iarc tomou medidas promissoras para se isolar de influências externas. Anteriormente, os painéis incluíam cientistas que trabalhavam para as empresas cujos produtos estavam sendo analisados; esses cientistas, claramente em conflitos de interesses, tinham o mesmo peso no voto. Em 2005, respondendo a questionamentos sobre a integridade de seu trabalho, a Iarc anunciou que cientistas com "conflitos de interesses reais ou aparentes" não participariam mais dos painéis que produzem as famosas monografias. Tais cientistas, agora chamados de "especialistas convidados", seriam bem-vindos para compartilhar seus conhecimentos e experiências críticas, mas não redigiriam textos nem votariam sobre as conclusões da monografia.

Trata-se definitivamente de um progresso, mas não de uma solução. As corporações, mesmo despojadas de seus homens infiltrados no comitê, ainda lançam granadas no trabalho da Iarc, muitas vezes com sucesso.

Um exemplo de destaque é o glifosato, um dos herbicidas mais vendidos no mundo, comercializado pela Monsanto como Roundup. O glifosato funciona matando as gramíneas e as plantas folhosas com as quais entra em contato — *exceto* aquelas que foram geneticamente modificadas para serem resistentes a ele. Monsanto, DuPont e algumas outras empresas do agronegócio desenvolveram e agora comercializam sementes resistentes ao glifosato, rotuladas como Roundup Ready ["prontas para Roundup"], como soja, milho e algodão. De acordo com o Departamento de Agricultura dos Estados Unidos, mais de 90% desses cultivos no país são atualmente de variedades resistentes a herbicidas, e o valor das vendas mundiais de glifosato foi estimado em quase dez bilhões de dólares em 2020.[37] Como resultado dessa onipresença, todos nós — consumidores e especialmente trabalhadores agrícolas — temos alguma exposição ao glifosato. Claramente, determinar a toxicidade humana do glifosato é uma questão muito urgente.

Em 2014, a Iarc anunciou que planejava convocar um painel de especialistas para rever as evidências publicadas até o momento sobre o grau cancerígeno de um grupo de pesticidas, incluindo o glifosato. Isso desencadeou uma iniciativa secreta da Monsanto, delineada em um memorando intitulado "Iarc Carcinogen Rating of Glyphosate Preparedness and Engagement Plan" [Plano de ação e preparo para a classificação do glifosato como cancerígeno pela Iarc]. Esse plano incluía as conhecidas armadilhas da defesa de produtos: a produção rápida de três novos trabalhos sobre o glifosato "focados em epidemiologia e toxicologia", complementados pelo esforço de uma comunicação estratégica para "ampliar os estudos existentes e novos trabalhos". Em comparação com o tom desafiador das comunicações internas sobre o talco, o tom do memorando da Monsanto é visivelmente mais prático, até derrotista: há esperança de afetar a decisão da Iarc em favor da segurança do glifosato, mas não muita. O plano está em grande parte centrado no que a empresa fará depois que a organização rotular o glifosato como um carcinógeno humano, incluindo delinear como a Monsanto irá "orquestrar o alarde contra a decisão". O plano antecipou a necessidade de "dar cobertura às agências reguladoras para continuar a tomar decisões de recadastramento com base na ciência". Utilizaria cientistas simpatizantes, grupos de fachada e associações setoriais para influenciar a opinião pública e pressionar as agências reguladoras a "permanecerem focadas na ciência, não na decisão política da Iarc". Em suma, a Monsanto se concentrou em desvalorizar a decisão e retratá-la como política, e não científica.[38]

No início de 2015, como a Monsanto esperava, o painel da Iarc classificou o glifosato como um "provável" carcinógeno humano, baseado em evidências "limitadas" em humanos, mas "suficientes" em estudos com animais de laboratório.[39] O plano de resposta da Monsanto foi implementado imediatamente. Ele foi objeto de relatórios detalhados produzidos por, entre outros, Carey Gillam, nos Estados Unidos,[40] e Stéphane Horel e Stéphane Foucart, na França.[41]

A resposta da Monsanto também foi objeto de um relatório de 2018, emitido pela equipe do comitê da minoria (ou seja, do Partido Democrata) do Comitê de Ciência, Espaço e Tecnologia da Câmara dos Deputados dos Estados Unidos. Grande parte desse relatório se baseia nas milhares de páginas de documentos divulgados em uma série de processos judiciais movidos por pessoas expostas a herbicidas, incluindo trabalhadores agrícolas que acreditam que o glifosato contribuiu para seus cânceres.[42]

O relatório da minoria da Câmara foi desencadeado pela liderança republicana, com objetivo de pressionar a Iarc a rever a designação. Antes de ser derrotada nas eleições intermediárias de 2018, a liderança republicana escreveu várias cartas ameaçadoras para a diretora recém-empossada da Iarc, Elisabete Weiderpass, exigindo que a agência enviasse um representante para responder perguntas sobre a decisão do glifosato e o processo da monografia. Essas cartas levantaram a possibilidade de o governo dos Estados Unidos cortar o financiamento para a agência, e foram seguidas por um esforço legislativo para que isso realmente acontecesse.[43]

A ofensiva teve efeito contrário diante das notáveis conclusões do relatório da minoria da Câmara. O documento descreve as iniciativas secretas da Monsanto e do Conselho Estadunidense de Química, a associação comercial da indústria, para difamar a Iarc, incluindo *ghostwriting* de artigos científicos e textos em publicações empresariais, contratação de jornalistas para descredibilizar a agência, estabelecimento de grupos de fachada e tentativas agressivas de silenciar os cientistas que estavam envolvidos no processo da Iarc ou que concordaram publicamente com suas conclusões.

A campanha da Monsanto foi um pacote completo para cientistas de defesa de produtos, gerando trabalho para a Ramboll Environ,[44] Exponent[45] e uma série de consultores privados. Em dado momento, a corporação reuniu dezesseis especialistas simpatizantes, trabalhando em quatro grupos para revisar as evidências sobre a carcinogenicidade do glifosato. Todos eles concluíram, sem surpresa, que "os dados não suportam a conclusão da Iarc" e que "é improvável que o glifosato represente um risco cancerígeno para os seres humanos". O artigo, intitulado "An Independent Review of the Carcinogenic Potential of Glyphosate" [Uma revisão independente do potencial cancerígeno do glifosato], foi publicado como parte de um conjunto especial de cinco estudos (de 31 autores ao todo), todos eles minimizando os riscos associados à exposição ao produto. Em qual revista? *Critical Reviews in Toxicology*, um conhecido paraíso para a ciência produzida por consultores corporativos. Muitos dos autores haviam feito um extenso trabalho para a Monsanto, mas esses conflitos de interesses não foram revelados. A Monsanto pagou os autores através de uma empresa de consultoria e, quando essa conduta foi identificada, os autores alegaram que "nenhum funcionário da empresa Monsanto e nenhum advogado revisou qualquer manuscrito do painel de especialistas antes da submissão à revista".[46]

Na verdade, documentos do processo revelaram mais tarde uma singular falta de independência. Os cientistas da Monsanto estavam profundamente envolvidos na organização, revisão e edição de rascunhos.[47] Essas revelações foram evidentemente constrangedoras até mesmo para a revista, que então exigiu uma correção extensiva que apontou as muitas, muitas maneiras pelas quais os autores dos vários artigos eram tudo, menos independentes da Monsanto.[48]

Até 2019, os dados ainda eram inconclusivos, e a designação da Iarc não sofreu alterações, mas sem dúvida ouviremos falar mais sobre a campanha de incerteza interminável da Monsanto. Tampouco as ações judiciais terminarão tão cedo. No primeiro desses processos a ir a julgamento, um júri de São Francisco concedeu 289 milhões de dólares ao jardineiro de uma escola, diagnosticado com linfoma não Hodgkin. Seguiu-se um caso em que o júri concedeu 80 milhões, e depois um terceiro em que um casal exposto ao glifosato recebeu 2 bilhões. Em cada um desses casos, o juiz reduziu o componente punitivo do valor, mas o total para os três ainda ficou próximo aos 200 milhões de dólares. A gigante da indústria química alemã Bayer, que comprou a Monsanto em 2018, enfrenta agora milhares de processos adicionais de pessoas que acreditam terem adoecido por causa do glifosato. E, é claro, a ciência nunca dorme. A questão não está encerrada e os estudos continuam sendo conduzidos. Embora não esteja claro como tudo terminará, esse é um exemplo perfeito de um princípio fundamental da saúde pública: a necessidade de tomar decisões com base nas melhores evidências disponíveis, interpretadas por cientistas verdadeiramente independentes.

9
O BUG DA VOLKSWAGEN

Os impactos à saúde causados pelas emissões de motores a diesel não atingem apenas os mineiros que trabalham no subsolo. As mesmas minúsculas partículas que penetram nas cavidades pulmonares, juntamente com a mesma coleção de compostos de óxido de nitrogênio (NOx), são lançadas ao ar onde quer que haja um motor a diesel em funcionamento — um caminhão, um ônibus escolar, um veículo de passageiros. Qualquer que seja sua fonte, é sabido que os particulados dessas emissões de diesel causam câncer.

Na verdade, o ataque mais descarado às normas da Agência de Proteção Ambiental para o diesel foi feito em nome dos interesses de uma empresa de carros de passageiros, um episódio que evoluiu para "o escândalo Volkswagen" (também conhecido como Dieselgate). Essa é uma história de profunda e cinematográfica desonestidade. Embora os truques e as práticas revelados no combate corporativo contra a ciência dos particulados envolvessem a manipulação estatística dos estudos epidemiológicos existentes, essa nova história demonstra como a ética *dos próprios* laboratórios de testes pode ser facilmente comprometida quando os cheques são assinados por patrocinadores corporativos.

O Dieselgate é um caso exemplar das armadilhas inerentes ao financiamento corporativo da pesquisa científica — e, sobretudo, das questões éticas em torno dos testes em animais. Como veremos, trata-se de uma prova de fogo para a ciência real, bem-intencionada, em oposição à ciência mercenária, contratada: a primeira é cada vez mais sensível às questões éticas, enquanto a segunda não lhes dá importância alguma — afinal, a ética, por definição, nunca é prioridade.

Na Europa, a gasolina é altamente tributada e, portanto, muito cara. Os motores a diesel emitem menos dióxido de carbono — um gás de efeito estufa que contribui para as mudanças climáticas —, e as montadoras europeias há muito convenceram as autoridades reguladoras a incentivarem, por meio de uma tributação menor, o uso do diesel como combustível. O resultado é que os veículos a diesel são a escolha mais econômica na Europa. Nos Estados Unidos, o diesel não é subsidiado da mesma maneira, os preços da gasolina são muito mais baixos e, portanto, os veículos a diesel sempre foram menos populares.

Isso nos leva ao Grupo Volkswagen, fabricante multinacional cujos executivos não esconderam a ambição de tornar a empresa o principal fabricante de automóveis do mundo. Para isso, eles precisavam aumentar sua participação no mercado dos Estados Unidos, onde haviam sido relativamente malsucedidos. Os dirigentes da montadora na Alemanha reconheceram que o crescimento das vendas do outro lado do Atlântico dependeria da oferta de carros a preços razoáveis, que tivessem um rendimento por quilometragem superior e fossem agradáveis de dirigir. Em vez de seguir o caminho da Toyota, que desenvolveu o popular híbrido Prius, a Volks acreditou que poderia alcançar o mesmo sucesso com o diesel, uma tecnologia mais antiga e que eles conheciam muito bem.

Havia apenas um problema: mesmo em carros de passeio pequenos, uma grande parte das emissões de diesel são os compostos NOx. Essas moléculas nocivas irritam as vias respiratórias, inflamam o revestimento dos pulmões e aumentam a suscetibilidade das pessoas a infecções respiratórias. Elas também provocam ataques de asma, o que torna as brincadeiras ao ar livre perigosas para muitas crianças. Quando os níveis aumentam, as visitas às salas de emergência e as hospitalizações, especialmente para condições respiratórias, aumentam junto. O NOx também é um precursor na formação de nevoeiros de poluição e de ozônio. A exposição a esses poluentes aumenta o risco de doenças cardíacas, derrame e doença pulmonar obstrutiva crônica. Há evidências convincentes de que níveis de exposição *abaixo* das normas atuais ainda adoecem milhares de pessoas. Os impactos são piores entre as populações pobres e vulneráveis.[1] E, à medida que a epidemiologia avança, observamos *novas* associações: há atualmente provas bastante convincentes, por exemplo, de que a exposição à poluição no útero ou no início da vida tem relação causal com o autismo. Os efeitos também não estão limitados aos seres humanos. Os gases de nitrogênio reagem para formar a chuva ácida, que acidifica os lagos, danifica as árvores e plantas e corrói superfícies externas — como edifícios e monumentos de calcário e mármore. E o nitrogênio transportado pelo ar e depositado nos sistemas hídricos pode resultar em água potável perigosamente poluída, assim como no crescimento de algas que põem em risco a vida aquática.

Enquanto os fabricantes dos motores dos grandes veículos comerciais a diesel estavam dando grandes passos para melhorar essa tecnologia em veículos pesados, os engenheiros da Volks se juntaram aos engenheiros da fabricante alemã Bosch para aprimorar a tecnologia para "veículos leves" (carros de passeio). Uma injeção de combustível mais eficiente e um software avançado proporcionaram uma viagem mais suave e silenciosa, com menos vibração e melhor quilometragem. Mais importante para a atmosfera: a emissão de fumaça do tubo de escape se tornou cada vez menos visível, menos insalubre.

Contudo, ao mesmo tempo, a Agência de Proteção Ambiental dos Estados Unidos estava estabelecendo limites cada vez mais rigorosos para as emissões de NOx. Igualmente desafiador para os fabricantes de motores a diesel, o Conselho de Recursos Atmosféricos da Califórnia — que lidera um dos maiores mercados de automóveis do país — tinha as próprias e rigorosas normas, impondo penalidades significativas a quem as violasse. (Na Europa, as normas reguladoras relativas à atmosfera são mais brandas do que nos Estados Unidos. Os reguladores da Comissão Europeia também estavam fortalecendo seus padrões, porém tinham poucos recursos e não possuíam autoridade, naquela época, para emitir multas por descumprimento.)

Em 2008, a Volkswagen fez um grande estardalhaço no lançamento de um novo veículo a diesel, mas não conseguiu atender às novas e rigorosas normas dos Estados Unidos. Além da pressão para recuperar o investimento tecnológico, havia o imperativo de tornar o carro funcional.

Uma opção era a solução tecnológica chamada redução catalítica seletiva (SCR), basicamente um filtro que emprega uma solução química à base de ureia para capturar e sequestrar NOx. Ele acrescentaria talvez quinhentos dólares ao preço de cada carro e, fora isso, os motoristas teriam um inconveniente: seriam responsáveis por reabastecer regularmente a solução de ureia (um composto também encontrado na urina humana).

Outra opção era instalar a armadilha de NOx *em conjunto com* um "dispositivo manipulador" especial — um software cuja única finalidade era adulterar o equipamento usado nas estações de teste autorizadas. Ao detectar que o carro estava passando por testes de emissões — posicionado sobre cilindros e com o volante sempre parado —, o software arma o sistema de controle de poluição em potência máxima, injetando mais da solução de ureia nos coletores de NOx. Pronto: as emissões do motor, medidas pela máquina de teste, tornam-se louvavelmente baixas — *quarenta vezes* mais baixas do que em condições normais. Além disso, essa artimanha garante que a armadilha de NOx entre em ação *somente* durante os testes. Ela nunca se esgota nem precisa ser reabastecida. No restante do tempo, o carro seria um poluidor flagrante e enganoso, algo que a empresa estava aparentemente disposta a permitir. (Por que não manter a armadilha de NOx em potência máxima o tempo todo, para tornar o carro praticamente não poluente? Para manter o custo dos carros a diesel competitivos em relação aos carros a gasolina, os engenheiros da Volks projetaram o sistema de controle de emissões de modo que durasse apenas algumas centenas de quilômetros, em vez dos 193 mil quilômetros exigidos pelas normas dos Estados Unidos.)

Eu me considero uma espécie de especialista em irregularidades corporativas, com muitos exemplos à disposição. Mas, pela esperteza quase inacreditável e imprudente malandragem, a Volkswagen pode reivindicar o grande prêmio. É claro que sua imprudência provavelmente não parecia tão grande na ocasião. Como as emissões nunca eram testadas enquanto os carros realmente estavam em circulação, os engenheiros que projetaram o software pensaram, compreensivelmente, que não tinham com o que se preocupar. E certamente não foi a Volks que inventou dispositivos de manipulação: muitos dos fabricantes de motores de caminhão trabalharam com truques semelhantes nos anos 1990, ajustando o tempo da injeção eletrônica de combustível enquanto o motor estava sendo testado, melhorando, assim, os níveis das emissões. O acordo judicial custou a essas empresas cerca de um bilhão de dólares, incluindo algumas multas, mas principalmente compromissos para desenvolver tecnologias mais limpas para motores. E eles prometeram nunca mais repetir as adulterações.

Talvez os fabricantes de caminhões de fato não tenham feito isso novamente, mas a Volkswagen fez. A estratégia ilícita da empresa funcionou por vários anos. Ela foi capaz de promover seus carros tanto como verdes quanto como eficientes, já que eles atingiam uma ótima quilometragem por litro de combustível. Desse modo, a montadora se tornou uma cidadã global exemplar, assumindo seu compromisso com a sustentabilidade. A declaração "não poluente" foi particularmente importante nos Estados Unidos, onde o diferencial de preço do diesel não era tão grande quanto na Europa. Os clientes precisavam de outro motivo para optar pelo diesel, e o selo "verde" lhes fornecia isso.

Comercialmente, funcionou. Entre 2007 e 2013, as vendas de veículos de passageiros movidos a diesel nos Estados Unidos aumentaram seis vezes. A companhia automotiva alemã que havia chamado a atenção do mundo pela primeira vez com seu simpático e esquisito Fusca, apreciado pelos hippies nos anos 1960, superou, em 2016, a poderosa Toyota, tornando-se o fabricante de carros número um do planeta. A vida era boa.

Muito boa. Na Europa, a Volks e outros fabricantes faziam lobby contra padrões de emissões mais fortes, uma maneira estranha de gastar tempo e dinheiro, uma vez que seus carros atendiam às exigências consideravelmente mais rigorosas nos Estados Unidos. Um grupo muito respeitado de ativismo pelo ar limpo global, o Conselho Internacional de Transporte Limpo (ICCT), teve a ideia brilhante de usar o sucesso nos Estados Unidos para alavancar normas mais rigorosas na Europa. E por que não? Se os fabricantes tinham, como eles alegavam, aperfeiçoado a tecnologia a um custo razoável, seria uma campanha por uma causa maior bastante possível.

Em 2014, o ICCT contratou um grupo na Universidade da Virgínia Ocidental para encontrar alguns carros a diesel fabricados na Europa, conectá-los a um dispositivo de teste *portátil* (que registrava emissões no mundo real, não nas rodagens sobre cilindros) e colocá-los na estrada. Os pesquisadores — estudantes de graduação, na verdade — tiveram de ir à Califórnia para encontrar motores a diesel europeus. Por sorte (sorte dos pesquisadores, não da Volkswagen), eles selecionaram dois Volks: um Jetta, porque ele tinha uma armadilha para redução de NOx, e um Passat equipado com um filtro. Quando, logo depois, eles conduziram os carros nos arredores de Los Angeles e ao longo do estado, as leituras de NOx foram tão altas que todos acharam que os dispositivos de teste não estavam funcionando adequadamente. O Conselho de Recursos Atmosféricos da Califórnia tinha algumas perguntas para os envolvidos.

Essa história é bem louca, com muito drama, e foi exposta pelo repórter do *New York Times* Jack Ewing em seu livro *Faster, Higher, Farther: The Volkswagen Scandal* [Mais rápido, mais alto, mais longe: o escândalo Volkswagen].[2] Basta dizer que a Volks mentiu continuamente e deu respostas evasivas à equipe do Conselho de Recursos Atmosféricos da Califórnia, que estava tentando entender como essas emissões astronômicas de NOx, sob condições reais de uso, eram tão maiores do que aquelas medidas nas estações de teste. Funcionários da corporação, liderados por Oliver Schmidt, que dirigiu as operações ambientais e de engenharia da empresa nos Estados Unidos, afirmaram repetidamente que todo o estudo apresentava falhas, que as calibragens estavam erradas. Evocaram tudo, menos a verdadeira razão: o dispositivo de manipulação. Em certo momento, a Volks alegou ter encontrado alguns problemas de software e anunciou um recall para corrigi-los. Por incrível que pareça, os técnicos instalaram então um novo software que, na verdade, tornou a trapaça ainda pior. Era um dispositivo de manipulação *aprimorado*, mais eficiente em reconhecer que o motor estava sendo submetido a testes de emissão.

No verão de 2015, tanto a Agência de Proteção Ambiental quanto a diretoria do conselho californiano reconheceram, graças ao trabalho do instituto europeu, que os resultados dos testes de emissões não refletiam o desempenho real dos automóveis. Mas as agências ainda não conseguiam entender completamente por que aquilo estava acontecendo. Por fim, a Agência de Proteção Ambiental sacou sua maior arma: ameaçou negar a certificação dos automóveis a diesel modelo 2016 da empresa.

Embora a Volks tenha sido obrigada a revelar o dispositivo de manipulação e admitir alguma culpabilidade, a empresa inicialmente insistiu que funcionários de baixo escalão eram os responsáveis, coisa que as investigações subsequentes deixaram cada vez mais claro que não era verdade. Frustrada e cada vez mais convencida de que os diretores da estimada montadora alemã estavam mentindo, a Agência de Proteção Ambiental se manteve firme, determinada a descobrir quem eram os responsáveis. Agora enfrentando a possibilidade de não vender *nenhum* carro nos Estados Unidos, Schmidt, que havia sido transferido de volta para a Alemanha, voltou para a Califórnia e confessou seu papel em todo o negócio sujo.

Schmidt e outros executivos tinham motivos para acreditar que, ao confessarem, suas penalidades pessoais e corporativas não seriam muito onerosas. Afinal, a maior multa imposta pela Agência de Proteção Ambiental até aquele momento tinha sido de cem milhões de dólares, aplicada contra o fabricante de automóveis coreano Hyundai-Kia, por superdimensionar a economia de combustível e subavaliar as emissões de efeito estufa. (Essa quantia soa punitiva, mas para uma grande empresa não é muito mais do que um tapa na mão.) Depois de sua confissão, Schmidt regressou à Alemanha. Acreditando estar a salvo de processos, foi à Flórida passar férias com a esposa em janeiro de 2017. Mas o Departamento de Justiça dos Estados Unidos tinha outros planos, e Schmidt foi preso no aeroporto de Miami, quando tentava voltar para casa. Ele acabou se declarando culpado e, em dezembro de 2017, recebeu uma sentença de sete anos de prisão. Enquanto escrevo estas palavras, ele reside na penitenciária federal de baixa segurança em Milan, no Michigan.[3] Cinco outros executivos foram indiciados pelos Estados Unidos, mas é improvável que eles cheguem a ser presos (a menos que sejam estúpidos o suficiente para tirar férias no país onde cometeram crimes federais).

Quando a poeira do Dieselgate enfim baixou, a Volks tinha aparentemente instalado dispositivos de manipulação em cerca de onze milhões de carros em todo o mundo, incluindo oito milhões na Europa e cerca de meio milhão nos Estados Unidos. Sabemos que, quando eles estavam em circulação, as emissões de NOx eram cerca de quarenta vezes maiores do que a medição registrada pelos dispositivos de manipulação, e que isso matou pessoas; só não sabemos exatamente quem e quantas. As melhores estimativas indicam que aproximadamente 1.200 pessoas na Europa e 59 pessoas nos Estados Unidos morreram prematuramente por causa do excesso de poluição dos carros da empresa.[4] Até 2018, a Volks gastou mais de 32 bilhões de dólares em penalidades criminais, indenizações civis e restituição às autoridades federais e estaduais, bem como aos consumidores, e está enfrentando processos no valor de outros dez bilhões.[5] Clientes receberam milhares de dólares por cada veículo como indenização por uma variedade de perdas, incluindo a fraude e a diminuição do valor de revenda.

A montadora também concordou em comprar de volta quatrocentos mil carros de clientes estadunidenses, a maioria dos quais estão em 37 estacionamentos em todo o país.[6] A empresa pretende remover o software do dispositivo de manipulação, atualizar o sistema de emissões com novo hardware e software modificado e tentar revendê-los ao longo do tempo, aos poucos, de modo a não sobrecarregar o mercado. E concordou em pagar uma multa de 1,2 bilhão de euros na Alemanha.[7] Eles venderam esses carros alterados globalmente, é claro, e estão sendo punidos globalmente também. Concordaram em fazer pagamentos no Canadá e foram forçados a suspender as vendas na Coreia por dois anos.[8]

A Volks não foi a única montadora europeia que manipulou softwares de diesel para manter emissões notavelmente baixas durante testes. O ICCT calculou que as emissões reais de NOx da maioria dos carros a diesel vendidos na Europa são seis a sete vezes superiores ao nível máximo permitido pelas normas europeias.[9] Em janeiro de 2017, dias antes do enorme acordo da Volks, a Agência de Proteção Ambiental acusou a

Fiat Chrysler de manipular ilegalmente as emissões de mais de 100 mil automóveis do modelo Jeep Grand Cherokee e 1.500 do modelo Dodge Ram, ambos movidos a diesel.[10] O governo francês começou a processar o fabricante Renault[11] (que também produz Peugeot e Citroën), alegando a instalação de dispositivos de manipulação em quase dois milhões de veículos a diesel,[12] e BMW e Daimler (Mercedes-Benz) foram acusados pelas autoridades alemãs de manipularem seus motores a diesel.[13]

Em cada um desses casos, as empresas negaram ter infringido qualquer lei. E podem conseguir defender essa posição, pelo menos na Europa, onde dispositivos de manipulação são proibidos, exceto quando "a necessidade do dispositivo se justifica pela proteção do motor contra danos e acidentes e pela operação segura do veículo". Termos semelhantes constam das normas estadunidenses, embora a implementação dessas exigências divirja dramaticamente entre os Estados Unidos e a Europa. Os europeus têm pouca capacidade de emitir multas, de modo que essa via foi deixada para os estadunidenses que estavam dispostos a isso — pelo menos até que o presidente Donald J. Trump chegasse ao poder.

2

Não conheço um único caso significativo de fabricação de dúvida científica em qualquer indústria que não conte também com profissionais de defesa de produtos — advogados, cientistas mercenários e estrategistas de relações públicas contratados para executar interferências, inventar ciência, oferecer cobertura. No escândalo dos carros a diesel, a fachada principal foi chamada de Grupo Europeu de Pesquisa para o Meio Ambiente e Saúde no Setor de Transportes (EUGT, na sigla em alemão), uma colaboração entre Volkswagen, BMW, Daimler e o fabricante de motores Bosch. Ele foi criado em 2007, não muito depois que os engenheiros da Volks perceberam que seus novos motores a diesel seriam incapazes de apresentar tanto quilometragem alta quanto baixas emissões, criando assim o dispositivo de manipulação. Dessa forma, a nova equipe de "ciência sólida" foi encarregada de "examinar os efeitos e a interação entre as emissões, a poluição do ar e a saúde, e encontrar maneiras de evitar possíveis consequências à saúde".[14] Uma descrição mais precisa foi oferecida mais tarde pela revista alemã *Der Spiegel*, que, ao avaliar a razão de ser do grupo de pesquisa, chamou-o de "uma organização conjunta de lobby disfarçada de instituto de pesquisa".[15]

Os nomes e os antecedentes dos líderes do grupo demonstravam que não havia, de forma alguma, interesse em pesquisas independentes. O diretor, Michael Spallek, havia passado anos trabalhando como médico do trabalho na Volkswagen. (Ele manteve seu endereço de e-mail corporativo mesmo depois de sua mudança para o grupo.)[16] O próprio Spallek foi coautor de vários dos ataques de lobby à classificação dos particulados de emissões de diesel como carcinógenos humanos, juntamente com outros artigos que questionavam se respirar emissões de diesel seria mesmo tão ruim assim para as pessoas.

E quanto às zonas de baixa emissão em cidades que impõem restrições à circulação de carros com emissões elevadas? Não há provas de que elas sejam eficazes, de acordo com um estudo conduzido por Spallek e seus colegas.[17] (O estabelecimento dessas zonas urbanas é uma das políticas mais promissoras para reduzir a exposição às emissões de diesel. Depois de Estocolmo, em 1996, dezenas de cidades em toda a Europa designaram áreas que limitam a entrada de vários veículos, dependendo do nível de poluição que produzam.[18] Infelizmente, uma das primeiras avaliações das zonas foi a publicada em 2014 pelos cientistas do grupo europeu dirigido por Spallek, prontamente divulgada pelos lobistas e pelas equipes de relações públicas da indústria.) Poluição sonora noturna de carros? Não é problema, desde que o barulho seja contínuo. Emissões de diesel causam câncer? Isso não está comprovado. Lembre-se também do capítulo 5, que relata como o grupo de Spallek foi um dos financiadores das reanálises mercenárias para demonstrar as incertezas no estudo do governo dos Estados Unidos que constatou elevado risco de câncer de pulmão entre os mineiros expostos ao diesel.[19] Além de Spallek, outros cientistas do grupo são autores de artigos que atacam a classificação dos particulados de diesel como carcinógenos.[20]

Há uma famosa citação do escritor estadunidense Upton Sinclair que diz: "É difícil fazer um homem entender uma coisa quando seu salário depende de não entendê-la". Psicólogos chamam esse fenômeno de "raciocínio motivado". Nossas motivações influenciam nosso raciocínio. Nos humanos, são fatos da vida. Não há dúvida de que ser pago por um poluidor (no que provavelmente é uma relação financeira lucrativa) muda a maneira como um cientista olha para a literatura científica. E talvez aqueles cientistas que trabalhavam para o grupo financiado pelas montadoras realmente acreditassem que todos os estudos realizados por cientistas acadêmicos e governamentais estavam errados — que a exposição à fuligem que sai dos tubos de escape de diesel, contendo dezenas de carcinógenos, não aumenta o risco de câncer. Talvez. Porém, quando suas pesquisas estão associadas com um flagrante e simultâneo esquema de instalação de dispositivos de manipulação em novos motores a diesel, é certamente razoável perguntar o que a liderança do grupo europeu sabia. Afinal, agora está claro que *centenas* de executivos e gerentes de alto nível das montadoras alemãs estavam cientes do subterfúgio. E agora também sabemos que, mesmo depois de o escândalo ser notícia de primeira página, cientistas do grupo estavam dando seu melhor para poluir a literatura científica com outros estudos manipulados, projetados para fazer os novos motores de "diesel limpo" parecerem seguros — mesmo que os perigos estivessem, aos poucos, vindo à tona.

Um episódio em particular demonstra até onde alguns dos cientistas colaboradores da indústria estavam dispostos a ir para garantir que a literatura científica fosse contaminada. Tudo acabou muito mal para a empresa e para a indústria, científica e eticamente. Vale uma análise muito atenta.

Em 2012, a prestigiada Agência Internacional de Pesquisa em Câncer (Iarc) da Organização Mundial da Saúde (OMS) analisou os estudos rapidamente acumulados a respeito das emissões de diesel e estava preparada para classificar oficialmente os particulados como um reconhecido carcinógeno humano. Vários dos cientistas consultores da indústria (incluindo aqueles pagos pelo grupo europeu de Spallek) participaram da reunião em que o anúncio seria feito. Como a Iarc limita o papel dos cientistas com conflitos de interesse, tais participantes estavam presentes apenas como observadores, sem direito a voto. Esses consultores já haviam anunciado que qualquer evidência relacionando as emissões de diesel ao câncer era deficitária, e no próprio dia da declaração seus contratantes estavam preparados com comunicados de imprensa que desafiavam a nova classificação e ofereciam entrevistas de especialistas à mídia interessada, refutando as alegações. A mensagem principal era de que as emissões cancerígenas diziam respeito a motores a diesel mais antigos e poluidores — um discurso-padrão da indústria por anos.

No entanto, os fabricantes de automóveis queriam mais do que uma dura refutação. Eles também queriam uma mensagem *positiva* de relações públicas. Queriam enfatizar que os novos motores constituíam um *progresso*. Nos Estados Unidos, o gerente local de comunicações corporativas da Audi, subsidiária da Volks, enviou um e-mail para o topo da hierarquia pedindo ajuda interna com "contramensagens".[21] E a melhor maneira de fazer isso era por meio de um estudo de laboratório, expondo humanos às emissões dos novos motores "limpos" para demonstrar quanto eles eram seguros. Mas havia um grande obstáculo: a classificação da Iarc dizia respeito ao câncer de pulmão, que se desenvolve ao longo de muitos anos. Para refutar qualquer relação com o câncer, um estudo teria de expor os participantes a enormes doses de emissão com particulados de diesel e depois acompanhá-los por décadas. Os fabricantes não tinham tempo para isso.

Em vez disso, a Volks decidiu analisar uma coisa mais inócua: a exposição a curto prazo às emissões de NOx, que eram bem controladas nos motores da nova tecnologia (pelo menos quando seus dispositivos de manipulação estavam em funcionamento). O plano original era encontrar voluntários humanos, colocá-los em uma câmara onde pedalariam uma bicicleta ergométrica para intensificar a respiração, depois expor todos eles ao ar misturado com emissões de diesel (com os particulados filtrados) em níveis que não causariam danos pulmonares permanentes. Esse poderia ter sido um estudo razoável, produzindo o que deveria ser um resultado óbvio e previsível, se tivesse sido uma *verdadeira* comparação entre as antigas tecnologias (poluentes) e as novas (mais limpas).

A proposta nunca foi essa, porém. Os executivos da Volks fizeram tudo o que estava ao seu alcance para fraudar os resultados. E, ao fazerem isso, pelo menos alguns de seus funcionários demonstraram conivência com os dispositivos de manipulação que estavam, então, sendo produzidos em massa. Publicamente, o discurso era de que a montadora não havia se envolvido em qualquer etapa — o que, de novo, era mentira. Foram seus advogados que vetaram a ideia de usar voluntários humanos em bicicletas, talvez porque uma pesquisa envolvendo pessoas em câmaras vedadas e expostas a gases poderia trazer certas lembranças que a Volks, uma empresa cuja história estava tão intimamente ligada ao regime nazista, preferiria esquecer.[22]

O plano B era substituir humanos por macacos. Spallek, o médico da Volkswagen que havia passado a dirigir o Grupo Europeu de Pesquisa para o Meio Ambiente e Saúde no Setor de Transportes, procurou o Instituto de Pesquisa Respiratória Lovelace, um laboratório privado sem fins lucrativos no Novo México, também apresentado no capítulo 5. Em troca de 718 mil dólares, o Lovelace concordou com um estudo envolvendo dez macacos machos. O objetivo era comparar os efeitos respiratórios surtidos por emissões de tecnologias novas e antigas de escape de diesel. Ambas as amostras de emissão foram diluídas em ar filtrado. Alguns dos macacos foram expostos às emissões de motores antigos, outros à nova tecnologia e outros apenas ao ar filtrado. Depois de cada exposição, o animal era submetido a testes médicos, com foco especial na presença de qualquer inflamação pulmonar.

O acordo entre o grupo europeu e o Lovelace foi assinado em agosto de 2013. Desde o início, as regras básicas eram científica e eticamente duvidosas. Para começar, o contrato exigia que o Lovelace fornecesse um relatório final, mas também cobrava estrita confidencialidade em relação aos resultados.[23] Há um precedente para justificar essa condição: em 2001, depois de uma série de escândalos nos quais as empresas farmacêuticas se recusaram a deixar os pesquisadores publicarem os resultados que elas não queriam que fossem revelados, editores de treze das principais revistas biomédicas do mundo anunciaram que, a partir de então, publicariam apenas estudos realizados sob contratos nos quais os pesquisadores estivessem "livres de interesse comercial". Em resumo, esses editores não aceitariam mais artigos apresentando resultados de estudos como esse do Lovelace sobre emissões de diesel. Em 2001, em uma declaração conjunta, os editores afirmaram que tais arranjos contratuais

> não só corroem o tecido da investigação intelectual que tem fomentado tantas pesquisas clínicas de alta qualidade, mas também fazem dos periódicos médicos parte de possíveis deturpações, uma vez que o manuscrito publicado pode não revelar como os autores estavam impotentes em controlar a realização de um estudo que leva seus nomes.[24]

Assim, embora o acordo do grupo europeu com o Lovelace levantasse preocupações éticas significativas sobre ambas as partes, o olhar desconfiado não parou nos termos do contrato. A reportagem mais fervorosa saiu na edição em inglês da revista *Der Spiegel* em julho de 2018, um ano após o término do estudo. Outros jornais a seguiram, concentrando as reportagens no projeto problemático do estudo. Em primeiro lugar, eram macacos, o que levantava questões éticas sobre o uso de primatas não humanos para testar exposições tóxicas. Em segundo lugar, os animais assistiam a desenhos animados na TV enquanto respiravam, porque a visualização os deixava mais calmos — essa imagem compõe uma cena inesquecível.[25]

O que os jornalistas não tinham como saber é que a Volks e o grupo europeu manipularam o estudo com o dispositivo-padrão (isso aconteceu alguns anos antes de esse esquema ser descoberto e revelado). A montadora trabalhou de perto com os pesquisadores do Lovelace para assegurar que o experimento daria exatamente o resultado desejado, permitindo que apontasse o que parecia ser um estudo respeitável, falsamente assegurando de que seus motores não causavam danos à saúde. O problema é que o resultado não saiu como planejado.

Para isso, o Grupo Europeu de Pesquisa para o Meio Ambiente e Saúde no Setor de Transportes havia providenciado aos pesquisadores veículos apropriados que lhes forneceriam os resultados desejados. Os alemães insistiram que a tecnologia antiga de diesel escolhida para estabelecer a comparação não deveria ser de um fabricante alemão, porque não queriam ficar associados a um veículo reconhecidamente poluente.[26] Por isso eles encontraram e compraram uma caminhonete Ford F-250 de 1997, que na época tinha quinze anos. Para representar a nova geração de motores, escolheram um New Beetle a diesel. James Liang, um engenheiro da Volkswagen que ajudou a arquitetar o estudo do Lovelace, selecionou e conduziu pessoalmente um New Beetle vermelho de Los Angeles até o laboratório do Lovelace, no Novo México. Para garantir que o dispositivo de manipulação estivesse funcionando perfeitamente e entregando os mínimos números de emissões de NOx que a empresa precisava, Liang solicitou que o Lovelace instalasse um amplificador de sinal para ajudar a transmitir, em tempo real, dados do motor diretamente para ele em seu escritório na Califórnia. Haveria um custo adicional, para não mencionar um buraco gigante entre financiador e pesquisador, e o Lovelace recebeu a garantia de que o grupo europeu pagaria pelo equipamento.[27]

Os engenheiros da Volks também ajudaram a conseguir o equipamento que mimetizava as condições nas instalações de testes de emissões: rodas em movimento, mas sem sair do lugar, o que acionava o dispositivo de manipulação do New Beetle. Stuart Johnson, que trabalhou com Oliver Schmidt no escritório de engenharia e meio ambiente do Volkswagen Group of America, e que posteriormente substituiu Schmidt quando ele foi mandado de volta para a Alemanha (antes de ser preso), escolheu grande parte do equipamento utilizado nos testes.[28] Liang se certificou de que tudo estivesse devidamente instalado e em ordem, especialmente o dispositivo de manipulação, o que garantiria que as emissões de NOx fossem mínimas.[29]

Essa não foi a primeira experiência de Liang com esse tipo de iniciativa. Anos antes, ele ajudou a projetar o software original do dispositivo de manipulação. Depois desse triunfo, ele foi enviado às instalações de testes da empresa no sul da Califórnia para calibrar o dispositivo de manipulação vendido nos Estados Unidos. Seu cargo na empresa: líder de competência em diesel. Supostamente, os cientistas do Lovelace não sabiam sobre o dispositivo. Supostamente, também não sabiam que as emissões dos escapamentos estavam sob garantia de ser bastante baixas.

A matéria de 2018 da *Spiegel* sobre o estudo do Lovelace menciona um advogado de uma pequena cidade da Virgínia, Michael Melkersen, um dos muitos que processaram a montadora em nome de consumidores incorretamente induzidos a comprar carros que eram grandes poluidores. Antes, Melkersen tinha encontrado uma referência ao estudo em um dos documentos que estava analisando para o caso e começou então a emitir intimações. Por fim, ele recebeu depoimentos de vários dos personagens envolvidos no drama.[30] Graças à cláusula antiética de confidencialidade do contrato, essa história poderia nunca ter vindo à tona se não fossem os processos judiciais e, mais especificamente, a investigação minuciosa de Melkersen. Os materiais que ele descobriu documentam a comédia e a tragédia da malfadada pesquisa.

Deixando de lado as questões éticas relativas ao uso de macacos, para não mencionar os termos problemáticos do financiamento e do contrato, em si, o *projeto* do estudo era razoavelmente competente. Mas, lendo os memorandos e os depoimentos, especialmente os do cientista-chefe do Lovelace, Jacob McDonald, é plausível concluir que a execução propriamente dita foi uma comédia de erros ao longo de todo o processo. O mais ridículo de tudo foram os resultados: embora cuidadosamente manipulados para "provar" que os novos motores a diesel, como o do New Beetle vermelho, eram exponencialmente mais limpos do que os antigos motores, como o da caminhonete Ford, acabaram demonstrando exatamente o oposto — quando inalado pelos macacos, o novo escape do New Beetle causou *mais* inflamação pulmonar do que o escape da caminhonete, cuja emissão de gases NOx era 180 vezes maior. Não fazia sentido algum.

Em 2015, quando o escândalo da Volkswagen estava vindo à tona, e o Lovelace ainda não tinha publicado nenhuma parte de seu estudo, os pesquisadores do Novo México ficaram sabendo do dispositivo de manipulação da mesma maneira que todo mundo: no noticiário. McDonald, cientista-chefe do estudo no Lovelace, disse à época: "Eu me sinto um idiota".[31] Mas, inexplicavelmente, em vez de apenas determinar que o Volkswagen a diesel tinha sido adulterado e que o estudo era, portanto, inválido, os pesquisadores *seguiram adiante* com o projeto. O grupo europeu deixou claro que tinha pago muito dinheiro e que queria o que havia encomendado, mesmo quando o cerco estava se fechando sobre a Volkswagen.

Já vi muitas coisas na área de defesa de produtos durante a minha carreira. Muito pouco se compara ao que está contido nos memorandos e minutas descobertos pelas intimações de Melkersen. O público gosta de pensar que a pesquisa científica é um exercício simples, em que os cientistas relatam suas descobertas com precisão sem esconder resultados. Mas, por meio desses documentos, vemos como o desejo de agradar o patrocinador (e receber o pagamento) muda a maneira de relatar as conclusões. Posso imaginar como o pessoal do Lovelace se sentiu, porque seu mundo tinha acabado de ser virado de cabeça para baixo. Eles estavam lidando com dois fatos aparentemente contraditórios, e *ambos* os faziam parecer idiotas. Por um lado, descobriram que os níveis de emissão de NOx no New Beatle eram fraudulentamente baixos, e que seu estudo era manipulado desde o início. Ao mesmo tempo, os resultados da execução manipulada produziram o oposto do que eles esperavam: os níveis fraudados e baixos de emissões do novo Volkswagen a diesel pareciam causar mais inflamação do que o veneno expelido pela antiga caminhonete.

O que então o Lovelace poderia fazer, especialmente considerando que o contratante estava retendo 71 mil dólares (10% do valor contratual do trabalho) até que o laboratório cumprisse os requisitos do contrato, um dos quais era publicar os resultados em uma revista revisada por pares? Ora, uma coisa que eles podiam fazer, e fizeram, foi continuar analisando os dados e preparando relatório e resumos, descrevendo, impávidos, as descobertas do estudo manipulado. A equipe do Lovelace preparou o primeiro esboço de um resumo para apresentação na reunião anual da Sociedade de Toxicologia de 2016. Ele terminava com a declaração: "A análise da amostra continua, mas, ao contrário do que a hipótese previa, [a nova tecnologia de diesel] parece ter induzido grande inflamação conforme medição de vários parâmetros-chave".[32]

Talvez reconhecendo que isso não era o que os patrocinadores do estudo estavam querendo, alguém no Lovelace sugeriu remover a palavra "grande" e disfarçar a observação de que o novo motor causava mais inflamação, "afirmando que a inflamação era observada depois de ambas as exposições". A versão final do resumo que apareceu nos anais da reunião — a única versão que veio a público — deu ao grupo de pesquisa europeu mais ou menos o que ele queria. Os pesquisadores retiraram qualquer menção de terem testado a exaustão de diesel da nova tecnologia, relatando, em vez disso, que o diesel da tecnologia antiga causou um pouco mais de inflamação do que a simples exposição dos macacos ao ar filtrado comum sem nenhuma exaustão.[33] É difícil acreditar que isso pudesse ser aceito em uma revista científica; os resultados são penosamente previsíveis e os revisores perguntariam, com razão, como o Comitê Institucional de Cuidados e Uso de Animais do Lovelace, que revisa os estudos para proteger o bem-estar dos animais de laboratório, tinha permitido que o estudo fosse realizado.

Os relatórios finais preparados pelo Lovelace também passaram por uma série de mudanças para se tornarem aceitáveis para os financiadores alemães. O primeiro rascunho reconhecia que a inflamação era pior nos macacos expostos aos níveis ridiculamente baixos de NOx. O pesquisador que o preparou explicou em um e-mail a McDonald: "Eu estava tentando atenuar o impacto dos resultados do estudo sem dizer que era um estudo ruim".[34]

Bela tentativa. Quando essa versão do relatório final foi compartilhada com o grupo dirigido por Spallek, a resposta foi previsivelmente negativa. Os europeus responderam com uma série de perguntas e comentários que exigiam que fossem abordados antes de pagarem integralmente o Lovelace. (Junto com Spallek, a diretoria que emitiu tais exigências incluiu vários defensores ferrenhos do diesel, que individualmente tinham escrito inúmeros documentos levantando dúvidas sobre os estudos que relacionavam os particulados de diesel ao câncer de pulmão. O meu favorito tem como título "The European 'Year of the Air': Fact, Fake or Vision?" [O "ano do ar" para a Europa: fato, destino ou visão?].[35]

O grupo europeu e seu dirigente Michael Spallek sabiam desde o início que o estudo do Lovelace fora realizado com equipamentos manipulados para produzir os resultados convenientes? Não sabemos, e ninguém foi acusado de qualquer irregularidade. Mas os documentos mostram que, depois que a ampla adulteração dos Volkswagen a diesel ganhou as manchetes no mundo inteiro, Spallek ainda pressionou os pesquisadores a publicarem um artigo fazendo com que o motor de tecnologia nova parecesse seguro para a saúde humana. Embora o contrato dissesse que os 10% restantes seriam pagos na apresentação do relatório final, McDonald explicou aos responsáveis pelo contrato na Lovelace: "Apresentamos esse relatório final há vários meses e eles o contestaram por não atender às expectativas internas de resultado". Em outras palavras, o grupo europeu estava retendo os 71 mil dólares até receber o relatório final com os resultados desejados.[36]

Então, o que deu errado com o teste do Lovelace? Como era possível que os macacos com minúscula exposição a gases NOx tivessem mais inflamação pulmonar do que aqueles fortemente expostos? O problema pode ter sido a decisão de comprar dez macacos fêmeas em vez dos macacos machos estipulados pelo contrato. Do ponto de vista do laboratório, havia razões práticas para essa substituição — as fêmeas são menos caras e menos agressivas, portanto mais fáceis de lidar —, mas também há maior variabilidade na resposta inflamatória pulmonar das macacas, especialmente durante a menstruação.[37] Outra possibilidade é que a descoberta tenha sido resultado de má execução por parte dos pesquisadores. Para cada macaca, os cientistas fizeram uma lavagem pulmonar inicial — basicamente lavaram seus pulmões com uma solução salina para medir a inflamação — nos dias que antecederam a exposição à mistura de NOx. É possível que os testes depois da exposição não tenham medido uma nova inflamação causada pelo NOx, mas uma inflamação desencadeada pelo exame inicial. Seja o que for, os pesquisadores chegaram à conclusão de que os dados eram, na avaliação sucinta do cientista-chefe McDonald, "lixo".[38]

Se o que entra é lixo, o que sai é lixo? O velho ditado é verdadeiro e, da perspectiva do Lovelace, era outro motivo para descartar tudo. Muitos cientistas teriam feito exatamente isso. Contudo, sob pressão para modificar os resultados do estudo, preparar um manuscrito para publicação e conseguir aquele pagamento final, e apenas dois meses depois da condenação do estudo por McDonald, ele escreveu a Spallek dizendo que estava modificando o relatório final com mais "pontos conclusivos onde vimos um aumento do 'efeito' da tecnologia antiga. O ponto conclusivo que observamos é consistente com nossa hipótese sobre o diesel e lesão pulmonar".[39] (Tenha em mente que isso aconteceu um ano inteiro depois de o escândalo vir à tona.)

Em outras palavras, foi uma manobra clássica de defesa de produtos para a manipulação dos dados brutos. Spallek aprovou a manipulação dos dados, é claro, mas ainda queria que a equipe do Lovelace inserisse os resultados na literatura científica antes de emitir aquele último cheque.[40] McDonald escreveu a outro cientista do Lovelace em um e-mail:

> Eu preciso publicar um artigo e basicamente terei que jogar fora os dados sobre a lavagem, então fico com três aspectos [...] e um monte de coisas sem consistência [...] estou tentando ver se consigo extrair mais alguma coisa que possa ser interessante e que diga "diesel velho ruim, diesel novo bom", para que eu possa ganhar o prêmio Nobel.[41]

Acredito que possamos interpretar a referência de McDonald ao prêmio Nobel como totalmente sarcástica. O relatório final do estudo do Lovelace, enviado em 30 de junho de 2017 por McDonald para Stuart Johnson e Michael Spallek, chega à conclusão oposta do primeiro esboço. Na verdade, o Lovelace dá à montadora a conclusão que eles queriam desde o início: "Com base nos resultados mostrados aqui, o diesel de tecnologia antiga mostrou um aumento sistemático da inflamação no pulmão, enquanto o diesel de nova tecnologia não mostrou". O e-mail que acompanhava o relatório incluía um compromisso de McDonald de enviar os dados para a revista *Inhalation Toxicology* e solicitava mais uma vez o pagamento final de 71 mil dólares.⁴² Mas o Lovelace não teve sorte. Ridicularizado na imprensa por patrocinar o estudo em macacos, o Grupo Europeu de Pesquisa para o Ambiente e Saúde no Setor de Transportes não era mais útil para o fabricante alemão. Ele foi dissolvido dias antes de McDonald enviar a versão final do relatório. O estudo nunca foi publicado, exceto pelo resumo enganoso divulgado na conferência de 2016.

Não verto lágrimas pelo Lovelace. Eles podem ter conseguido um pequeno e injusto acordo no final, mas também parece evidente que os diretores do laboratório estavam dispostos a tentar de tudo para publicar resultados enganosos a fim de conseguir o pagamento. Eles não tiveram sucesso, mas o episódio levanta questões importantes sobre os laboratórios de teste em geral.

Quando os testes com macacos ocuparam as manchetes mundo afora, grupos de defesa dos direitos dos animais ficaram furiosos. Já havia estudos expondo voluntários humanos a baixos níveis de NOx; não havia necessidade científica de estudos adicionais com macacos para descobrir a mesma coisa. Executivos da Volks, BMW e Daimler ficaram chocados com o fato de que um estudo assim pudesse ter sido realizado. O CEO da Volkswagen, Matthias Müller, chamou a pesquisa de "antiética e repugnante".

E que tal "fraudulenta"? O experimento em macacos foi feito com um software manipulado pela Volks que assegurava um resultado fraudulento, mesmo que o Lovelace não soubesse da desativação do controle de emissões durante o uso real dos veículos. A essa altura, no que havia se tornado o interminável escândalo da Volks, talvez fosse difícil sujar ainda mais o nome da empresa, mas a história a seguir demonstra que foi possível. A montadora pediu desculpas: "O Grupo Volkswagen se distancia explicitamente de todas as formas de crueldade contra os animais. Testes com animais contradizem nossos próprios padrões éticos". Mas não responsabilizou seus executivos, é claro. "Pedimos perdão por esse mau comportamento e pelo julgamento equivocado de alguns indivíduos".[43]

A que indivíduos a Volkswagen se referia? De início, funcionários júnior da montadora e da Daimler foram suspensos. Essa manobra transferiu convenientemente a culpa para longe da alta administração, incluindo aqueles que haviam participado das reuniões regulares nas quais o estudo foi discutido. Posteriormente, o CEO Müller anunciou que Thomas Steg, chefe de Relações Exteriores e Sustentabilidade, tinha conhecimento do estudo desde maio de 2013 e "assumiria total responsabilidade" pelo escândalo.[44] Steg foi suspenso de seu cargo, mas totalmente exonerado por uma auditoria interna, e voltou a seu posto menos de seis meses depois. No entanto, conforme prosseguiam as investigações nos Estados Unidos e na Alemanha, mais detalhes surgiam, contradizendo a versão inicial. De acordo com a Comissão de Títulos e Câmbio dos Estados Unidos, Martin Winterkorn, então CEO do Grupo Volkswagen, e outros executivos da empresa tomaram conhecimento dos dispositivos de manipulação em 2007, antes mesmo de serem instalados pela primeira vez. Eles foram avisados de que a venda de veículos seria problemática se o subterfúgio fosse descoberto, mas ignoraram essa preocupação.[45]

James Liang, o engenheiro que desenvolveu o software original do dispositivo de manipulação e se certificou de que ele estava funcionando perfeitamente no Novo México, foi o primeiro funcionário da Volks condenado por acusações criminais no Dieselgate. Em agosto de 2017, ele se declarou culpado. O juiz que presidiu o caso sentiu que a extensão da fraude era tão significativa que, mesmo que Liang tivesse cooperado com os promotores para ajudar no caso contra a Volkswagen (que pagou 4,3 bilhões de dólares em sanções civis e criminais somente nos Estados Unidos) e seus executivos, ele ainda deveria ser condenado a quarenta meses de prisão (seguidos de deportação para a Alemanha) e a pagar uma multa de duzentos mil dólares.[46]

A maior condenação do Dieselgate veio em maio de 2018: o ex-CEO Winterkorn foi condenado por fraude e conspiração relacionada a seu papel para enganar os reguladores dos Estados Unidos. No entanto, ele permanece em liberdade na Alemanha.

O Dieselgate trouxe repercussões. Alegações então levantadas pelos cientistas da indústria são agora encaradas com muito mais ceticismo. As cidades europeias, ansiosas para livrar seu ar de produtos químicos perigosos e furiosas com os subterfúgios lançados pelos fabricantes de automóveis, estão implementando ou expandindo as zonas de baixa emissão que três cientistas do extinto grupo europeu haviam desacreditado com algum sucesso. A cidade alemã de Hamburgo agora baniu veículos a diesel mais antigos de grande parte de seu centro. Londres, que há muito tempo tem uma zona de baixa emissão, anunciou uma zona de ultrabaixa emissão.

Por outro lado, o escândalo não teve grande impacto sobre as vendas totais da Volkswagen. Sim, ela perdeu seu reinado por um ano como líder mundial do setor automotivo em volume, mas ainda ocupa um sólido segundo lugar. Devo apontar também que o ano em que a Volks esteve no topo da lista, 2016, foi *depois* que o escândalo veio à tona.

Talvez a Volks reconquiste seu antigo lugar como líder mundial, mas as vendas se concentrarão apenas em carros a gasolina, híbridos e elétricos. Contudo, é hora de reconhecer que carros de passageiros movidos a diesel têm pouco futuro. Os novos motores a gasolina com conversores catalíticos emitem apenas uma pequena fração do NOx proveniente dos motores a diesel de nova tecnologia. É simples: não tem como o diesel ser limpo e oferecer alta quilometragem ao mesmo tempo, especialmente quando comparado aos veículos elétricos ou híbridos, que estão sendo aprimorados e barateados. Quando as autoridades europeias pararem de subsidiar o preço do diesel na bomba, não haverá mais razão para comprar um automóvel movido a esse combustível. Nos Estados Unidos, já não há motivos para isso.

    Guardei o melhor para o fim? Talvez. Em maio de 2018, no mesmo mês em que o ex-CEO da Volks, Winterkorn, foi indiciado nos Estados Unidos, cerca de três anos depois que as peças do dominó do Dieselgate começaram a cair, a Audi foi investigada pelos reguladores alemães por suspeita de empregar um *novo* dispositivo de manipulação em alguns de seus modelos a diesel de primeira linha vendidos na Europa, e Rupert Stadler, seu CEO, foi preso no mês seguinte em conexão com o escândalo anterior da Volkswagen. A Audi admitiu responsabilidade corporativa pelo software ilegal e pagou uma multa de oitocentos milhões de euros. O processo do agora ex-CEO da Audi ainda está em andamento.[47]

10
A MÁQUINA DO NEGACIONISMO CLIMÁTICO

O termo "máquina de negacionismo das mudanças climáticas" foi cunhado pela jornalista Sharon Begley em 2007, como parte de uma abrangente reportagem de capa da revista *Newsweek* que jogou luz sobre a indústria de negação daquilo que hoje compõe a ameaça mais existencial de nosso mundo.[1] Essa máquina tem tido enorme sucesso em obstruir ações restauradoras, mesmo quando seu argumento contra a ciência da mudança climática se torna cada dia mais desesperado e insensato.

Seu sucesso pode ter alguma coisa a ver com o vernáculo popular. O termo "mudança climática" tem um tom acrítico, inofensivo, que minimiza as forças que estão provocando incêndios, fome e elevação nos níveis dos oceanos que logo criarão milhões de refugiados. A "mudança" não capta o que estamos testemunhando; ao contrário, estamos vivendo um colapso climático cada vez mais rápido e catastrófico, cujos impactos desastrosos afetam as pessoas e o meio ambiente no mundo todo.[2]

Mas o termo "mudança" tem se provado útil para aqueles com interesse em suprimir a ação pública em meio ao colapso. Afinal, mudança não é necessariamente uma coisa ruim ou antinatural. Foi esse o caso na tentativa negacionista empreendida por Diana

Furchtgott-Roth, antiga economista-chefe do Departamento do Trabalho no governo George W. Bush, então nomeada para chefiar o Escritório de Pesquisa e Tecnologia do Departamento de Transportes sob a presidência de Trump. (Uso esse exemplo porque a negação da mudança climática é um teste decisivo *de facto* para ser nomeado ou não por Trump.) Representando o grupo de estudo do livre mercado chamado Manhattan Institute, Furchtgott-Roth deu um depoimento em uma audiência do Congresso, em 2013, opondo-se a todos os esforços legislativos e regulatórios para limitar as emissões de gases de efeito estufa, incluindo o *cap and trade*,[3] uma abordagem mercadológica que uma apoiadora do livre comércio poderia realmente promover, se acreditasse que é imperativo reduzir as emissões de gases de efeito estufa.[4] Furchtgott-Roth é uma economista trabalhista, sem qualquer especialização em ciência climática. Mas isso não a impediu de afirmar, em 2015, que

> a Terra tem se aquecido e se resfriado por milênios, certamente antes da Revolução Industrial. Tem apresentado um aquecimento constante desde a Pequena Era do Gelo dos anos 1700. Durante os últimos quinze anos, apesar do aumento das emissões de gases de efeito estufa, o aquecimento parou, segundo alguns parâmetros.[5]

Vamos esmiuçar esse resumo, e com ele o argumento persistente de que a *mudança* climática de alguma maneira não é motivo para alarme.

Sim, a temperatura da Terra é de alguma forma cíclica. Ela passa por tendências de aquecimento e resfriamento muito lentas, que ocorrem ao longo de milênios. Não é essa a situação no momento. O que está acontecendo agora é um rápido pico de temperatura global, uma tendência diferente de tudo o que vimos na história da humanidade.

Um ponto comum entre os argumentos dos negacionistas do clima é que o aquecimento, na verdade, parou em 1998 —

uma data escolhida a dedo por causa dos recordes de temperatura naquele ano. A escolha proposital desses dados tornou esse argumento útil, pelo menos por um tempo: o ano de 1998 foi marcado por um forte *El Niño*, um fenômeno de aquecimento da água no Oceano Pacífico oriental que fez daquele ano o mais quente até aquela data, uma espécie de anomalia. Os anos seguintes foram um pouco mais frios, o que tornou a conversa sobre 1998 bastante funcional e popular. Mas as temperaturas globais em 2005 logo excederam as de 1998, e as temperaturas médias continuam mais altas do que as de 1998. Desde então, na maior parte dos casos, cada ano tem sido mais quente que o anterior. Os sete anos mais quentes registrados ocorreram a partir de 2010.[6] Ao que parece, porém, o ponto de referência de 1998 é um velho hábito que nunca morre.

Na comunidade científica, há poucas dúvidas de que a mudança climática esteja sendo impulsionada pelo acúmulo de gases de efeito estufa causado pelo homem. Há múltiplos e massivos relatórios sobre o assunto. Uma esmagadora proporção de artigos em periódicos científicos aceita essa premissa.[7] A maioria dos negacionistas do clima nem mesmo publica em periódicos científicos, frequentemente alegando preconceitos contra suas posições (muitos outros, incluindo a economista Furchtgott-Roth, estão operando fora de suas áreas de especialização). Vários de seus argumentos exigem escolher — ou até mesmo distorcer — a dedo as informações. Seria risível, se não fosse tão trágico.

Diante de tudo isso, não há necessidade de mergulhar mais fundo nas manipulações científicas dos negacionistas da mudança climática. A ciência está estabelecida, e suas refutações são estúpidas. Meu foco aqui é o outro componente dos meios de fabricar e promover a incerteza científica: as iniciativas de relações públicas para convencer o público de que a mudança climática é, nas palavras do senador James Inhofe, de Oklahoma, "a maior farsa jamais perpetrada contra o povo estadunidense".[8]

2

Em muitas reuniões e conferências científicas, alguns especialistas que falam sobre o colapso climático acreditam que o que precisamos é de *mais* evidências para convencer as pessoas sobre a urgência do assunto. Em contrapartida, já estive em outras reuniões com especialistas em relações públicas que acreditam que, se pudermos apenas acertar a *mensagem* — se pudermos deixar claro que o colapso climático é mais do que falar de ursos polares, ou se nos concentrarmos apenas nos impactos à saúde humana —, as pessoas finalmente entenderão e abraçarão ações. Aprecio o otimismo de ambos os grupos. Contudo, novas evidências científicas e anedóticas aparecem o tempo todo, mensagens diferentes são publicadas, notícias proliferam, e nada disso parece produzir muito impacto.

Para a maioria das controvérsias clássicas em torno de causa e efeito na ciência, o surgimento de novas evidências *por fim* resulta na aceitação geral de uma relação causal. Mesmo os mais fervorosos defensores da Big Tobacco por fim admitiram (após cerca de meio século) que os casos de câncer de pulmão vistos em tantos fumantes estavam relacionados ao cigarro. Até o momento, não tivemos a mesma sorte com os terroristas do colapso climático. "Terroristas" é um termo pesado, eu sei, mas é um rótulo justificado. Em algum momento, esse pequeno grupo de cientistas periféricos (a maioria com pouco treinamento em ciência climática) foi rotulado como *cético*. Mas o ceticismo não retrata seu ponto de vista. Na verdade, não estamos mais lidando com ciência — trata-se de uma ideologia perigosa.

Antes de 1998, embora as evidências fossem claras, se você de fato olhasse para elas, os principais políticos conseguiam escapar, ignorando os cientistas que previam que a acumulação de gases de efeito estufa resultaria em mudanças significativas no clima. Hoje, não mais. À medida que o peso de eventos calamitosos e evidências estatísticas do aquecimento global se aproximam de um status "avassalador", a negação se torna cada vez mais difícil, assim como aconteceu com o fumo durante a segunda metade do século XX. Mas, quando nós, humanos, vemos ameaçadas as nossas crenças mais profundas, temos a tendência de redobrar nosso empenho. E isso é o que está acontecendo agora. A máquina de negação transformou com sucesso o colapso climático em uma questão político-partidária, e os negacionistas aproveitam ao máximo a cobertura e o conforto proporcionados pelo Partido Republicano. (Lamento ter que nomear um partido político específico de forma tão direta, mas, em qualquer discussão honesta, qual seria a escolha? Trata-se de um fato, e em meu livro não há fatos alternativos.)

O negacionismo climático se tornou um teste de lealdade para os políticos do Partido Republicano, o que é um processo relativamente recente. Nos anos 1980, mesmo nos anos 1990, o governo dos Estados Unidos desfrutou de um consenso tênue e bipartidário sobre o problema gerado pelo constante acúmulo dos gases de efeito estufa. Recentemente, em 2000, ambos os candidatos republicanos que concorriam à indicação presidencial, George W. Bush e John McCain, reconheceram o imperativo de reduzir as emissões. Por uma boa razão: se alguma vez houve um assunto em que o princípio da precaução faz sentido, esse assunto é a mudança climática. Mas esse provisório consenso bipartidário logo desmoronou, por uma série de razões políticas e culturais, e rapidamente evoluiu para um confronto sem limites entre uma aliança de ideólogos libertários do livre mercado, financiados pela indústria de combustíveis fósseis, e aqueles com a ousadia de sugerir que outros fatores além dos lucros dessa única indústria deveriam ser priorizados. Os esforços contrários à limitação das emissões de gases de efeito estufa se tornaram parte da plataforma oficial do Partido Republicano, e dissidentes foram expulsos sem cerimônia. Notavelmente, nas palavras de Brian Schatz, senador do Havaí, "o Partido Republicano é o único grande partido político do planeta que se dedica explicitamente a piorar as mudanças climáticas".[9]

Nos velhos tempos da fumaça do cigarro e do câncer de pulmão, a ampla conscientização pública sobre a questão estava na vanguarda, reconhecendo o elo com a doença anos antes de os cientistas da indústria finalmente jogarem a toalha e admitirem a verdade. Não é o que acontece com o colapso climático. Hoje, uma sólida maioria dos estadunidenses reconhece o colapso contínuo do clima, mas uma minoria substancial não reconhece. Esses cidadãos negam a ciência por trás da degradação climática causada pelo homem, e, assim como o grupo de especialistas em negação, esse também é um círculo fechado; ainda que as evidências científicas aumentem, o grupo não diminui. A crença na existência da mudança climática se tornou tribal. A questão é percebida como predominantemente política, e não científica, o que fica evidente na constante invocação do nome de Al Gore[10] associado à mudança do clima. E aqui estou falando da mudança do clima *em geral*, independentemente das causas. Entre os republicanos, 35% acreditam que o clima não está mudando, ponto-final, *versus* 2% dos democratas. Por outro lado, 90% dos democratas consideram que há evidências sólidas *versus* 50% dos republicanos. Quase quatro em cada cinco democratas concordam que os humanos são pelo menos parcialmente responsáveis por tais mudanças *versus* apenas 35% dos republicanos. Esses números mudaram muito pouco ao longo da última década ou mais.[11]

Como chegamos a tamanho estado de desalento e divisão? Muito simples. A oposição pseudocientífica e política ao reconhecimento do colapso climático está alinhada — ideológica, tática e agora politicamente — com a mesma gangue que, durante quase três quartos de século, se especializou na produção de incertezas quando se trata da ciência de algumas questões economicamente importantes. É o mesmo bando financiado pelo mesmo dinheiro, empregando as mesmas táticas. Eles estão jogando a longo prazo, e seu esforço combinado, financiado por algumas das maiores corporações, famílias ricas e fundações conservadoras dos Estados Unidos, convenceu uma parte substancial e politicamente robusta dos estadunidenses de que as regulamentações governamentais de qualquer tipo são um ataque à "liberdade" do livre mercado para empresas, famílias e indivíduos. Tais grupos têm muita prática no truque da mistificação, tendo aperfeiçoado a arte de fabricar incertezas sobre os perigos *comprovados* inerentes à exposição humana a coisas como a fumaça de cigarro, tinta com chumbo, produtos químicos industriais — uma lista que não acaba. Agora, estratégias idênticas estão sendo empregadas no que pode vir a ser o maior — e possivelmente o mais perigoso — feito dos obstrucionistas: negar e minar a ciência que documenta a acumulação atmosférica de gases de efeito estufa e os impactos desse acúmulo sobre o clima e a vida no planeta.

A negação do colapso climático começou com a Big Tobacco, e está intimamente ligada a ela, que, em suas longas décadas de enfrentamento para negar a relação entre fumo e câncer de pulmão, estabeleceu tanto o manual de ação quanto as organizações financiadoras da ciência e das relações públicas contra o interesse público. As conexões aqui envolvem um caminho longo e sinuoso, mas quero expor os elementos essenciais tal como eles se desenvolveram ao longo dos últimos três quartos de século.

O Instituto George C. Marshall, batizado em homenagem ao titã da Segunda Guerra Mundial, foi fundado em 1984 por três brilhantes físicos — Frederick Seitz, Robert Jastrow e William Nierenberg. Eles também estavam profundamente imersos nos conflitos ideológicos em torno da Guerra Fria, e eram enfáticos opositores do socialismo soviético e de suas ameaças de expansão. Sua animosidade visceral com relação à União Soviética se misturou a uma suspeita instintiva sobre ativistas antinucleares e "ambientalistas" nos Estados Unidos, a quem os três físicos viam como, na melhor das hipóteses, benfeitores iludidos e, na pior das hipóteses, socialistas e marxistas. De fato, os fundadores do Marshall consideravam praticamente *todas* as alegações de efeitos nocivos à saúde e ao meio ambiente associados à poluição ou a produtos químicos tóxicos não apenas como muito exageradas, mas também como ameaças existenciais ao capitalismo de livre mercado e ao futuro da civilização ocidental. O conservador George Will descreveu essa ideologia em uma coluna do *Washington Post*: "Alguns ambientalistas são uma 'árvore verde com raízes vermelhas'. É o sonho socialista — vidas ascéticas reguladas de perto por uma vanguarda de visionários mandões — travestido de compaixão pelo planeta".[12]

Os três renomados nomes no papel timbrado do Instituto Marshall conferiam um valioso verniz de credibilidade a qualquer questão abordada, vantagem que o instituto explorou para suprimir a ciência que considerava ameaçadora. Lembram-se da chuva ácida, um problema ambiental importante nos Estados Unidos nos anos 1970 e 1980? Nierenberg colaborou com Fred Singer, outro físico, para assegurar que um painel de revisão presidencial subestimasse a severidade do assunto. O relatório exacerbou as incertezas nas evidências científicas, o que, por sua vez, proporcionou a fundamentação para que não se tomasse nenhuma medida para resolver a situação. O mesmo aconteceu com os clorofluorcarbonetos (CFC) e o buraco na camada de ozônio, também uma questão polêmica da época. A narrativa de que os CFC danificavam a camada de ozônio foi considerada outra ameaça — não para o meio ambiente, mas para o sistema de livre mercado, e Singer foi um dos principais críticos dos estudos que vinculavam as duas coisas. Os historiadores da ciência Naomi Oreskes e Erik Conway escreveram que a oposição de Singer "tinha três tópicos principais: a ciência é incompleta e incerta; a substituição dos CFC será difícil, perigosa e cara; e a comunidade científica é corrupta e motivada por interesses próprios e por ideologia política".[13]

Ao ofuscar a chuva ácida e o buraco na camada de ozônio, os cientistas do Instituto Marshall e seus colegas contribuíram para atrasar a ação ambiental por alguns anos. Suas afirmações sobre a incerteza da ciência e os custos para lidar com o problema provaram-se muito desproporcionais; as distorções das evidências científicas foram logo superadas por um acúmulo de estudos e pela implementação de controles ambientais que rapidamente reduziram o problema (três dos autores dos estudos contestados sobre CFC receberiam o prêmio Nobel de Química em 1995). Os Estados Unidos e 195 países assinaram um tratado, o Protocolo de Montreal sobre Substâncias que Deterioram a Camada de Ozônio, que tem sido notavelmente eficaz na redução da liberação de CFC e na proteção da camada de ozônio, embora Singer tenha mantido por muito tempo sua oposição a esse documento.[14] E, de acordo com o Departamento de Estado (em uma página na internet de 2018 que parece ter sobrevivido pelo menos à primeira metade da administração Trump), espera-se que o tratado contribua para prevenir mais de 280 milhões de casos de câncer de pele, aproximadamente 1,6 milhão de mortes por câncer de pele e mais de 45 milhões de casos de catarata somente nos Estados Unidos até o final do século.[15]

As prevaricações do Instituto Marshall sobre a chuva ácida e a camada de ozônio nunca apareceram na literatura científica propriamente dita e logo foram esquecidas — pelo menos para quem está de fora. Mas, aos olhos da indústria do tabaco, essas campanhas fracassadas equivaliam a ensaiar os argumentos e as táticas necessários para a oposição às ações contra o fumo passivo. E o Instituto Marshall tinha se mostrado um agente útil.

Frederick Seitz, o mais proeminente entre os fundadores do instituto, era ex-presidente da Universidade Rockefeller e ex-presidente da Academia Nacional de Ciências. Ele também tinha um trabalho paralelo: administrar um programa de concessão de subsídios para a R. J. Reynolds Tobacco, gigantesco fabricante de cigarros. O objetivo principal do programa, segundo inúmeros documentos da indústria tabagista, era desenvolver "um extenso acervo de dados cientificamente fundamentados, úteis para defender a indústria de ataques". Seitz se engajou nesse trabalho muito *depois* da relação causal entre cigarro e câncer de pulmão ter se tornado um consenso científico. Mais tarde, ele afirmaria que pontos de vista científicos conflitantes mereciam "tempo igualitário" no discurso público — um argumento que é puro sofisma, mas também uma estratégia à mão para a indústria de defesa de produtos, e que continua vigente.

No final dos anos 1980, estudos mostravam cada vez mais que cônjuges não fumantes de parceiros fumantes corriam risco de desenvolver doenças relacionadas ao tabaco, e a Agência de Proteção Ambiental se preparou para proteger os não fumantes. Conforme o governo se mobilizava para aumentar proteções de saúde pública, a Big Tobacco montava a reação: grupos de fachada. Os grupos de fachada eram organizações (ou *coalizões*, ou *centros* — qualquer nome que transmitisse autoridade, com valores positivos para o "senso comum") que promoviam uma visão geral de que a indústria era injustamente prejudicada pela regulamentação governamental. Cabe ressaltar que, embora esses grupos fossem financiados pela indústria do tabaco, eles nunca defenderam o uso do tabaco *per se*; isso eram águas passadas. Em vez disso, eles se opunham a impostos mais altos sobre cigarros e a restrições ao fumo em áreas públicas, porque tais regulamentações minavam a liberdade.

Provavelmente essa abordagem não funcionaria sozinha. Os fabricantes de cigarros também precisavam depreciar a ciência relacionada ao fumo passivo (já discutida no capítulo 1), ou pelo menos levantar questionamentos suficientes para que os grupos de fachada anti-impostos e antirregulamentação não tivessem que defender diretamente um produto que causava câncer não apenas entre seus usuários (que estavam se expondo voluntariamente), mas também entre os não fumantes que estavam por perto.

Nesse caso, a participação do famoso cofundador do Instituto Marshall foi inestimável. Seitz forneceu as mesmas relações estratégicas de publicação (não quero denominá-las de "ciência") que muitas empresas de defesa de produtos oferecem hoje. Para o fumo passivo, era necessário escrever um relatório que contestasse a abordagem da Agência de Proteção Ambiental e rejeitasse muitos dos estudos considerados por ela. Não importava que Seitz fosse um físico sem formação em epidemiologia; seu nome deu credibilidade às críticas, e o setor do tabaco explorou ao máximo sua avaliação. Eles também fizeram pagamentos. O Instituto Marshall não aceitava dinheiro diretamente de corporações privadas, então alguma coisa tinha que ser feita a esse respeito. Foi Jim Tozzi, ex-funcionário da Casa Branca de Reagan e de quem já falamos, que surgiu com a ideia de que os pagamentos do setor do tabaco para o instituto fossem feitos por meio de sua própria organização.[16] Seitz e Fred Singer também serviram como consultores científicos dos grupos de lobby financiados pelo setor do tabaco, incluindo a Coligação para o Progresso da Ciência e o Projeto de Política Científica e Ambiental, ambos da Philip Morris. O último colaborou com o escritório de relações públicas da Philip Morris para elaborar um relatório, o "Junk Science at the Environmental Protection Agency" [Ciência lixo na Agência de Proteção Ambiental].

Em 2015, já falecidos todos os três diretores, o Instituto Marshall fechou as portas, mas rapidamente se transformou em uma nova organização, a Coalizão CO_2,[17] cujo lema é: "O dióxido de carbono é essencial para a vida".[18] Isso é verdade. O fogo também é essencial para a vida, mas buscamos controlá-lo para que ele não nos mate. Em todos os seus disfarces, o objetivo da máquina negacionista era, e é, fabricar dúvidas e fornecer algum tipo de cobertura para financiadores e políticos. Em grande medida, essa máquina tem sido bem-sucedida.

Olhando para trás, para a ciência do fumo passivo: nada do que foi apontado ali era lixo.

O trabalho do Instituto Marshall para a Big Tobacco serviu de modelo para os terroristas climáticos de hoje: fornecer cobertura científica para os maiores esforços da indústria em oposição às regulamentações, incluindo impostos. É claro que chamar as publicações do Instituto Marshall de "ciência" é totalmente indevido; a organização elaborou relatórios técnicos repletos de tabelas, gráficos e citações que pareciam impressionantes, mas pouca coisa sobreviveria à revisão por pares em uma revista acadêmica de alguma reputação. O Marshall e as centenas de grupos de fachada inspirados por ele estavam no ramo com o objetivo de erodir a ciência.

O colapso climático tem testemunhado uma abordagem condensada do modelo Marshall porque empresas petrolíferas, incluindo ExxonMobil, Shell e sua associação setorial, o Instituto Estadunidense de Petróleo, fizeram grande parte das primeiras pesquisas sobre o tema.[19] E, embora alguns dos gigantes do petróleo hoje reconheçam publicamente que a mudança climática antropogênica é real, eles nunca pediram desculpas por lançar e financiar organizações enganosas que mentiram sobre a ciência — e ainda mentem. A ExxonMobil tem sido apontada como a empresa com a maior responsabilidade na campanha para desacreditar a ciência do colapso climático. Parte dessa culpa é merecida; ela foi, até recentemente, a maior corporação do mundo e, em virtude de ter ações na bolsa, seu comportamento pode ser alterado conforme as exigências dos acionistas.

Mas é a Koch Industries, a maior empresa petrolífera privada do mundo, quem parece estar aplicando as lições do tabaco com maior zelo e sucesso. A Koch Industries é propriedade dos irmãos Charles e David Koch, que, depois de uma conhecida e penosa batalha legal e administrativa, compraram a parte de seus outros dois irmãos em 1983, dezesseis anos após a morte do pai, o fundador Fred Koch. O dinheiro dos dois irmãos ativos (juntamente com o de outros ideólogos ultrarricos do livre mercado que eles haviam recrutado) contribuiu para enfraquecer a ciência climática, unindo-se aos esforços já empreendidos pela ExxonMobil. No livro *Dark Money* [Dinheiro obscuro], a jornalista Jane Mayer documenta de forma impressionante os encontros dos Koch com os reguladores que tentavam proteger a população das atividades prejudiciais das empresas (desde emissões ilegais de benzeno e descarte de mercúrio até a manipulação de preços), bem como seus ataques sistemáticos e generosamente financiados ao sistema de proteção e regulamentação pública dos Estados Unidos.[20]

O testemunho em primeira mão sobre a máquina negacionista particular dos Koch vem de Jeff Nesbit, que em 1993 foi diretor de comunicação do Cidadãos por uma Economia Sólida, um grupo de fachada da Koch Industries. Pesquisadores da Universidade da Califórnia, assim como Nesbit em seu livro *Poison Tea* [Chá venenoso], mostraram que a indústria do tabaco e a rede de doadores da Koch foram os dois principais financiadores de uma cadeia local e nacional de *think tanks* de livre mercado e antirregulação, centros de estudos e grupos de *astroturfing* e *greenwashing*,[21] todos batizados segundo ideologias semelhantes: Liberdade de Trabalho, Estadunidenses pela Prosperidade, Já Basta, Coalizão contra a Tributação Regressiva, Chega de Governo nas Nossas Costas, Coalizão Internacional de Ciência Climática, Centro para o Estudo do Dióxido de Carbono e Mudanças Globais, e incontáveis outros (ver figura 2, p. 272). Cada um deles se propõe a ser uma operação de base independente ou uma coalizão, mas todos são, de fato, instrumentos de um grande negócio — com o objetivo operacional de instaurar um modelo de Estado mínimo que permita que as pessoas (e as corporações) façam o que quiserem, desobrigadas pela regulamentação governamental.[22]

Figura 2 — Mapeamento parcial dos grupos de interesse de propriedade de Koch, das empresas de relações públicas e atores políticos aliados

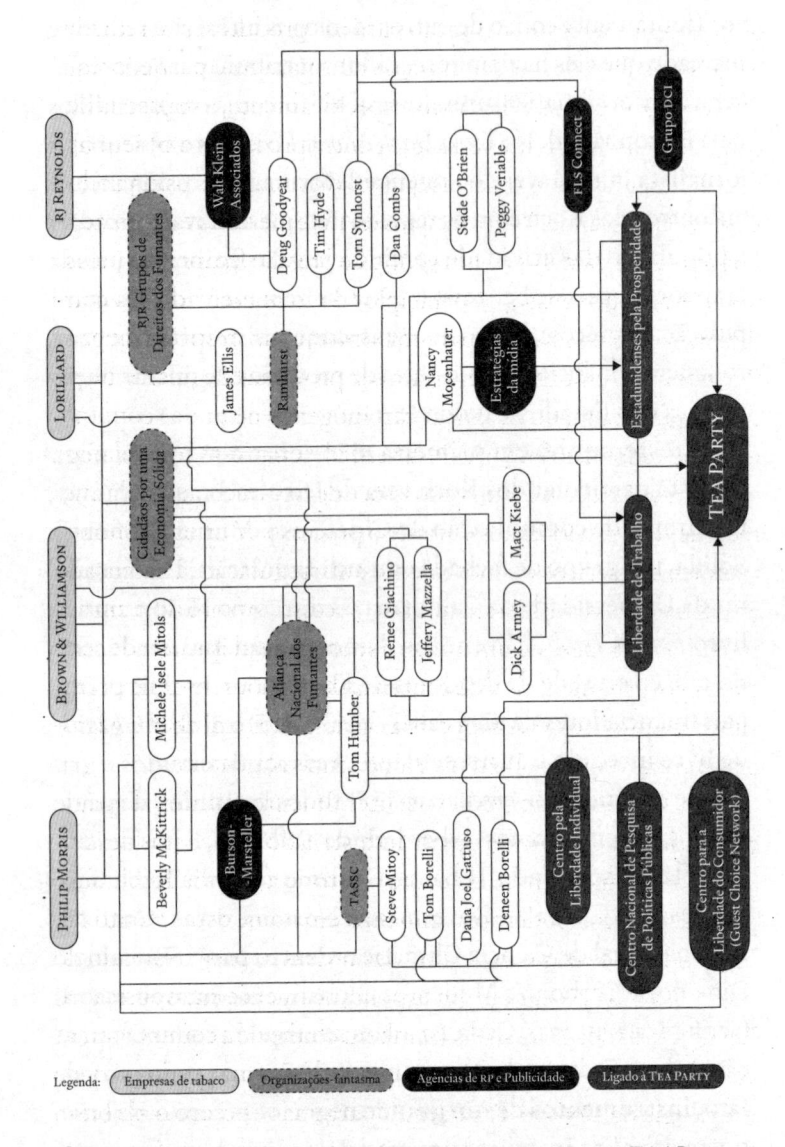

Legenda: Empresas de tabaco — Organizações-fantasma — Agências de RP e Publicidade — Ligado à TEA PARTY

Fonte: A. Fallin, R. Grana & S. A. Glantz, "'To Quarterback Behind the Scenes, Third-Party Efforts': The Tobacco Industry and the Tea Party", *Tobacco Control*, v. 23, n. 4, p. 322-31, 2014.

O coro de entidades corporativas ricas pedindo uma volta à liberdade e a um Estado mínimo tem dois objetivos: diminuir os impostos e a regulamentação para os "produtores" e reduzir programas de redes de segurança vitais para os "recebedores". Em relação ao colapso climático, especificamente, a indústria de combustíveis fósseis liderou a luta contra proteções ambientais, com campanhas tanto abertas quanto dissimuladas para produzir dúvida e defender "os princípios do livre mercado e do Estado mínimo", nas palavras de um grupo de pressão financiado pelos Koch.[23] Não por acaso, os princípios do livre mercado são condizentes com os esforços para maximizar sua própria riqueza. Por que essas empresas deveriam ser proibidas de operar oleodutos que vazam, ou de lançar carcinógenos no ar das comunidades ao redor das refinarias? Na verdade, empresas controladas pelos irmãos Koch fizeram tudo isso, e de fato quebraram alguns recordes impressionantes durante o processo. Muitos dos financiadores ultrarricos do movimento antirregulação já nasceram abastados, mas consideram que seu "sucesso" é fruto do próprio trabalho. A riqueza de um número substancial deles vem de contratos governamentais e de centenas de milhões de dólares em subsídios públicos.[24] A hipocrisia é gritante. E o dinheiro gasto para promover seus objetivos é ainda mais alarmante.

Graças a processos judiciais, literalmente milhões de páginas de documentos internos da indústria do tabaco nos deram uma nova compreensão de como o setor e a família Koch têm promovido uma poderosa campanha em nome do aumento da liberdade e de tirar o governo "das nossas costas". Soubemos que o Tea Party[25] *não* surgiu espontaneamente em oposição à Lei de Cuidados Acessíveis (também conhecida como Obamacare) em 2009. A Philip Morris desenvolveu pela primeira vez a analogia da Boston Tea Party[26] para suas operações de base em 1989 e continuou a promovê-la até os anos 1990. Em 2002, os Cidadãos por uma Economia Sólida iniciaram o Tea Party dos Estados Unidos, registrando o site usteaparty.com [atualmente teaparty.org]. Anos mais tarde, a organização foi capaz de se manifestar repentinamente em oposição a Obama e aos democratas porque havia sido cultivada e desenvolvida pelas mesmas corporações que lutaram por impostos corporativos mais baixos e contra a regulamentação do tabaco e dos gases de efeito estufa.[27] Tudo em nome da liberdade.

2

Com as consequências da crise climática cada vez mais visíveis, palpáveis e difíceis de negar, a máquina dos Koch teve de se tornar mais sofisticada. Cada vez mais escutamos especialistas, muitos dos quais economistas, que parecem ser mais razoáveis do que os negacionistas do "basta dizer não". Desses acomodacionistas (às vezes também chamados de *lukewarmers*), o mais famoso é o cientista político dinamarquês Bjørn Lomborg. Essa classe de parasitas não contesta a ciência da crise climática, mas alega que a mudança não é tão grave assim, que os "alarmistas" exageram. Muitas vezes, seus comentários se concentram na necessidade de "resiliência" e enfatizam o que seriam as claras vantagens do aquecimento, como faixas de navegação sem gelo no Ártico, estações de cultivo mais longas em certas regiões, compensando as estações mais curtas de outros lugares. E seu ponto principal: quaisquer custos atribuídos ao aquecimento serão insignificantes quando comparados com a turbulência econômica e o custo da transição da queima de combustíveis fósseis para uma economia totalmente renovável.

Essa nova abordagem, mais branda, monetiza o valor de nosso planeta e das sociedades humanas em sua infinita maravilha e diversidade — um cálculo semelhante à análise de custo-benefício que os ideólogos do livre mercado procuram impor a todas as regulamentações governamentais. Mas quais são os custos associados à morte iminente da Grande Barreira de Corais? Eles estão limitados à renda perdida para a indústria turística da Austrália? Qual é o valor da vida humana perdida em uma enchente em Boston? Nas Bermudas? Em Bangladesh? É o mesmo? Como diz um famoso personagem de Oscar Wilde, "esses contadores sabem o preço de tudo, mas não sabem o valor de nada". Eles ficam cegos por dinheiro. Em geral, também exageram o custo da energia renovável, que está caindo rapidamente e cairia ainda mais rápido com incentivos políticos mais fortes. Embora a visão dos *lukewarmers* pareça mais razoável do que a dos terroristas climáticos, ela produz essencialmente a mesma posição: manter nossa dependência dos combustíveis fósseis; melhor ainda, *aumentar* essa dependência. Vamos perfurar, meu bem, perfurar.

Mais afastadas dessa ideologia marginal, algumas empresas persistentes, como a ExxonMobil, mudaram a música que cantam publicamente. Em uma recente reunião de acionistas, o CEO Darren Woods anunciou que estava "comprometido em fazer parte da solução para a mudança climática".[28] Porém, como a ExxonMobil continua a apoiar grupos políticos de direita que negam a existência da mudança climática, é justo dizer que isso é conversa fiada.[29] O sociólogo Robert J. Brulle estima que a indústria gastou cerca de dois bilhões de dólares fazendo lobby a respeito de questões climáticas entre 2000 e 2016. O pico de gastos aconteceu nos primeiros anos do governo Obama — 2008 a 2010 —, quando ficou aparente que o Congresso poderia aprovar uma legislação que ajudasse a limitar as emissões de gases de efeito estufa. Essa esperança morreu com as eleições municipais e estaduais de 2010 (e o crescimento do Tea Party, financiado pela Koch), de modo que os gastos com lobby puderam ser reduzidos.[30]

Com a ascensão de Donald Trump, as forças monstruosas lançadas e alimentadas por essas indústrias estão ficando mais fortes do que nunca. Elas assumiram o controle de componentes importantes do governo federal. Myron Ebell, um célebre negacionista da mudança climática que dirigiu o Centro de Energia e Meio Ambiente do Instituto de Empreendimentos Competitivos (financiado por companhias de petróleo e carvão), foi o chefe da equipe de transição da Agência de Proteção Ambiental na administração Trump. A ele se juntaram dois dos principais operadores da Big Tobacco: Steve Milloy, promotor de narrativas sobre "ciência lixo" relacionadas à crise climática, e Chris Horner, um negacionista da mudança climática há muito tempo associado a grupos de estudo financiados pela indústria do carvão. Certo nível de negacionismo climático é quase um teste decisivo para se assumir uma posição de autoridade na administração Trump.

Na campanha em andamento para reverter o progresso que tem sido feito em relação ao colapso climático, as premissas dos representantes de relações públicas são óbvias: a mudança climática é fake news, talvez a fake news original, a mãe de todas as fake news. Esse argumento, apresentado todos os dias pelos negacionistas presentes na folha de pagamento das empresas de combustíveis fósseis, é cientificamente incoerente, mas isso não importa. Não se trata de ciência; a corrosão da confiança é muito mais produtiva. Como Kellyanne Conway, conselheira de Trump, descreveu em relação à decisão dele de se retirar do Acordo de Paris: "Ele entrou com uma decisão já tomada, e as evidências o levaram à mesma decisão".[31]

O senador Sheldon Whitehouse (Partido Democrata, Rhode Island), um dos mais eloquentes defensores dos programas do Senado para limitar as emissões de gases de efeito estufa, ofereceu uma explicação sucinta sobre a razão pela qual a máquina de negação do colapso climático estabeleceu um controle tão forte sobre a classe política do Partido Republicano: contribuições de campanha. Sem dúvida, o dinheiro das empresas tem muita influência na política de hoje. Mas também vale a pena notar como o fluxo de dinheiro corporativo em grandes quantidades mudou o dia a dia e as responsabilidades dos políticos, especialmente dos republicanos. Como um pequeno número de grandes doadores agora financia boa parte das campanhas dos candidatos republicanos, os representantes eleitos não precisam mais passar horas intermináveis em telefonemas implorando por contribuições. A rede de financiamento tornou a vida mais fácil (porque eles odiavam fazer telefonemas) e aumentou seus orçamentos de campanha. Eles falam e votam de acordo com isso. Há algum tempo, o partido já vinha apostando nessa direção, mas a decisão da Suprema Corte no caso dos Cidadãos Unidos[32] tornou as coisas exponencialmente piores. Hoje praticamente não há limites para um doador que queira financiar campanhas e, devido a certas decisões da Receita Federal, eles podem fazer isso agora sem nem mesmo revelar sua identidade. O dinheiro obscuro impera. Republicanos que expressaram preocupação com a mudança climática foram tratados como hereges pela base do partido e expulsos do cargo. Republicanos que em algum momento reconheceram a mudança climática como um problema sério abandonaram essa visão, pelo menos publicamente.[33] Os perfis corajosos são poucos; os novos rebeldes do Partido Republicano são aqueles que apelam para a civilidade nas conversas sobre o colapso climático, mas depois votam por continuar desfinanciando o tema. Fundamentalmente, muitos dos mesmos indivíduos ricos e interesses financeiros que antes de tudo nos trouxeram o impasse do negacionismo do clima são agora donos do Partido Republicano.

Eles têm ajuda, é claro. O fervor anticiência na base do partido não é surpreendente, dado que as principais fontes de informação utilizadas são a *Fox News*, os canais de comunicação *Breitbart*, as páginas editoriais do *Wall Street Journal* e outras plataformas mais periféricas, todas elas felizes em fornecer um espaço para cientistas cujo trabalho não é suficientemente bom para figurar nas principais revistas científicas revisadas por pares. Por que isso importa? Porque esse tipo de visibilidade não merecida tem um valor inestimável, especialmente quando se trabalha em sinergia com a doutrina do jornalismo (malconduzida, na minha opinião) de dar espaço para "os dois lados". Os gigantes da mídia à direita representam um passo importante na negação do colapso climático. Steve Bannon, presidente da *Breitbart News Network*, antes de liderar a campanha de Trump, publicou textos chamando os ambientalistas de "retardados verdes" e "totalmente equivocados quanto à mudança climática".[34] O império de mídia de Rupert Murdoch, liderado pela *Fox News* e pelo *Wall Street Journal*, entrega a mesma mensagem, porém de forma um pouco mais educada. De acordo com uma análise do site *DeSmog*, 95% dos artigos de opinião sobre mudanças climáticas (287 de 303) publicados pelo *Wall Street Journal* entre 2012 e 2016 estavam "cheios de pontos de argumentação negacionistas, enganosos e desacreditados, teorias conspiratórias e ataques políticos".[35]

Um exemplo claro: pouco antes de o Comitê Científico da Câmara realizar uma audiência sobre a elevação do nível dos oceanos, em 2018, o *Wall Street Journal* publicou um artigo de opinião de Fred Singer (além de vários outros) intitulado "The Sea Is Rising, but Not Because of Climate Change" [O oceano está subindo, mas não por causa da mudança climática]. Singer é físico de formação, um ideólogo do livre mercado e cético profissional. Ele foi eloquente em seu ceticismo sobre o crescente "buraco do ozônio" nos anos 1970. E estava errado a respeito disso. Também estava errado sobre a chuva ácida e os efeitos do tabaco. Não é um bom histórico, mas aparentemente nada pode deter suas aparições regulares no que parecem ser publicações respeitáveis.

Pelo menos o artigo de Singer reconheceu que os níveis do mar *estão* subindo. Isso pode ser novidade para muitos republicanos, mesmo que não seja para os milhões de residentes de Xangai, Daca, Lagos, Miami e outras cidades costeiras onde a elevação das águas logo terá consequências severas. Nas audiências de 2018 do Comitê Científico da Câmara, o ex-presidente Lamar Smith (Partido Republicano, Texas) negou que o nível do mar esteja subindo, ao mesmo tempo que entrou em contradição, incluindo o artigo de Singer nos registros. Talvez ele tenha sentido a necessidade de fazer isso para contrariar o testemunho anterior de Philip Duffy, presidente do Centro de Pesquisa Woods Hole, que relatou que os dados mostram um aceleramento na taxa de elevação do nível do mar mundial. O congressista Mo Brooks (Partido Republicano, Alabama) também reconheceu então que o nível do mar está subindo, mas declarou que *as rochas que caem nos oceanos* são um fator que contribui para o efeito. Desnecessário dizer que os relatórios dessa sessão do comitê desencadearam um grande escárnio entre os verdadeiros cientistas.[36]

2

Com os Estados Unidos saindo do Acordo de Paris e Trump e seus indicados empenhando-se ao máximo para reverter qualquer regulamentação, defender os cientistas e a ciência do colapso climático nunca foi tão importante. E, apesar de tudo, há razões para ter esperança. Existe um consenso global (excluindo o governo dos Estados Unidos, é claro) de que a produção de gases de efeito estufa deve ser controlada, e alguns progressos estão acontecendo. O custo da energia renovável continua caindo, tornando alguns dos combustíveis fósseis mais poluentes e financeiramente pouco atraentes, mesmo com os esforços desesperados dos republicanos para subsidiar a indústria. E, felizmente, mais e mais meios de comunicação deixaram de aplicar acriticamente a abordagem dos "dois lados" ao apresentar histórias sobre mudanças climáticas. Os negacionistas à margem são menos citados e, quando são, é comum que sejam rotulados como pessoas que estão de fora das correntes da ciência, ou confrontados com a verificação de fatos em entrevistas. Os repórteres também citam com mais regularidade o colapso do clima como uma causa para os eventos climáticos extremos que estão acontecendo com maior frequência e intensidade.

Como já vimos tantas vezes, os processos judiciais (e o medo deles) tiveram um impacto positivo no comportamento empresarial. Com o auxílio de pesquisas documentando o conhecimento interno dos gigantes do petróleo sobre a acumulação de gases de efeito estufa, demandas judiciais exigindo compensação por danos passados e assistência financeira para mitigar o impacto de condições climáticas extremas surgiram em todo o país. Esses litígios podem não ser vitoriosos, mas são uma estratégia poderosa. Além de implicarem a possibilidade de enormes indenizações financeiras, assustaram as empresas, que rapidamente reconhecem que, ao se defender, terão de divulgar muitos documentos que prefeririam manter em segredo. É uma história que tem se repetido e um motivo de esperança para seguir adiante: provas condenatórias de irregularidades trazidas à tona via processos judiciais. Foi o que levou a indústria petrolífera para a mesa de negociação, e as corporações parecem agora dispostas a aceitar um imposto sobre a queima de combustíveis de carbono (incluindo petróleo) a fim de suspender processos e evitar novas descobertas.

Grupos ambientalistas também estão liderando campanhas de consumidores para pressionar as empresas a parar de financiar grupos que são os maiores responsáveis pela negação da mudança climática (incluindo o Instituto Heartland), e a se desligar de organizações de lobby político como a Câmara de Comércio dos Estados Unidos e o Conselho Estadunidense de Intercâmbio Legislativo, este último uma organização apoiada pela Koch. Essas pressões têm produzido resultados: Apple, Levi Strauss & Co. e várias empresas de serviços públicos deixaram a Câmara de Comércio. Até mesmo a ExxonMobil se juntou a Google, British Petroleum e Shell, abandonando o Conselho Estadunidense de Intercâmbio Legislativo por causa de suas políticas sobre mudanças climáticas. O desmantelamento do conselho é de grande valor, uma vez que tem sido central na promoção de algumas das políticas públicas mais retrógradas em diversas áreas, desde as leis de posse de armas para legítima defesa até o corte de pensões para trabalhadores do setor público, como professores e bombeiros, passando pelo corte de benefícios para trabalhadores acidentados.

Por outro lado, alguns progressos feitos antes da eleição de Donald Trump foram inegavelmente liquidados. Muitas das empresas que estavam se movendo na direção certa voltaram atrás, em parte impulsionadas pela chance de aumentar os lucros em um vácuo regulatório a curto prazo e à custa do planeta a longo prazo.

Atualmente, é um fato dado que eventos destrutivos provocados pelo clima causarão tragédia a muitos e desconforto a inúmeros outros. No entanto, a maioria dos cientistas climáticos acredita que *não* é tarde demais para evitar os efeitos mais catastróficos do colapso do clima se tomarmos medidas imediatas e drásticas para reduzir as emissões de gases de efeito estufa. Mas a indústria de combustíveis fósseis e seu aliado mais próximo, o Partido Republicano, continuam a obstruir ou reverter esses esforços. Nos Estados Unidos, o mais importante a fazer é advogar por políticas públicas que reduzam drasticamente a queima de petróleo e carvão. O Partido Republicano é hoje o partido negacionista do colapso climático, e ele precisa ser redirecionado ou completamente transformado para o bem das gerações futuras.

11
DOENTIAMENTE DOCE

Em dezembro de 1953, John W. Hill, fundador da empresa de relações públicas Hill & Knowlton, compartilhou com seus clientes da indústria do tabaco uma estratégia brilhante e perversa para "fabricar incertezas" sobre a correlação entre tabaco e câncer de pulmão. Hill propôs o lançamento de uma coisa chamada Comitê de Pesquisa da Indústria do Tabaco, a ser instalado um andar abaixo de seu escritório no Empire State Building, com a promessa de conduzir uma pesquisa científica rigorosa e definitiva sobre os efeitos do tabagismo para a saúde. Menos de três semanas depois, em 4 de janeiro de 1954, a indústria tornou públicos esses planos, comprando anúncios de página inteira nos principais jornais dos Estados Unidos para o que chamou de "Declaração franca aos fumantes". Além de anunciar a formação do comitê, a indústria se comprometeu com um "esforço de pesquisa dos impactos à saúde em todas as fases do uso do tabaco", a ser dirigido por "um cientista de integridade irrepreensível e de reputação nacional". Haveria também um conselho consultivo de cientistas "sem envolvimento com a indústria do cigarro".[1]

O anúncio despertou o interesse de um certo Robert C. Hockett, que havia se aposentado recentemente como diretor científico da Fundação de Pesquisa do Açúcar, o braço científico dessa indústria. Na mesma manhã em que a "declaração franca" da indústria do tabaco estampou todos os jornais importantes do país, Hockett enviou uma carta aos defensores do tabaco (sem sequer saber o nome do destinatário mais apropriado). Ele observou que a indústria havia estabelecido seu comitê de pesquisa e se apresentou de forma agressiva e perspicaz:

> Há dez anos, uma associação industrial muito semelhante, a Fundação de Pesquisa do Açúcar, foi formada para pesquisar acusações de que o açúcar refinado é uma causa primária de diabetes, cárie dentária, poliomielite, deficiências de vitamina B, obesidade, hipoglicemia matinal e muitas outras condições. [...]
> Durante um período de nove anos, eu organizei e dirigi projetos de pesquisa em escolas de medicina, hospitais, universidades e faculdades que absolveram o açúcar da maioria das acusações que lhe foram feitas. [...]
> O desafio da situação atual para a indústria do cigarro é tão semelhante ao que eu acompanhei na indústria açucareira que agora me sinto tentado a dizer que minha experiência e meus antecedentes podem ser úteis para o novo Comitê de Pesquisa da Indústria do Tabaco.[2]

A carta de Hockett deve ter chegado à mesa certa, pois sua oferta foi rapidamente aceita. O trabalho dele era aplicar as técnicas que havia empregado com o açúcar, agora em nome dos cigarros. O objetivo era simples: fazer o produto parecer seguro, ou pelo menos questionar as provas de que estava matando seus usuários.

O fato de o ex-chefe da Fundação de Pesquisa do Açúcar fazer uma transição tão perfeita para defender cigarros diz muito sobre o trabalho conduzido pela organização que ele chefiou. E, de fato, as duas indústrias tinham históricos semelhantes. Como revelaram documentos descobertos e publicados em 2016 por pesquisadores da Universidade da Califórnia em São Francisco, a indústria açucareira realizou uma brilhante e secreta campanha de desinformação em várias frentes a partir da década de 1950, se não antes.

Quando as evidências científicas começaram a relacionar o açúcar ao aumento do risco de doenças cardíacas, nos anos 1950, a Fundação de Pesquisa do Açúcar procurou cientistas de nutrição para combater "atitudes negativas" em relação ao produto. O grupo industrial forneceu aos nutricionistas sua própria contrapesquisa, que promoveu a ideia de que os principais culpados pelas doenças cardíacas eram as gorduras alimentares, e não o açúcar. Convenientemente, cortar o consumo de gordura também permitiria que todos consumissem mais açúcar sem aumentar seu consumo calórico. É interessante notar que o subterfúgio da Big Sugar é anterior ao da indústria mais notória, a Big Tobacco. Pode-se agora argumentar plausivelmente que, em vez de meramente imitar a estratégia do cigarro, foi na verdade a Big Sugar quem produziu o primeiro modelo de trabalho em escala completa.[3]

Os esforços da Big Sugar também tiveram um profundo impacto no entendimento estadunidense sobre a saúde durante o restante do século XX. Até surgirem pesquisas contrárias, nos anos 1990, a conclusão científica amplamente aceita era de que as gorduras eram o principal fator para doenças cardiovasculares. Na verdade, a gordura *e* o açúcar são culpáveis, mas a Big Sugar gastou uma fortuna jogando o foco nas gorduras. A indústria garantiu ao público que, sim, o açúcar em nossa dieta pode fornecer "calorias vazias", mas as calorias são também benignas. Outras inverdades: o açúcar não causa doenças; embora os diabéticos precisem cortar o consumo de açúcar, não foi ele a *causa* de sua doença; o açúcar certamente não contribui para doenças cardíacas; embora as calorias do açúcar contribuam para o ganho de peso, tudo o que você precisa fazer é exercício físico para queimar essas calorias. (Nada disso é verdade.)

Os documentos desenterrados por Cristin Kearns e um grupo de pesquisadores da Universidade da Califórnia em São Francisco incluíam o texto de um discurso do presidente da Fundação de Pesquisa do Açúcar, Henry Hass, para a Sociedade Estadunidense de Tecnólogos do Açúcar de Beterraba. Com o título "What's New in Sugar Research?" [Novidades na pesquisa do açúcar], o discurso anunciou o lançamento de uma nova campanha de relações públicas, impulsionada pela postura da indústria de que "o medo da obesidade é sem dúvida o maior empecilho para o consumo de açúcar". Ele expôs claramente o argumento futuro e identificou uma oportunidade estratégica: aumentar a participação do açúcar no mercado ao fazer com que os estadunidenses entendessem que era a gordura, e não o açúcar, o seu principal inimigo alimentar:

> Estou descontente com a publicidade que insinua que o açúcar é, em certo sentido, a causa da obesidade. [...]
>
> Em 21 de setembro [de 1953], os membros da Associação do Açúcar votaram por unanimidade para investir anualmente 600 mil dólares [equivalentes a mais de 5,5 milhões em 2019], durante pelo menos três anos, para explicar a história do açúcar na dieta. Esperamos que a Leo Burnett [uma das principais empresas de publicidade do país, que mais tarde naquele ano seria premiada pela Philip Morris com a conta da Marlboro e desenvolveria a campanha Homem Marlboro] possa fazer pelo açúcar o que tem sido feito pela carne. Não haverá discurso vazio nem estardalhaço, apenas um processo de apresentar os fatos sobre o açúcar de uma maneira interessante. [...]
>
> Vocês viram nosso primeiro anúncio. Factual, cientificamente correto, simples e fácil de compreender. É o protótipo de muitos outros que virão. Ao fim, pessoas que nunca cursaram bioquímica vão entender que o açúcar é o que mantém todo ser humano vivo e com energia para enfrentar os problemas do dia a dia.[4]

Mais de doze anos depois, em 1967, a iniciativa de culpabilização da gordura alcançou seu maior sucesso com uma revisão em duas partes das causas de doenças coronarianas, publicada no prestigioso *New England Journal of Medicine*. Escrito por cientistas da Escola de Saúde Pública de Harvard, o artigo atribuiu muito mais importância às gorduras do que aos açúcares no que diz respeito ao aumento do risco de doenças cardíacas. No rodapé, foi registrado o financiamento do estudo por alguns grupos de interesses da indústria (incluindo o Conselho Especial da Indústria de Laticínios), assim como o financiamento de algumas fontes de fora da indústria. A Fundação de Pesquisa do Açúcar não estava na lista.[5] (Naquela época, a divulgação de conflitos de interesses não era exigida pelos editores da revista.) A ligação financeira entre os autores e a indústria açucareira foi confirmada muito mais tarde, com a descoberta promovida pelos pesquisadores da Universidade da Califórnia em São Francisco.[6]

As alegações sobre o papel oculto da indústria do açúcar na pesquisa de doenças cardiovasculares e os paralelos com a estratégia da Big Tobacco de fabricar incertezas alcançaram as manchetes nacionais. A comunidade acadêmica debate se seria justo atribuir motivações desonestas aos cientistas envolvidos, especialmente à equipe de alto gabarito de Harvard. Nas palavras de um dos principais especialistas em nutrição, certamente parece que a "intenção da análise financiada pela indústria era chegar a uma conclusão antecipada. Os pesquisadores sabiam o que o financiador esperava e produziram isso".[7] Ou, por outro lado, será que qualquer acusação contra os cientistas seria extrapolar a "analogia do manual da indústria do tabaco" e uma falha "em avaliar os atores históricos segundo as normas e padrões de seu tempo"?[8]

As duas visões não são mutuamente excludentes. A Big Sugar usou algumas das mesmas ferramentas que a Big Tobacco. No entanto, isso não significa necessariamente que os cientistas de Harvard mudaram quaisquer de suas opiniões ou ocultaram descobertas para satisfazer o patrocinador. Pode ser que os esforços do açúcar tenham desempenhado apenas um papel de apoio na atribuição de culpa às gorduras alimentares. Mas há pouca dúvida de que foi exatamente isso o que a indústria tentou fazer. A Big Sugar fez o que o tabaco fez. Não sabemos todos os detalhes, e não sabemos o quanto o açúcar aprendeu com o tabaco e vice-versa. Muito do nosso conhecimento sobre as estratégias e ações da indústria do cigarro vem das literalmente milhões de páginas de documentos reveladas nos gigantescos processos movidos contra ela, e nós (ainda) não temos esses documentos referentes ao açúcar. Porém, pouco se duvida de que haja paralelos aqui.

2

Além da desinformação sobre as gorduras, a Big Sugar há muito tempo tem sugerido a ideia de que todas as calorias são iguais, não importa qual seja a fonte da dieta. Em outras palavras, como se trata de seu impacto sobre o peso, mil calorias de um balde de refrigerante teriam o mesmo impacto que mil calorias de uma refeição com, digamos, peixe, salada, brócolis e frutas frescas. Esse é o argumento. Um corolário desse argumento sustenta que o aumento da ingestão calórica pode ser equilibrado pelo aumento dos *gastos* calóricos, principalmente por meio da intensificação da atividade física. Assim, você pode consumir quantas calorias quiser, desde que se exercite e queime mais calorias do que consome.

A teoria do "equilíbrio energético" com certeza *parece* convincente, e é por isso que a Coca-Cola, necessitando de alguma coisa — qualquer coisa — para contrariar a crescente preocupação dos especialistas em saúde pública e dos cidadãos com a obesidade e as epidemias relacionadas, se apoderou disso como resposta a todos os seus problemas de marketing. De acordo com e-mails e outros documentos descobertos pelo *New York Times* e pelo U.S. Right to Know [Direito de saber dos Estados Unidos] (eles próprios um grupo de pesquisa da indústria alimentícia, mas financiado pela indústria de alimentos orgânicos), a Coca-Cola lançou, financiou e forneceu apoio logístico a uma organização sem fins lucrativos chamada Rede Global de Balanço Energético, que operava de acordo com o lema "Uma vida mais mais saudável por meio da ciência do balanço energético". Os documentos descobertos mostram como uma entidade sem fins lucrativos, patrocinada pela indústria, tentou, com grandes gastos, mudar o foco do público sobre a relação entre dieta e efeitos prejudiciais à saúde (obesidade, diabetes) para o aumento da atividade física como a melhor maneira de lidar com problemas de saúde relacionados à alimentação.[9]

Claramente, a Coca-Cola percebeu que contratar cientistas para representar suas ideias seria muito mais confiável do que distribuir as mesmas afirmações via departamento de relações públicas. Para tanto, Rhona Applebaum, que em 2014 era a diretora de saúde e ciência da Coca-Cola, enviou uma proposta a um pequeno grupo de cientistas acadêmicos descrevendo como a Rede Global de Balanço Energético imaginava uma campanha combinada para fazer frente aos "mais radicais especialistas em saúde pública", que defendem "uma regulamentação mais forte para alimentos específicos". Referindo-se sem dúvida a seu empregador, ela condenou acadêmicos que apresentaram "empresas de alimentos específicas como vilãs, comparando-as até mesmo a empresas de tabaco". E a solução encontrada por Applebaum era incluir dinheiro no problema. Os vinte milhões de dólares da Rede Global de Balanço Energético promoveriam novas pesquisas apoiando a hipótese de que a redução do consumo calórico não era necessária para combater a obesidade. A "mensagem consistente" da campanha enfatizaria que "um modelo de equilíbrio energético é o único que faz sentido na abordagem da obesidade".[10]

Para fazer rolar essa bola escorregadia, a Coca-Cola reuniu o que parecia ser um grupo impressionante de professores universitários, mas fundamentado sobretudo no campo da ciência da atividade física. O vice-presidente do grupo, Steven Blair (então cientista da Universidade da Carolina do Sul), disse: "A maior parte do foco da imprensa é: 'Ah, eles estão comendo muito, comendo muito, comendo muito' — culpando a fast-food, culpando as bebidas açucaradas e assim por diante [...], e não há praticamente nenhuma evidência convincente de que seja esse o caso". Comentários adicionais no comunicado de imprensa da Rede Global de Balanço Energético responsabilizaram a mídia pela proliferação de histórias que se concentravam na nutrição, e depois descreveram a abordagem de Blair como "uma teoria alternativa, baseada em dados".[11]

Tais afirmações eram tão pouco sutis que desencadearam múltiplas investigações sobre as fontes de financiamento da organização. As primeiras indagações vieram de Yoni Freedhoff, um especialista em obesidade da Universidade de Ottawa. E, de fato, as impressões digitais da Coca-Cola estavam por toda parte. Embora nem o site oficial nem as páginas de redes sociais da Rede Global de Balanço Energético fizessem menção à Coca-Cola, o site do grupo foi registrado junto ao fabricante de refrigerantes, que também foi listado como o seu administrador. O *New York Times* informou que dois dos membros fundadores, Blair e Gregory Hand (este último reitor da Escola de Saúde Pública da Universidade da Virgínia Ocidental) haviam recebido quatro milhões de dólares da Coca-Cola desde 2008. Isso incluía quinhentos mil a Hand para ajudar a lançar a rede, mais um milhão para a Escola de Medicina da Universidade do Colorado, entidade empregadora de James Hill, para financiar as atividades da rede global.[12]

As universidades que empregavam os executivos da rede não apreciaram ser identificadas como cúmplices da Coca-Cola em um dos maiores jornais do país. Na Universidade da Virgínia Ocidental, Hand foi destituído de seu cargo de reitor. A Universidade do Colorado devolveu seu milhão de dólares. Com o disfarce descoberto e a credibilidade perdida, a rede tinha pouca serventia para a Coca-Cola. O financiamento presumivelmente secou, e dentro de poucos meses seus beneficiários acadêmicos levantaram acampamento e anunciaram que estavam saindo do negócio "devido a limitações de recursos".[13]

Secretamente encher o bolso de cientistas para que alegassem que beber litros de Coca-Cola não faria mal à saúde de ninguém no longo prazo? Pegou muito mal. O escândalo da Rede Global de Balanço Energético causou danos significativos à reputação da lendária marca, e a Coca-Cola se comprometeu em ser mais transparente em futuros financiamentos. A rede até divulgou uma lista de suas doações recentes, incluindo 3 milhões de dólares para a Academia Estadunidense de Pediatria, 3,1 milhões para o Colégio Estadunidense de Cardiologia, 3,5 milhões para a Academia Estadunidense de Médicos da Família, 2 milhões para a Sociedade Estadunidense do Câncer e 1,7 milhão para a Academia de Nutrição e Dietética, a maior organização de nutricionistas do país. O total geral de suas doações foi de 120 milhões de dólares em seis anos; desse total, 29 milhões foram designados para apoiar a pesquisa acadêmica. De acordo com o *New York Times*, isso "conquistou aliados para a empresa contra iniciativas antirrefrigerantes, exerceu influência sobre as recomendações de saúde relativas a refrigerantes e desviou o foco científico da bebida como um fator nas causas da obesidade".[14]

Mas a transparência da Coca-Cola foi completa? Pesquisadores da Universidade de Oxford e da Escola de Higiene e Medicina Tropical de Londres sugeriram que a empresa estava apenas reconhecendo seu financiamento de organizações benéficas, enquanto escondia o amontoado de literatura científica com artigos promovendo a teoria mercenária do "equilíbrio energético". A equipe descobriu 151 artigos de revistas, publicados por 468 autores em aproximadamente 100 periódicos diferentes, que identificaram a Coca-Cola Company ou a Fundação Coca-Cola como financiadora de suas pesquisas, nenhum dos quais incluído na lista de beneficiários de doações da empresa. Não por acaso, muitos desses trabalhos promoviam a mensagem do "equilíbrio energético", equiparando a epidemia de obesidade à falta de exercício físico.[15]

De uma perspectiva crítica, as evidências que sustentam a teoria do "equilíbrio energético" são, na melhor das hipóteses, questionáveis. Uma carta assinada por 36 cientistas líderes em nutrição criticou a Coca-Cola e a Rede Global de Balanço Energético por espalhar "bobagens científicas".[16] Certamente existem estudos transversais que mostram que pessoas mais magras se exercitam mais do que pessoas obesas, mas não se pode dizer a partir deles qual a relação de causalidade. O exercício faz as pessoas ficarem magras, ou as pessoas magras optam por fazer mais exercício? Estudos realizados durante longos períodos encontram poucas evidências de que pessoas fisicamente mais ativas ganhem menos peso do que aquelas que são menos ativas.[17] Por outro lado, há pouca dúvida de que a mudança de dieta é um mecanismo poderoso para perder peso ou manter um peso saudável. Estudos que comprovam isso existem às centenas.

Assim como a Big Tobacco perdeu a batalha sobre a verdade dos cigarros, a Big Sugar vai perder a batalha sobre a verdade das calorias que são vazias, mas ainda assim prejudiciais. Quanto a essa questão, o tempo dirá.

2

Nos últimos anos, especialistas em saúde pública concentraram suas maiores preocupações sobre o açúcar dietético no aumento do consumo das bebidas açucaradas. Com pouca incerteza, a ciência mostra que a quantidade de açúcar atualmente consumida por muitos estadunidenses e por pessoas em todo o mundo é prejudicial a ponto de ser perigosa. É amplamente aceito que obesidade e diabetes, sem mencionar cáries dentárias, são prevenidas se a ingestão de açúcar for reduzida. E enquanto os alimentos sólidos e processados com açúcar desempenham pelo menos um papel útil na redução da fome, as bebidas açucaradas não têm nenhum valor nutricional. Sim, elas matam a sede, mas esse objetivo é melhor atingido, ou pelo menos da mesma forma, pela água. Em resumo, não são nada além de vias de ingestão de açúcar — não tão viciantes quanto a nicotina, mas certamente contribuem para a fraqueza por doces que é inerente ao ser humano.

Dada a escala global da epidemia de obesidade, a importância de compreender os verdadeiros impactos do açúcar e das bebidas açucaradas sobre a saúde não é nada exagerada. De sua parte, a comunidade científica lançou muitos estudos independentes. E, por sua vez, os fabricantes dessas bebidas fizeram um grande esforço para retardar o progresso do entendimento científico. À frente dessa tarefa está a Associação Estadunidense de Bebidas, grupo setorial que representa Coca-Cola, PepsiCo, Dr Pepper e outros fabricantes, que tomou como referência o que a Big Tobacco fez em relação ao câncer de pulmão e aplicou a mesma estratégia à obesidade.

Em 2012, o *New England Journal of Medicine* publicou três estudos de controle randomizados com foco na ingestão de açúcar, acompanhados por um editorial concluindo que os resultados fornecem um forte estímulo "para limitar o consumo de bebidas açucaradas, especialmente aquelas com baixo custo e servidas em porções exageradas, para tentar reverter o aumento da obesidade infantil".[18]

Em resposta, a Associação Estadunidense de Bebidas emitiu uma longa declaração levantando críticas a cada um dos estudos — e acrescentando uma ousada afirmação por conta própria:

> A obesidade é um problema sério e complexo de saúde pública que nosso país e o resto do mundo enfrentam, e todos nós devemos trabalhar juntos para resolvê-lo. Sabemos, e a ciência sustenta, que a obesidade não é causada exclusivamente por um alimento ou bebida isolados. Assim sendo, estudos e opiniões que se concentram unicamente em bebidas açucaradas ou qualquer outra

fonte única de calorias *não fazem nada de significativo para ajudar a resolver essa grave questão*. [...] O fato é que as bebidas açucaradas não estão provocando obesidade. Em todos os sentidos, as bebidas açucaradas desempenham um papel pequeno e em declínio na dieta estadunidense.[19]

Enquanto dilaceravam a credibilidade dos estudos científicos independentes, fabricantes de refrigerantes também patrocinavam seus próprios estudos, aqueles que ofereciam ciência compensatória (o que hoje podemos chamar de "fatos alternativos"). Uma revisão científica desses estudos levanta dúvidas sobre quem os elaborou — se cientistas ou empresas de relações públicas —, e mostra que não são bons. Os métodos são fracos, e os resultados são, por definição, altamente questionáveis.

Mas alguém além dos cientistas está olhando de perto? Os resultados de estudos deficientes e apoiados pela indústria são divulgados na mídia de maneira reluzente e empolgante, e ficam em evidência. Histórias escandalosas ou contraintuitivas sobre estudos científicos, especialmente aquelas que vendem um caminho fácil para a perda de peso, despertam atenção, e nem todos os jornalistas estão preparados para avaliar seu rigor. Uma jornalista que está, sim, capacitada, Candice Choi, da *Associated Press*, identificou, criticou e publicou algumas afirmações constrangedoras da indústria que certamente chamaram a atenção de quem faz e de quem planeja fazer dieta. Por exemplo, "Study: Diet Beverages Better for Losing Weight than Water" [Estudo: bebidas diet são melhores para a perda de peso do que água]. A manchete acompanhava uma reportagem sobre uma pesquisa financiada, é claro, pela Associação Estadunidense de Bebidas. "Hot Oatmeal Breakfast Keeps You Fuller for Longer" [Café da manhã com mingau de aveia mantém você saciado por mais tempo], descreveu um estudo pago pela Quaker Oats.[20]

Periódicos acadêmicos estão repletos de estudos sobre açúcar. Alguns são financiados pelos Institutos Nacionais de Saúde ou outras fontes independentes; outros são financiados pelos fabricantes de bebidas açucaradas. Os tipos de estudos variam muito, e o diabo está nos detalhes. Nenhum estudo, isoladamente, seria suficiente para entender os efeitos da ingestão de refrigerantes ou outras bebidas açucaradas. Assim, os pesquisadores (e seus financiadores) se propuseram a revisar e sintetizar os dados acumulados, muitas vezes avaliando os resultados e a qualidade de múltiplos estudos individuais. Previsivelmente, pesquisas pagas por fabricantes ou realizadas por cientistas vinculados à indústria relataram descobertas muito diferentes das encontradas por cientistas sem conflitos de interesses. Em uma análise de 60 estudos, 25 dos 26 que não encontraram correlação entre bebidas açucaradas e obesidade foram financiados pela indústria; apenas 1 dos 34 estudos que relataram uma relação positiva entre o consumo dessas bebidas e saúde precária foi pago por um fabricante.[21] Esse "efeito de financiamento" pode ser observado tanto nos estudos sobre bebidas açucaradas quanto em estudos maiores de revisão científica.

Há, agora, diversas revisões das revisões. E o que elas mostram? A primeira delas foi patrocinada por uma fundação, não pela indústria, e publicada em 2007. Descobriu-se que revisões financiadas pela indústria tinham sete vezes mais chances de chegar a uma conclusão favorável do que aquelas sem esse tipo de financiamento.[22] Com o tempo, os números foram ficando maiores. Uma análise mais recente, abrangendo 133 estudos sobre bebidas açucaradas publicados entre 2001 e 2013, relatou que os artigos relacionados à indústria tinham 57 vezes mais probabilidade de concluir que essas bebidas tinham um efeito fraco ou nenhum efeito prejudicial à saúde do que os estudos de cientistas independentes.[23] Praticamente todas as revisões das análises financiadas pela indústria descobriram que as evidências que relacionam esses produtos a problemas de saúde eram fracas e pouco convincentes.[24]

Em um esforço para produzir sua própria narrativa, a Coca-Cola contratou o epidemiologista Douglas Weed para revisar as análises. Weed foi uma excelente escolha: um cientista respeitado que, antes de lançar a própria empresa de consultoria, ocupou um cargo de alto nível no Instituto Nacional do Câncer. Depois disso, ele emprestou sua credibilidade científica à defesa das corporações acusadas de adoecerem as pessoas por meio da exposição ao produto químico PFOA,[25] presente no Teflon da DuPont, e ao controverso glifosato da Monsanto.[26] Em nome do Conselho Estadunidense de Química, ele produziu uma revisão crítica do relatório de um painel consultivo da Comissão de Segurança de Produtos de Consumo sobre os efeitos dos ftalatos na saúde das crianças (são produtos químicos usados para tornar os plásticos mais macios e flexíveis, comuns em brinquedos e itens de cuidados).[27] Esses são apenas alguns de seus projetos. Em resumo, Weed fez a transição para uma carreira como cientista de defesa de produtos. E, nesse papel, não é nenhuma surpresa que a análise feita por ele e dois colegas tenha concluído que, em geral, a qualidade das análises anteriores era baixa.[28] Se você seguir a lógica da avaliação de Weed, não podemos realmente ter certeza de que as bebidas açucaradas contribuem para o risco de obesidade, doenças cardíacas ou diabetes. E, na ausência de certeza, a indústria de bebidas gostaria de nos lembrar, nenhuma ação pode ou deve ser tomada.

Mas a Coca-Cola não teve sorte. O artigo de Weed apareceu no *American Journal of Clinical Nutrition* acompanhado por um editorial arrasador de Vasanti Malik e Frank Hu, ambos da Escola de Saúde Pública de Harvard. Eles escreveram: "Em vez de lançar mais luz sobre essa questão urgente de saúde pública, [a revisão de Weed] obscureceu importantes relações entre o consumo de bebidas açucaradas e suas consequências prejudiciais à saúde". Em resumo, Malik e Hu disseram exatamente o que a Coca-Cola não queria ouvir. Os dois professores de saúde pública argumentaram que a indústria de bebidas está tentando impedir políticas que funcionam, como a tributação:

> Apesar das tentativas da indústria de bebidas de ofuscar a questão, financiando análises e revisões tendenciosas e fornecendo informações enganosas aos consumidores, muitas estratégias regulatórias para reduzir o consumo já estão em vigor. Alguns estados [dos Estados Unidos] estão considerando a tributação como meio de reduzir a ingestão de bebidas açucaradas e como método para compensar alguns dos altos custos de saúde atribuídos ao consumo regular dessas bebidas. Tais medidas têm grande potencial para reduzir o consumo e suas consequências adversas à saúde.[29]

Em 2016, quando o Comitê Consultivo de Diretrizes Alimentares do governo dos Estados Unidos recomendou um limite ou uma meta para "açúcares adicionados" de não mais que 10% do total de calorias, a indústria açucareira respondeu com uma grande lista de questionamentos. Tal como a indústria do tabaco fez durante décadas, eles se concentraram na incerteza das evidências científicas e na ausência de ensaios clínicos randomizados — um estudo de vários anos, no qual alguns voluntários são designados para consumir grandes quantidades de açúcar e outros são limitados a pouco ou nenhum consumo. Até que um estudo abrangente (muito caro) seja realizado, é provável que os fabricantes de bebidas açucaradas dos Estados Unidos continuem a fazer o que estão fazendo: publicando suas próprias análises e depois reclamando que o governo não deu a elas atenção suficiente.[30]

O revés sobre o açúcar não está restrito aos produtores de bebidas. Fabricantes de muitos outros alimentos processados — produtos lácteos, ovos, cereais matinais, carne suína, carne bovina, produtos de soja, suplementos dietéticos, sucos, amoras, nozes e chocolates — fizeram de tudo para defender seus produtos diante da ameaça de regulamentação ou contração do mercado. Marion Nestle, da Universidade de Nova York, é talvez a principal especialista acadêmica em nutrição e marketing corporativo de produtos alimentícios. Nestle foi uma das primeiras a chamar a atenção para a manipulação de dados pela indústria de alimentos e bebidas e para a promoção de ciência questionável, incluindo a ligação entre o financiamento da indústria e os resultados favoráveis.

Um engodo notável da indústria, muitas vezes repetido, está relacionado ao chocolate e tem origem em um estudo financiado pela Mars Inc. (agora conhecida como Mars Wrigley Confectionary), fabricante de doces à base de chocolate, incluindo os onipresentes M&Ms. O tema de estudo foram os possíveis benefícios dos flavonoides do cacau sobre a função arterial e a pressão sanguínea. Como os pesquisadores concluíram, os metabólitos vegetais "têm o potencial de manter a saúde cardiovascular equilibrada em sujeitos de baixo risco". Essa foi uma ótima notícia para a equipe da Mars, que divulgou os resultados em um anúncio de página inteira no *New York Times* em 27 de setembro de 2015. Mas, como Nestle apontou,

> nem o comunicado de imprensa nem a propaganda explicaram que os flavonoides do cacau são, em grande parte, destruídos durante o processamento do produto, exceto nos processamentos mais cuidadosos do chocolate, e tampouco mencionaram o chocolate em si. Eles não precisavam fazê-lo: os leitores menos críticos provavelmente interpretarão as declarações como prova de que o chocolate é bom para eles, e que o açúcar e as calorias incluídos podem ser ignorados.[31]

Julia Belluz, do site *Vox*, identificou cem estudos financiados ou apoiados pela Mars ao longo dos últimos vinte anos, todos analisando os efeitos do cacau sobre a saúde. Seria surpresa se quase todos eles fornecessem conclusões favoráveis a esse ingrediente-chave do chocolate? E se esses fossem os únicos estudos que você lesse, você poderia, como Belluz aponta, acreditar de maneira equivocada que "comer regularmente flavonoides de cacau pode melhorar o humor e o desempenho cognitivo, que o chocolate amargo melhora o fluxo sanguíneo, que o cacau pode ser útil para tratar distúrbios imunológicos, e que tanto o cacau em pó quanto o chocolate amargo podem ter um efeito favorável no risco de doenças cardiovasculares".[32]

A Mars caminha no limite da legalidade aqui. De todas as liberdades tomadas pelas empresas de alimentos na cooptação de pesquisas, fazer alegações sem nenhum tipo de apoio científico poderia levar a acusações de publicidade enganosa pela Comissão Federal de Comércio. Foi exatamente isso o que aconteceu com a empresa POM Wonderful, que afirmou em propagandas que seu produto — o suco de romã — pode curar doenças temidas, incluindo as cardíacas, câncer de próstata e disfunção erétil. Em acusações oficiais contra a empresa de sucos, em 2010, a Comissão Federal de Comércio afirmou que essas alegações devem ser apoiadas por pelo menos um ensaio clínico. Sem essa justificativa, o fabricante deve abandonar suas reivindicações. A empresa discordou e respondeu:

> Estamos respaldados pelo vasto corpo de pesquisa científica que documenta as propriedades saudáveis da variedade Wonderful de romã. Nossa pesquisa não tem precedentes entre as empresas de alimentos e bebidas, e temos orgulho de ter iniciado um programa moderno de pesquisa científica para analisar os benefícios à saúde desse antigo e reverenciado fruto.[33]

A POM Wonderful bateu de frente com a Comissão Federal de Comércio em todos os níveis até o Tribunal de Recursos, perdendo o argumento legal em cada instância.[34]

Fabricantes de alimentos são criativos. Se o açúcar contido em um produto é um problema, eles mudam de assunto. Um produto que faz mal pode, de repente, ser saudável quando visto de uma maneira bem específica e restrita. A General Mills, por exemplo, promove agressivamente seus cereais matinais com alto teor de açúcar, como o Lucky Charms e o Cinnamon Toast Crunch, como "produzidos com grãos integrais".[35] Sim, grãos integrais são melhores do que a simples farinha branca. Mas isso não importa nada quando seu filho está sendo empanturrado de açúcar a cada porção.

Então pesquisadores do açúcar devem aceitar apoio financeiro da Big Sugar? É uma questão muito limitada. Uma pergunta mais importante é: deveria *qualquer* pesquisador de alimentos e nutrição aceitar apoio financeiro da indústria? Não há dúvida da necessidade de mais ciência (e ciência melhor) para aprimorar a dieta e a nutrição das pessoas no mundo todo. Na maioria das vezes, os estudos que mais nos ensinam são grandes, de longo prazo e caros. Cientistas acadêmicos não conseguem executar esse trabalho sem apoio, e, com o financiamento público diminuindo, estudos de grande envergadura não serão realizados tão cedo. Seria justo alegar que as empresas da indústria alimentícia deveriam pagar pela pesquisa, porque são elas que se beneficiam dos resultados que encontram produtos novos e melhores. Fornecer dados que demonstrem que um produto é seguro é o custo razoável de fazer negócios quando se deseja explorar esse produto em uma economia de livre mercado.

No entanto, o financiamento da indústria traz consigo conflitos de interesse inerentes. Há muitas maneiras de trabalhar e modelar estudos para atender às necessidades dos patrocinadores, e não há pessoas suficientes com a experiência e a estrutura para escrutinar tais questões. Empresas certamente não contratarão cientistas cujas pesquisas tenham um histórico de descobrir que os produtos alimentícios são inseguros ou não tão particularmente nutritivos. Em vez disso, *encomendarão* estudos que respondam às perguntas que a própria indústria *deseja* que sejam respondidas. Na maioria das vezes, essas perguntas são feitas de uma maneira que leva a resultados mais ajustados a materiais de marketing do que a objetivos nutricionais. É provável que os cientistas que recebem dinheiro da indústria, conscientemente ou não, produzam os resultados que seus patrocinadores esperam. O financiamento de pesquisa é difícil de conquistar, e eles desejam manter esse apoio.

A questão, creio eu, não é simplesmente *permitir* que a indústria financie pesquisa nutricional; os fabricantes de alimentos deveriam ser *obrigados* a fazê-lo. Nosso sistema de pesquisa científica precisa superar os controles éticos atuais, que são aplicados de forma inconsistente, na melhor das hipóteses, e que permitem que pesquisadores independentes elaborem estudos, solicitem financiamento e publiquem as descobertas, não importando qual seja o resultado do trabalho. Nesse modelo, a indústria pode definir a pauta da pesquisa e selecionar quem faz o estudo, com pouca transparência pública e garantindo que vai obter o resultado desejado.

Um sistema alternativo poderia exigir que todos os membros da indústria alimentícia contribuíssem com fundos para um instituto de pesquisa com recursos conjuntos e um conselho de especialistas que dirija as pautas de pesquisa e decida quais cientistas independentes serão financiados para conduzir os estudos. O precedente de exigir que os fabricantes contribuam para um fundo para o bem coletivo da indústria alimentícia já é um modelo bem estabelecido. O Congresso dos Estados Unidos aprovou 22 conselhos de pesquisa e promoção financiados pela indústria, que coletam contribuições ou taxas obrigatórias de uma série de fabricantes — de carne bovina e suína, de laticínios e ovos, de todos os tipos de frutas e vegetais —, e até mesmo empresas que produzem papel e embalagem para produtos alimentícios têm um conselho, para o qual todas elas contribuem.[36]

Esses conselhos de pesquisa e promoção funcionam, uma vez que promovem as vendas de safras e de produtos. O novo conselho, ou conselhos, teria que ser independente de seus financiadores, dirigido por cientistas sem conflitos de interesses econômicos. Controverso? Sim. Impossível? Não.

2

É possível comprar uma Coca-Cola até mesmo na região mais remota e mais pobre da América Latina, Ásia ou África. Ela custará mais do que algumas moedas, mas não muito mais. Bebidas açucaradas estão presentes em quase todos os lugares, o que, por si só, explica por que a epidemia de obesidade é também global.

O preço pago em saúde, incapacidade e produtividade reduzida da força de trabalho é muito superior a alguns centavos. Ao considerar o impacto dos produtos cheios de açúcar sobre a saúde humana e, especialmente, os custos decorrentes para municípios, estados e governos nacionais, é importante considerar como dietas mais saudáveis podem ser encorajadas de forma mais ativa — em outras palavras, como podem ser construídas barreiras a hábitos pouco saudáveis. O mais simples é um imposto sobre o consumo, a fim de aumentar o preço do produto cuja diminuição da ingestão é considerada um bem público. O raciocínio é claro: a demanda é elástica; preços mais altos significam menos consumo. Com os cigarros — o exemplo mais óbvio —, o problema é que, uma vez dependente, é difícil parar, e os fumantes acabam desembolsando uma parte considerável de sua renda para obter a dose de nicotina. Uma estratégia-chave para os cigarros, portanto, é desencorajar o primeiro trago, ou pelo menos o primeiro maço, aumentando o preço. Tem funcionado. De acordo com os Centros de Controle e Prevenção de Doenças dos Estados Unidos, "aumentar o preço dos produtos de tabaco é a maneira mais eficiente de reduzir o consumo".[37]

Hoje, a experiência de maior destaque com um imposto sobre um produto alimentar é o imposto dos refrigerantes, aplicado às bebidas açucaradas. Ele foi concebido para desencorajar o consumo e, ao mesmo tempo, gerar receita para programas de saúde pública muitas vezes direcionados a doenças e condições associadas ao consumo de açúcar. Entre os produtos alimentícios processados que são alvos lógicos de intervenção no mercado, as bebidas açucaradas são escolhas fáceis: elas fornecem pouco ou nenhum valor nutricional, e o imposto é fácil de cobrar.[38] Os distritos escolares, estimulados pelas Associações de Pais e Professores e por nutricionistas, estão indo ainda mais longe, limitando ou proibindo esses produtos nos refeitórios escolares e nas máquinas automáticas de lanches. Assim, o abastecimento de açúcar se torna mais difícil.[39]

A oposição tem sido feroz, de maneira previsível, gastando milhões de dólares para convencer o público e os legisladores de que a ciência por trás dos impostos sobre os refrigerantes é duvidosa, de que a relação de causalidade entre açúcar e obesidade nunca foi provada, de que os impostos serão profundamente ineficazes no combate à obesidade e de que milhares de empregos serão perdidos em uma (fracassada) experiência de engenharia social. Também argumentam que o governo não tem qualquer direito de interferir no funcionamento do livre mercado. Essa última alegação pode ser eficaz, mas é um verdadeiro grito de hipocrisia. A maioria dos consumidores provavelmente não sabe que muitos, *muitos* produtos alimentícios — e os que contêm açúcar estão no topo dessa lista — desfrutam de subsídios e proteção de mercado de um ou outro tipo. Os fabricantes sabem muito bem disso, é claro. Tais empresas se beneficiam dos programas de apoio a commodities, que são comuns em toda a indústria, *e* de tarifas sobre os exportadores concorrentes (em vigor nos Estados Unidos desde 1789, aliás). Eles são subsidiados pelo governo e protegidos de seus concorrentes. Esse, sim, é um doce negócio.

As indústrias do tabaco e de bebidas alcoólicas não pagam os custos das doenças causadas por seus produtos; elas transferiram grande parte desse custo para a população, especialmente através de programas de saúde, como o Medicaid. O mesmo se aplica aos fabricantes de bebidas açucaradas e outros produtos com adição de açúcar. Eles querem ganhar de todos os lados: privatizando os lucros, socializando os riscos. É preciso impedir isso. (Somente ações judiciais gigantescas contra a Big Tobacco forçaram os fabricantes de cigarros a pagar aos estados uma pequena parte da quantia que os sistemas Medicaid estipularam ser necessária para tratar milhões de casos de câncer de pulmão, doenças cardíacas e uma série de outras doenças causadas pelo fumo. Esse também será o futuro da Big Sugar?)

Apesar da oposição incansável, o ímpeto para cobrar impostos sobre refrigerantes está crescendo. Políticas desse tipo foram criadas em muitos países, como Barbados, Bélgica, Chile, Dominica, França, Grã-Bretanha, Hungria, Ilhas Maurício, Kiribati, México, Portugal e Tonga. Várias jurisdições dos Estados Unidos, incluindo um número crescente de cidades, estados e reservas indígenas têm feito o mesmo. A Organização Mundial da Saúde (OMS) recomendou que todos os governos decretem impostos para aumentar em pelo menos 20% o preço final do produto.[40] E a taxação parece funcionar. Depois que o México implementou o imposto de um peso por litro, as vendas diminuíram 5% no primeiro ano e quase 10% no segundo ano, com as maiores diminuições observadas onde o aumento de preços provavelmente tem o maior impacto: nos bairros de baixa renda.[41] Diminuições no consumo também ocorreram depois que os impostos sobre refrigerantes entraram em vigor em Berkeley (a primeira cidade dos Estados Unidos a adotar esse método)[42] e na Filadélfia.[43] O sucesso nos bairros de baixa renda é usado para embasar o argumento de que o imposto sobre refrigerantes afeta desproporcionalmente os pobres. Os ricos nunca se importam em pagar alguns centavos extras por cada gole, mas os pobres, talvez, sim. Os dois impostos mais conhecidos — sobre o tabaco e as bebidas alcoólicas — também impactam os pobres de forma desproporcional. Entretanto, essa é apenas uma parte de um cálculo complicado. Taxas mais baixas de doenças associadas a dietas mais saudáveis beneficiarão esses consumidores a longo prazo, tanto física quanto monetariamente, e menos adoecimentos significarão menos gastos da sociedade com custos médicos associados a doenças relacionadas ao açúcar.

Os governos estão ficando mais inteligentes na implementação das taxações. Os primeiros impostos simplesmente aumentaram o preço de todas as bebidas açucaradas. Os mais recentes usam uma escala flutuante para refletir a quantidade relativa de açúcar em determinado produto.[44] Quando a Grã-Bretanha começou a considerar um imposto sobre refrigerantes, a resposta da indústria foi previsível. A Associação Britânica de Refrigerantes encomendou um relatório de um grupo de consultoria afiliado à Universidade de Oxford que previa que o novo imposto teria pouco impacto positivo (diminuindo o consumo diário em apenas cinco calorias por pessoa, em média), mas eliminaria quatro mil empregos.[45] Essas conclusões foram amplamente divulgadas, e muitos confundiram o esforço das relações públicas da indústria com uma análise real e imparcial.[46] Reconhecendo a necessidade de manter a participação no mercado, os principais fabricantes britânicos de refrigerantes, incluindo Coca-Cola e Pepsi, reformularam suas bebidas, reduzindo drasticamente o teor de açúcar. Somente a ameaça da lei já teve grande impacto sobre o consumo de açúcar.

Pessoas que se opõem aos impostos sobre o açúcar são rápidas em rotular a legislação como paternalista. "O governo não deve dizer às pessoas o que elas devem ou não comer", reclamam os fabricantes de refrigerantes. "Deixem que escolham sozinhas!" O argumento pode soar bom, mas é uma flagrante hipocrisia. Ele só é válido se os riscos associados estiverem amplamente acessíveis e divulgados — e não estão, porque a Big Sugar gasta enormes somas de dinheiro fabricando incertezas sobre os impactos de seus produtos na saúde. É a mesma e velha história: semear a dúvida e a confusão para diminuir ou eliminar exigências de informações mais precisas, que eles dizem que também querem.

2

Concluirei aqui com uma modesta sugestão relacionada ao Departamento de Agricultura dos Estados Unidos, que tem o encargo de proteger o abastecimento alimentar do país e promover dietas saudáveis. A implementação desse compromisso é complicada, já que a agência também se dedica à promoção do setor agrícola. O Departamento de Agricultura tem, assim, a tarefa de servir a dois mestres: indústria e população. O perigo resultante é a "captura pela indústria", um risco permanente dentro de qualquer estrutura regulatória. O poder político e a influência financeira de determinada indústria são muito fortes e ofuscam a preocupação com o bem público dentro da agência. A indústria acaba ficando *de facto* no controle. No passado, quando ficou claro que uma agência não podia servir a dois mestres, o Congresso subdividiu a agência em uma que servia à indústria e outra, presumivelmente independente, cuja principal missão era a segurança. Quando isso não acontece, o público fica menos assistido, enquanto o governo se esforça em acomodar as corporações. Em 2010, por exemplo, a explosão na plataforma Deepwater Horizon e o subsequente vazamento monumental de petróleo no Golfo do México iluminaram a missão conflituosa do Serviço de Gerenciamento de Minerais do Departamento do Interior, cuja função era tanto promover como regular as perfurações *offshore*. O resultado previsível foi uma supervisão frouxa dos poços *offshore*. Menos de um mês depois da explosão, o secretário do Interior, Ken Salazar, dividiu o serviço em três agências independentes. Mas a independência não é garantida. Logo depois de empossado, Trump retirou muitas das restrições sobre poços profundos, claramente a pedido dos perfuradores.

Dado que dezenas de milhares de estadunidenses morrem anualmente devido a doenças relacionadas à obesidade e à ingestão de alimentos pouco saudáveis, e dado que o Departamento de Agricultura tem a impossível tarefa de servir à Big Sugar e a outros grandes produtores de alimentos *ao mesmo tempo* que promove padrões de dieta saudáveis que podem não servir aos interesses dos fabricantes, o imperativo é evidente: desmembrar o Departamento de Agricultura e criar uma agência que seja independente dos fabricantes e que promova *somente* a alimentação saudável.

12
A LINHA PARTIDÁRIA

Donald Trump tem sido descrito como alguém que está "sequestrando" o Partido Republicano. Esse argumento retrata o 45º presidente dos Estados Unidos como um populista radical cujas opiniões e métodos contrariam a história e as raízes ideológicas do Grand Old Party [Grande velho partido].

Em assuntos relacionados à ciência e à regulamentação, essa afirmação é evidentemente falsa. As políticas da administração Trump refletem meio século de hostilidade republicana em relação a qualquer evidência científica que não se alinhe às necessidades dos benfeitores financeiros do partido. A integração de Trump nada mais é do que uma atualização da marca.

O desdém pela ciência não é novidade na sociedade estadunidense; ele tem sido um fio condutor no tecido social ao longo da história moderna. Não estou falando aqui do anti-intelectualismo populista, descrito pelo historiador Richard Hofstadter em seu livro premiado com o Pulitzer, *Anti-Intellectualism in American Life* [Anti-intelectualismo na vida estadunidense]. Essa é uma linha diferente de anti-intelectualismo, identificada primeiramente pelo neoconservador Irving Kristol, por meio da qual líderes do capitalismo corporativo defendem seu poder despertando uma oposição contra a outra elite, que eles rotularam de "nova classe" — intelectuais, jornalistas, cientistas e outros que tentam mudar a sociedade de maneiras que impactam negativamente a classe corporativa.[1] O que é notável, hoje, é que essa linha de anti-intelectualismo, entrelaçada ao nacionalismo branco, é agora um componente central da plataforma daquele que costumava ser o partido de Lincoln.

Tive um encontro em primeira mão com a ideologia republicana quando dei meu depoimento sobre as políticas e o desempenho da Agência de Administração de Segurança e Saúde Ocupacional perante o Comitê de Educação e Força de Trabalho da Câmara dos Deputados. Isso aconteceu em 2018, quando eu havia regressado ao meio acadêmico depois de liderar a agência por mais de sete anos. Fui a única testemunha democrata no painel naquele dia. Juntei-me às três testemunhas republicanas, uma representando a Câmara de Comércio, e as outras duas, associações comerciais da indústria. Em dado momento, o deputado Glenn Grothman entrou na sala de audiências depois de perder grande parte de minha fala, olhou para o painel e, dando um forte suspiro, comentou que os democratas tinham novamente convidado um professor, palavra que ele pronunciou com algum desprezo. Sua atitude foi clara: os representantes empresariais eram especialistas, conhecedores e dignos de serem ouvidos, enquanto eu era apenas mais um intelectual cabeça-dura que não poderia realmente saber muito sobre a agência, apesar de ter estado sete anos à frente do órgão. Grothman, como era de esperar, é um soldado na campanha republicana para defender a indústria do tabaco. Ele se opôs à legislação que sugeria aumentar o investimento em campanhas antitabagistas, então orçadas em dez milhões de dólares, uma ninharia, para trinta milhões, uma ninharia um pouco maior. O raciocínio dele: "Todos sabem que não se deve fumar!".[2] Grothman foi um dos poucos republicanos a se opor à legislação de 2009 que proibia o fumo em bares e restaurantes no Wisconsin.[3]

O anti-intelectualismo de Grothman e a defesa do tabaco estão interligados. A antipatia pela ciência em prol do lucro corporativo (e político) foi desenvolvida e aperfeiçoada pela Big Tobacco e pela indústria de combustíveis fósseis na segunda metade do século XX. Essa se tornou a ideologia do Partido Republicano. Nos últimos dias dos esforços de lobby da indústria do tabaco, ela não tinha maior aliado no governo do que o vice-presidente de Trump, Mike Pence. Pence era um dos favoritos da indústria e de sua rede de indivíduos e famílias extremamente abastados, liderada pelos irmãos Koch.

Antes de assumir a vice-presidência, Pence foi deputado pelo estado de Indiana, presidente da Conferência Republicana da Câmara e depois governador. Seus benfeitores o cercaram de apoio financeiro, e suas posições políticas retribuíram o carinho. Como deputado, em 1997, ele reproduziu a posição da indústria e se opôs aos esforços dos governos estaduais (incluindo o de Indiana) de forçar a indústria do tabaco a pagar pelos custos das doenças dos fumantes, arcados pelo Medicaid — processo que acabou entregando bilhões de dólares aos cofres públicos. Em um artigo de opinião no *Indianapolis Star*, ele equiparou os efeitos do fumo sobre a saúde aos do consumo de doces, alegando: "Nosso governo não foi formado com o objetivo de erradicar os maus hábitos individuais".[4]

Pence não demonstrou nenhuma simpatia pelas vítimas do fumo passivo, cujo único "mau hábito pessoal" teria sido o de respirar na presença de fumantes. Em um artigo publicado em seu site pessoal em 2000, ele escreveu:

> Chegou a hora de uma rápida verificação da realidade. Apesar da histeria da classe política e da mídia, fumar não mata. Na verdade, dois em cada três fumantes não morrem de doenças relacionadas ao tabagismo e nove em cada dez fumantes não desenvolvem câncer de pulmão. Isso não quer dizer que fumar seja bom [...] notícia urgente: fumar não é bom. Se você está lendo este artigo em meio à névoa da fumaça do cigarro, você deveria parar de fumar. A questão relevante é: o que é mais prejudicial para a nação, o fumo

passivo ou um governo invasivo camuflado na retórica de benfeitor da saúde?[5]

Em 2009, Pence e 89 de seus colegas republicanos na Câmara — cerca da metade da bancada do partido à época — votaram contra a Lei de Prevenção do Tabagismo Familiar e de Controle do Tabagismo, a legislação de referência que deu à Administração de Alimentos e Drogas (FDA) autoridade para regulamentar produtos de tabaco.

A pauta política da administração Trump relativa à ciência é fundamentalmente a mesma do Partido Republicano. Basta ver o que aconteceu depois que o presidente deixou o Acordo de Paris sobre mudanças climáticas em 2017: o movimento controverso e ecologicamente devastador foi recebido com aplausos generalizados — e alguns poucos sussurros de discordância — por parte dos representantes republicanos eleitos. O partido tem sido, há muito tempo, o veículo político escolhido por indústrias cuja margem de lucro aumenta quando são deixadas sem regulamentação pelos órgãos ambientais e de saúde pública. Essas corporações, tipicamente poluidoras e fabricantes de produtos perigosos, há muito confiam nos esforços do Partido Republicano para desestabilizar as agências reguladoras e de saúde pública. O principal objetivo dos republicanos, camuflado na falsa retórica sobre "liberdade" e "responsabilidade individual" e "empreendimentos de livre mercado", é baixar os impostos corporativos e reduzir os "fardos" regulatórios, permitindo que os fabricantes comercializem produtos químicos perigosos e os poluidores despejem resíduos sem qualquer cuidado com pouco receio de regulamentação ou processos. Esse estratagema transfere a responsabilidade de proteção do governo para o indivíduo — que, na tradição absolutamente infundada dos Estados Unidos, é encorajado a pensar na regulamentação como um ataque à liberdade individual.

Mas será que o consumidor comum consegue decidir quais aditivos alimentares são seguros? Ou quais medicamentos? Talvez alguns consigam, com alguma ajuda. De modo geral, porém, os problemas centrais de saúde pública e do meio ambiente não podem ser resolvidos por indivíduos. Na verdade, na maioria das vezes, somos impotentes para nos proteger e para proteger nossos filhos. Poluição do ar, água limpa, mudança climática, alimentos seguros e tantas outras questões são problemas "do bem público", como dizem os economistas. Essas questões devem ser tratadas pelo governo, em nome de todos nós. Fazer de conta que pode ser diferente é puro sofisma.

A genialidade e o engenho do Partido Republicano é, muitas vezes, não se envolver diretamente com questões difíceis e específicas. Ao contrário, eles policiam o discurso público *em torno* dessas questões, enquadrando as propostas de regulamentação como intromissões de um Estado que age como uma babá reativa. Em outras palavras, você não verá nenhum republicano defendendo *diretamente* o fumo desmedido; isso seria uma estupidez total. Na verdade, se você quer argumentar que as pessoas devem ser livres para fumar onde quiserem, você deprecia as evidências que mostram que o fumo passivo mata não fumantes inocentes. Quando você está defendendo uma indústria sob ataque por matar pessoas ou prejudicar o planeta, a ciência é o seu adversário. Por isso os republicanos tomam medidas para neutralizá-la, opondo-se ao consenso e à especialização científicos. Mesmo que possa parecer ridículo apoiar a indústria do carvão, uma vez que é claro para todos, principalmente para os residentes dos estados produtores, que muitas de suas práticas são destrutivas para o meio ambiente e para as vidas humanas, o Partido Republicano está pronto para a tarefa. Seja ousado — seja o melhor! (Um adendo: O Departamento do Interior, à época nas mãos de Ryan Zinke — ex-deputado republicano de Montana, nomeado por Trump e que mais tarde renunciou ao cargo em meio a supostas violações éticas —, minou um estudo em andamento da Academia Nacional de Ciências, Engenharia e Medicina sobre os impactos, para o ser humano, da forma mais extrema de mineração a céu aberto, processo em que se remove o topo de uma montanha.)

Contribui para o cenário o fato de que os republicanos podem apoiar seus ataques à ciência com centenas de milhões de dólares, talvez mais. Com total falta de transparência, a rede Koch, a Big Tobacco, a Câmara de Comércio dos Estados Unidos e seus aliados financiaram grupos sem fins lucrativos para eleger políticos simpáticos a suas posições e, em seguida, impulsionar essas questões sem restrições. Essa coalizão lançou processos judiciais para impedir a ação governamental sobre o tabaco e as mudanças climáticas. Mais importante ainda, financiou o movimento, fenomenalmente bem-sucedido, que encheu os tribunais federais com juízes escolhidos a dedo para apoiar a posição corporativa em quase todos os casos. E a grande obra desses doadores é a criação de uma maioria na Suprema Corte que é hostil à ação regulatória em nome da saúde humana e do meio ambiente.

Minha experiência pessoal com Brett Kavanaugh, segundo indicado de Trump para a Suprema Corte, sugere que ele muito provavelmente manterá seu papel nessa terrível progressão. No inverno de 2010, alguns meses depois de eu ter começado a trabalhar na Agência de Administração de Segurança e Saúde Ocupacional, fomos notificados sobre uma morte trágica no parque de diversões SeaWorld, em Orlando. Diante de uma plateia ao vivo, a baleia-assassina (ou orca) de seis toneladas chamada Tilikum arrastou violentamente a treinadora Dawn Brancheau para debaixo d'água e a matou. Já faz muito tempo que as orcas receberam esse codinome informal: Plínio, o Velho, o grande comandante militar romano e naturalista, assim as descreveu depois de testemunhar essas criaturas ferozes atacarem baleias mães e seus filhotes perto do Estreito de Gibraltar.[6] Sabemos agora que, em cativeiro, a denominação também é muito precisa: em ambientes fechados também ocorreram múltiplos ataques de baleias-assassinas.

Considerando que apenas um pequeno número de instalações nos Estados Unidos abriga baleias-assassinas em cativeiro, a Administração de Segurança e Saúde Ocupacional não tinha normas específicas exigindo que os empregadores protegessem os trabalhadores contra esses animais. Assim, inspetores do governo emitiram duas notificações lançando mão da cláusula de dever-geral da agência, que exige que os empregadores mantenham os locais de trabalho livres de "riscos sérios e reconhecidos". Os advogados da SeaWorld contestaram as notificações, alegando que a empresa não reconhecia que trabalhar junto de uma baleia-assassina era perigoso. O caso foi levado ao Tribunal de Apelação do Distrito de Columbia, onde o juiz Merrick Garland (nomeado pelo presidente Obama para ocupar o lugar do arquiconservador Antonin Scalia na Suprema Corte) e a juíza Judith Rogers afirmaram firmemente a validade das notificações da agência (e a mísera multa de catorze mil dólares).

Em discordância, porém, estava o juiz Kavanaugh, que, como quase sempre faz, decidiu a favor da corporação e contra a agência reguladora que tentava proteger os cidadãos. Ele afirmou que os instrutores do SeaWorld podiam aceitar e tinham previamente aceitado de bom grado o risco de morte violenta como parte do trabalho. Isso não foi apenas uma clara deturpação da lei federal como também um exemplo da valorização dos direitos das corporações em detrimento dos direitos humanos em suas decisões jurídicas.

2

O sistema eleitoral dos Estados Unidos produziu, na figura de Donald J. Trump, um presidente que questiona os benefícios das vacinas infantis. Peter Navarro, principal conselheiro comercial de Trump, descreveu seu papel no governo nestes termos: "Minha função como economista, na verdade, é tentar fornecer dados analíticos básicos que confirmem a intuição dele. E a intuição dele está sempre certa nesses assuntos". Nesta era, essa é de fato uma prática sombria da ciência, mas, na administração Trump, esse pensamento sobre a economia encontra boa companhia. As ciências são, de maneira geral, desprezadas, e se as propostas orçamentárias de Trump fossem aprovadas, elas seriam desastrosamente subfinanciadas. A ciência tida como indesejável é descartada, vista como "de má qualidade" e "politizada",[7] e é desafiada a cada passo por "fatos alternativos".

Pesquisadores da Rand Corporation chamaram esse fenômeno de "decadência da verdade", e ele se espalhou pelo governo com Trump no comando.[8] Promotores do "pensamento científico alternativo" foram alocados em incontáveis posições governamentais importantes, muitas vezes pondo em risco o trabalho básico das agências que dirigem. Como observou R. Alta Charo, professora de direito e bioética da Universidade de Wisconsin-Madison, a fidelidade à "ciência alternativa" tem sido particularmente endêmica na área da reprodução humana. Teresa Manning, que foi lobista do Comitê Nacional do Direito à Vida, "insiste que a contracepção é ineficaz, apesar das evidências de que os métodos hormonais são 91% eficazes e os contraceptivos reversíveis de ação prolongada, como os dispositivos intrauterinos (DIU), são 99% eficazes na prevenção da gravidez". No governo Trump, Manning desempenhou um papel central na formação de programas federais de planejamento familiar. Similarmente, Charmaine Yoest, secretária-assistente para Assuntos Públicos do Departamento de Saúde e Serviços Humanos, "afirma que os preservativos (que podem reduzir o risco de transmissão de HIV em pelo menos 70%) não protegem contra o HIV" ou outras infecções sexualmente transmissíveis. Segundo Charo, Yoest também afirma que a contracepção não reduz o número de abortos e que o aborto causa câncer de mama, apesar das esmagadoras evidências em contrário.[9]

Manning e Yoest são dois exemplos de lobistas que foram autorizadas a fazer o papel de cientistas no governo republicano. E elas não estão sozinhas. Sam Clovis, um antigo apresentador de TV direitista e copresidente nacional da campanha de Trump, foi nomeado cientista-chefe do Departamento de Agricultura. (Ele foi forçado a retirar seu nome não em razão da total falta de conhecimento científico, e sim porque era o supervisor direto de George Papadopoulos, assessor de campanha que ele teria supostamente encorajado a organizar uma reunião com autoridades russas.[10] Papadopoulos mais tarde se declarou culpado e cumpriu pena por mentir a agentes federais sobre seus contatos com o governo russo durante a campanha, e Clovis teria de responder perguntas sobre esses assuntos sob juramento, se fosse adiante com sua nomeação.)

Outra nomeada memorável foi Kathleen Hartnett White, selecionada para presidir o Conselho de Qualidade Ambiental e servir como principal assessora do presidente na área de políticas para o meio ambiente. Anteriormente, ela havia dirigido o Projeto pela Liberdade do Combustível da Fundação de Políticas Públicas do Texas, cujo objetivo era "acabar com a regulamentação do CO_2 como poluente" e "explicar o argumento moral esquecido para os combustíveis fósseis".[11] "Os combustíveis fósseis acabaram com a justificativa econômica para a escravidão", Hartnett White opinou, sem absolutamente nenhuma evidência. "A produtividade possibilitada pelos combustíveis fósseis levou à institucionalização da compaixão e do respeito pelos direitos inalienáveis de cada indivíduo humano."[12] Essa nomeação chegou a uma audiência de confirmação no Senado. Hartnett White sugeriu que a evidência da contribuição humana para a mudança climática era "muito incerta", e depois não conseguiu responder a uma série de perguntas científicas básicas, que uma conselheira certamente deveria saber: ela não soube dizer, por exemplo, se a água do oceano se expande à medida que se aquece. Ela retirou sua candidatura logo depois da audiência, e o cargo ficou vago por quase um ano.

A lista de pessoas totalmente desqualificadas nomeadas por Trump é longa. Muitos eram lobistas, outros eram cientistas corporativos ou advogados com experiência em defesa de produtos. Seus pronunciamentos são formulados em termos científicos tradicionais que parecem razoáveis para ouvintes leigos, mas, na realidade, são uma fracassada ciência de fachada, cuidadosamente construída com o propósito de criar um espaço que proteja a venda de um produto ou o defenda de processos onerosos.

Como se não bastasse forçar nomeações de falsários e charlatães para dirigir agências federais de ciência, a situação é ainda mais grave nos painéis consultivos científicos dentro dessas agências. Até recentemente, a maioria dos cientistas dos painéis pertencia à academia. Seu serviço voluntário representa um compromisso sério, e eles não são remunerados por esse trabalho demorado. No entanto, na *maioria* das administrações passadas, o governo federal tinha sido capaz de chamar esses cientistas para garantir que o governo tivesse acesso aos mais recentes e melhores pareceres científicos independentes. (Destaco a "maioria", porque houve exceções. A administração George W. Bush foi uma das mais notáveis.)[13] Você não ficará surpreso em saber que a administração Trump é, em grande parte, desdenhosa de toda a *ideia* de um sistema de aconselhamento federal. Por exemplo: durante meu tempo como administrador da Agência de Administração de Segurança e Saúde Ocupacional, confiei em quatro comitês consultivos de segurança e saúde, além de outro voltado para a proteção de informantes, cada um deles obrigado a se reunir pelo menos duas vezes por ano. Nos dois primeiros anos da administração Trump, um deles realizou uma breve conferência telefônica; os outros quatro não tiveram nenhuma reunião.

Mas, por vezes, conselho nenhum é melhor do que um conselho ruim. A Agência de Proteção Ambiental tradicionalmente tem confiado muito em seu Conselho Consultivo Científico.

Durante o mandato de Scott Pruitt, ele deu um nó nas regras de conflito de interesses ao anunciar que cientistas cujas pesquisas eram financiadas pela agência (supostamente porque estavam fazendo estudos de maior valor para a agência — e porque eram bons cientistas) seriam impedidos de servir no conselho. Vários dos membros foram assim expulsos e substituídos por cientistas da indústria com conflitos de interesses tão significativos que jamais estariam presentes nas administrações anteriores, mesmo na de George W. Bush. Outros nomeados tinham opiniões tão fora da corrente científica a ponto de tornar seus conselhos questionáveis, se não perigosos. Um exemplo é Michael Honeycutt, toxicologista-chefe do Texas e nome de escolha de Pruitt para presidir o conselho. Honeycutt tem um longo histórico de defesa do relaxamento das regulamentações da Agência de Proteção Ambiental sobre muitas substâncias perigosas bastante conhecidas, incluindo mercúrio e arsênico. Ele acredita que as regras sobre ozônio são desnecessárias porque "a maioria das pessoas passa mais de 90% de seu tempo em ambientes fechados".[14]

A escolha da administração Trump para presidir o Comitê Consultivo Científico do Ar Limpo foi Louis Anthony (Tony) Cox Jr., um consultor de longa data da indústria e que se agarra a opiniões incomuns, como a de que diminuir a exposição ao ozônio e a material particulado ($PM_{2,5}$)[15] não melhoraria a saúde pública.[16] No Departamento do Trabalho, Cox era conhecido por testemunhar em nome da Associação Nacional de Mineração, alegando, previsivelmente, que a avaliação de risco do governo sobre o pó respirável de carvão tinha falhas.[17] Não apenas a ciência como também a honestidade de Cox foi posta em questão pela FDA depois de seus esforços em nome da Bayer para defender o uso de um antibiótico na produção avícola que, segundo a agência, aumentaria o desenvolvimento e a propagação de infecções em humanos por Campylobacter[18] resistentes a antibióticos. Tomando uma medida que quase nunca acontece, em 2005 o comissário de Bush na FDA efetivamente excluiu o testemunho de Cox do processo; a agência descobriu que ele "intencionalmente deturpou os artigos publicados", e que "a credibilidade do dr. Cox era tal que seu testemunho era questionável a ponto de ser inadmissível".[19] (Ele é a mesma pessoa que argumentou contra o novo padrão da Administração de Segurança e Saúde Ocupacional para sílica no capítulo 7. Essa questão acabou sendo levada ao tribunal federal de apelação, onde sua posição foi rejeitada por unanimidade. Mas vale notar que esses mesmos cientistas mercenários conseguem se manifestar em quase todas as agências reguladoras.)

Em meio a nomeações absurdas e ao esvaziamento de comitês consultivos, incluindo a demissão de alguns dos principais cientistas do país, os congressistas republicanos não se queixaram. Isso não quer dizer que os desmantelamentos regulatórios que se seguiram não tenham sido levados à justiça; todos eles foram. E na maioria dos casos iniciais, geralmente envolvendo a Agência de Proteção Ambiental ou outras agências que simplesmente ignoravam a legislação, os juízes decidiram contra o retrocesso e ordenaram que elas seguissem a lei conforme estabelecida pelo Congresso. No entanto, a longo prazo, dadas as nomeações de Trump de juízes federais partidários que quase invariavelmente preferem os argumentos das corporações aos das agências reguladoras, a perspectiva é sombria.

Em 9 de junho de 2017, Trump compareceu a um evento no Departamento de Transportes, que foi organizado como parte de uma campanha contínua de investimento em infraestrutura — especificamente, investimento em infraestrutura executada com supervisão regulatória reduzida e a um custo mais baixo. Em dado momento de suas observações, Trump folheou e depois jogou dramaticamente no chão um volumoso fichário que continha uma coisa chamada declaração de impacto ambiental — a documentação de uma agência federal sobre como eram avaliados os possíveis impactos ecológicos e sociais no entorno antes de embarcar em qualquer iniciativa de construção de grande porte. "Bobagem", disse ele. "Esses fichários no palco poderiam ser substituídos por apenas algumas poucas páginas."

Considero que a mais importante e pouco conhecida legislação ambiental é a Lei Nacional de Planejamento Ambiental, que exige dos órgãos federais que planejam grandes projetos de infraestrutura a apresentação de um processo público para considerar os impactos ecológicos e sociais das atividades propostas, juntamente com possíveis alternativas. O produto desse processo é uma declaração de impacto ambiental. A legislação não exige que a agência selecione a opção menos prejudicial ao meio ambiente, apenas que ao menos *considere* o impacto de diferentes opções no planejamento do projeto. Uma posição bastante razoável, pode-se pensar — mas, de acordo com a ideologia republicana, está errada.

A encenação de Trump no palco foi sem dúvida eficiente a serviço da desregulamentação. Mas um dos impactos de longo prazo mais perigosos das políticas dessa administração é a tentativa incessante de mudar os processos através dos quais as agências avaliam as evidências científicas e depois as utilizam para minimizar o impacto potencial sobre a saúde humana e o meio ambiente. As mudanças no longo prazo, impulsionadas por esses relatórios, muitas vezes não recebem muita atenção do público. Os próprios relatórios, às vezes, são obscuros e têm detalhes difíceis de entender. Mas um deles também salvou o país do que poderia ter sido um dos piores desastres ambientais de nossa história. E essa declaração de impacto ambiental específica foi supervisionada pelo escritório que dirigi enquanto trabalhava no Departamento de Energia, no final da década de 1990, durante os últimos anos da administração Clinton. O Laboratório Nacional Los Alamos, no norte do Novo México, foi fundado secretamente em 1943 para liderar o trabalho de desenvolvimento de uma bomba atômica. Meio século depois, a instalação ainda era uma parte importante do programa de armas nucleares em andamento no país e, como resultado, havia produzido uma grande quantidade de resíduos contaminados com plutônio ao longo de mais de meio século. Esses resíduos eram armazenados em milhares de barris de metal padronizados e depositados sobre pallets de madeira na floresta de propriedade do governo que ficava nas proximidades, onde estavam expostos a tudo. No final dos anos 1990, o laboratório estava planejando alguns projetos de construção, e o Departamento de Energia conduziu o processo exigido para desenvolver uma declaração de impacto ambiental para todo o local. Como parte do processo, iniciou-se uma consulta pública. Em uma das audiências, moradores locais fizeram perguntas preocupantes sobre o impacto potencial de incêndios em todos aqueles resíduos tóxicos armazenados ao ar livre (afinal, os incêndios florestais eram, na época, como são ainda mais hoje, endêmicos em todas as florestas do oeste dos Estados Unidos). Será que Los Alamos não tinha se feito essa pergunta? Surpreendentemente, talvez não. Mas, por fim, eles a fizeram, e a declaração final de impacto ambiental para a construção em Los Alamos foi emitida em dezembro de 1999, com mais de novecentas páginas, preenchendo um conjunto de fichários enormes parecidos com aqueles que o presidente Trump ridicularizaria quase vinte anos depois.[20]

Com esse processo, a ameaça de incêndios em Los Alamos chamou, pela primeira vez, a atenção oficial do Departamento de Energia. E, dentro de meses, as ações apropriadas foram tomadas. Os pallets de madeira foram substituídos por pallets de alumínio, e árvores e arbustos foram cortados para tornar a área de armazenamento mais aberta e segura. Não muito tempo depois, o oeste dos Estados Unidos sofreu com o que na época foi uma temporada anormalmente seca e severa de incêndios florestais. Quase 28,5 mil km^2 queimaram durante aquele verão de

2000. Um desses infernos, o incêndio de Cerro Grande, começou como uma queimada controlada no Monumento Nacional de Bandelier, no Novo México, menos de dezesseis quilômetros ao sul do laboratório e dos resíduos nucleares armazenados. No dia 4 de maio, ventos fortes deixaram o fogo fora de controle. O incêndio maciço varreu Los Alamos, queimando 202 km² de floresta e terrenos residenciais, incluindo 30% do terreno do laboratório. O evento destruiu muitos dos edifícios históricos onde a bomba atômica foi inventada e testada, além de ter devastado mais de duzentas residências. As nuvens de fumaça chegaram aos limites de Oklahoma, a várias centenas de quilômetros de distância. Os danos do incêndio foram estimados em um bilhão de dólares.

Com a vegetação limpa e os pallets de madeira substituídos, o enorme incêndio não conseguiu alcançar os resíduos nucleares recém-protegidos. Se tivesse alcançado, as consequências teriam sido verdadeiramente desastrosas. A nuvem de fumaça teria transportado partículas de plutônio ao longo de uma grande faixa do sudoeste, contaminando tudo e expondo milhões de pessoas a um risco maior de câncer. Em vez disso, as precauções desenvolvidas graças à lei ambiental foram bem-sucedidas. Nenhuma radiação foi liberada.[21]

Menos de 1% dos projetos de obras públicas — apenas os de grande porte — realmente exigem declarações de impacto ambiental. E, para esses poucos, não há dúvida de que o processo poderia ser mais eficiente e menos demorado. Mas é valiosa a exigência de que as agências governamentais considerem os impactos ambientais de seus principais projetos e envolvam o público nessas discussões. Descartar esse processo seria imprudente e custoso, mas os republicanos ainda assim vão tentar.

O marketing republicano da desregulamentação como um retorno aos direitos individuais tem sido altamente bem-sucedido. Um de seus novos e mais cínicos esforços para assegurar que as agências federais saiam de cima dos poluidores e fabricantes de produtos perigosos é uma proposta da Agência de Proteção Ambiental capciosamente intitulada "Strengthening Transparency in Regulatory Science" [Reforçar a transparência na ciência regulatória].

Uma palavrinha aqui sobre transparência. Como cientista profundamente envolvido na promulgação de regulamentações que protegem a segurança, a saúde e o meio ambiente da população, reconheço a importância de uma ciência aberta e de proporcionar acesso às melhores descobertas científicas disponíveis. Não é disso que trata essa nova proposta. Na verdade, a nova regulamentação da Agência de Proteção Ambiental faria o contrário do que seu título sugere: tornaria mais difícil usar os resultados das pesquisas científicas para proteger a saúde pública. É parte de uma tática mais ampla utilizada por toda a direita política, que só pode ser caracterizada como transparência *armada*: disponibilizar publicamente os dados subjacentes às conclusões científicas, depois contratar cientistas mercenários para reanalisá-los de forma deficiente e ilusória.

A estratégia geral foi traçada por — quem mais? — a indústria do tabaco, depois abraçada por empresas poluidoras de todos os tipos. A história é altamente reveladora. Em meados dos anos 1990, não havia mais dúvidas de que a fumaça do fumo passivo estava causando câncer entre não fumantes. A indústria ainda afirmava que isso não era verdade (ora, eles ainda afirmavam que a nicotina não causava dependência!), mas entendia que era uma ação de retaguarda; estavam destinados a perder, por fim, se essa fosse a sua única defesa. Em outras palavras, a Big Tobacco precisava de novas maneiras de impedir que o governo aplicasse a ciência para a prevenção de doenças, incluindo, nesse caso, a Agência de Proteção Ambiental, que estava focada na exposição ao fumo passivo. Chris Horner, o advogado do tabaco que, mais tarde, aplicaria suas habilidades de desinformação ao debate sobre as mudanças climáticas, chegou a uma solução nefasta. Em um memorando ao seu cliente R. J. Reynolds,

Horner propôs um esforço legislativo para "construir obstáculos processuais explícitos que a agência deverá seguir para emissão de relatórios científicos". A ideia era exigir que a agência fornecesse acesso a todos os dados brutos de todos os estudos usados para proteger a população, de modo que as corporações pudessem contratar seus próprios cientistas para reanalisar os resultados e fazer sumir aqueles que não as agradassem. Horner reconheceu que esse plano nunca funcionaria se fosse visto como um esforço para defender a fumaça do cigarro, por isso, declarou que "nossa abordagem é a de endereçar o processo, e não o conteúdo da ciência, e sua aplicabilidade global à indústria, em vez de focar um único setor industrial".[22]

Horner entendeu que a estratégia seria atraente para outras indústrias que enfrentam desafios regulatórios. Sem dúvida, ela foi imediatamente absorvida pelas empresas de energia mais poluentes em seus esforços para retardar a regulamentação da Agência de Proteção Ambiental sobre os particulados que causam milhares de mortes prematuras todos os anos. E essas empresas encontraram um novo patrono no deputado Lamar Smith (Partido Republicano, Texas), que assumiu a presidência do Comitê Científico da Câmara em 2013 e introduziu uma legislação proibindo a agência de utilizar qualquer estudo, a menos que os autores enviassem todos os dados brutos, programas de computador e ferramentas de análise. Ele a chamou de Lei de Reforma da Ciência Secreta.

Smith promoveu o projeto de lei alegando que uma ciência sólida requer transparência e replicação. Uma vez que as empresas poluidoras não podiam acessar os dados brutos dos estudos nos quais a Agência de Proteção Ambiental confiava, como poderíamos ter confiança de que as conclusões eram corretas? Mas essa justificativa é uma caricatura de como a ciência realmente funciona. Embora, em teoria, a maioria dos estudos *pudesse ser* reproduzida, isso raramente acontece, porque se trata de um desperdício de recursos. Em lugar disso, os cientistas tentam abordar o mesmo tópico por ângulos *diferentes*, usando outras metodologias para determinar se os resultados obtidos apoiam uns aos outros. Como explicou Bernard Goldstein, administrador associado da agência durante a presidência de Reagan, reanalisar o mesmo estudo repetidamente é tão útil quanto verificar um artigo surpreendente de jornal adquirindo cópias adicionais do mesmo jornal para ver se todos eles dizem a mesma coisa.

Empresas poluidoras que realizam as próprias pesquisas, se pressionadas a defender seus produtos e emissões, seriam sem dúvida capazes de fornecer quaisquer dados e materiais exigidos pela nova legislação. Mas, para pesquisadores independentes, as exigências do projeto de lei imporiam demandas que deixariam grande parte da ciência ambiental, particularmente estudos epidemiológicos, de fora da base de evidências disponíveis para a Agência de Proteção Ambiental. Em outras palavras, eles se tornariam irrelevantes para os esforços da agência na proteção da população e do meio ambiente. Por quê? Porque a maioria dos estudos envolvendo seres humanos dá aos participantes garantias de confidencialidade, e os pesquisadores concordam antecipadamente em manter em segredo os dados brutos e identificáveis; as promessas da agência de editar as informações antes da publicação não seriam suficientes para cumprir as obrigações dos cientistas para com os envolvidos. Além disso, é improvável que cientistas canadenses ou europeus entregassem seus dados brutos a uma agência estadunidense para "validação independente", sobretudo quando essa agência é cada vez mais conhecida por fazer tudo, menos uma avaliação independente. Além disso, estudos importantes sobre desastres como o Deepwater Horizon ou Chernobyl não são, felizmente, reproduzíveis — ora, que pena. O trabalho sobre aquele desastre era ótimo, mas não bom o suficiente para a agência.

Quando Smith apresentou sua proposta de legislação em 2015, um grande número das principais organizações científicas fez uma forte oposição, assim como a Agência de Proteção Ambiental sob a presidência de Obama. Mas, com a maioria republicana, ela ainda passou na Câmara dos Deputados com apenas um voto republicano contrário. Depois, morreu no Senado, graças à ameaça permanente de uma obstrução por parte dos democratas. E, mesmo que houvesse passado por este, o presidente Obama a teria vetado.

Mas isso foi naquela época. A partir de 20 de janeiro de 2017, não tínhamos mais a mesma confiança. Lamar Smith não perdeu tempo em reapresentar a legislação, mas agora sob novo título: Lei de Novo Tratamento Científico Honesto e Aberto da Agência de Proteção Ambiental, também conhecida como Lei Honesta. Na esperança de mobilizar a comunidade científica, Tom Burke (que atuou como consultor científico da agência sob a presidência de Obama) e eu nos preparamos para escrever um editorial de oposição à legislação a pedido dos editores da *Science*, a principal revista científica do país.[23] Ao pesquisar a nova versão da legislação de Smith, ficou claro como a administração Trump planejava usar o projeto de lei, e era exatamente o que todos nós temíamos. A agência utilizaria apenas estudos *fornecidos pela indústria* que atendessem aos novos requisitos, e eles não seriam muitos. Quando a primeira versão de Smith estava em revisão, a agência forneceu ao Escritório de Orçamento do Congresso sua estimativa para o custo de coleta, redação e publicação dos dados em um site público: 250 milhões de dólares anuais.[24] Já a administração Trump fez, dessa vez, uma projeção bastante mais otimista: um milhão de dólares. E como isso era possível? Aqui está a explicação franca e chocante do Escritório de Orçamento do Congresso:

> Os funcionários da Agência de Proteção Ambiental explicaram ao escritório que implementariam a legislação com um financiamento mínimo e que, em geral, não divulgariam informações sobre os estudos científicos utilizados para apoiar ações cobertas. Essa

abordagem para implementar a legislação *reduziria significativamente o número de estudos em que a agência se baseia* para emitir ou propor ações cobertas durante os primeiros anos depois da promulgação da legislação.[25]

Isso sem dúvida foi música para os ouvidos dos republicanos na Câmara, e eles aprovaram a Lei Honesta rapidamente, embora a oposição tenha conseguido convencer 7 dos 232 republicanos a votar contra ela. Mas, mais uma vez, o Senado se pôs no caminho, e então a administração Trump decidiu correr por fora do Congresso e implementar a mudança drástica por meio de regulamentação, um esforço que causou ainda mais controvérsia. As mesmas organizações científicas se opuseram, é claro, dessa vez com a ajuda do Pentágono, que infringiu a regra informal contra a divulgação de conflitos entre agências e também se opôs abertamente.[26] Ações judiciais são inevitáveis nesse caso, e há uma chance de que a tentativa da administração de contornar o Congresso não seja mantida pelos tribunais.

2

São tempos verdadeiramente perigosos. Os impactos diretos das ações da administração Trump — e, mais amplamente, dos republicanos nas décadas anteriores — na saúde e na vida do planeta serão mensuráveis apenas com o tempo. Por enquanto, rejeitar a ciência para permitir que as indústrias operem sem controle já atrasou por anos além do que teria sido ideal as ações para retardar a acumulação de gases de efeito estufa. Já estamos pagando o preço da elevação do nível do mar, de incêndios mais violentos e frequentes, de novos padrões de doenças transmitidas por vetores e de eventos climáticos extremos em praticamente todas as partes do globo. Se os esforços de Trump para reverter as regras de ar limpo da Agência de Proteção Ambiental forem bem-sucedidos, o aumento da poluição do ar resultará em dezenas de milhares de mortes prematuras e centenas de milhares de casos de doenças respiratórias em crianças em todo o país.[27]

Além desses impactos óbvios à saúde e ao meio ambiente, o empenho dos republicanos para desprezar a ciência e devastar as agências científicas federais tornará muito mais difícil a restauração futura de um sistema regulatório danificado. O êxodo dos melhores e mais brilhantes profissionais de muitas agências federais levará tempo para ser recomposto. Cientistas seniores e administradores de alto nível, homens e mulheres com décadas de experiência e dispostos a fazer os sacrifícios exigidos por uma carreira no serviço público, estão sendo forçados a sair. Muitos outros estão saindo por vontade própria, muitas vezes frustrados ou desanimados com as mudanças políticas impostas no topo das agências. Se e quando o governo estadunidense se tornar um campo de atuação mais equilibrado, como já foi no passado, a reconstrução das agências científicas com pessoas talentosas e qualificadas ainda será difícil.

E quanto aos danos ainda mais fundamentais causados por Trump e pelos republicanos ao próprio empreendimento científico? Não existem "fatos alternativos" na ciência. Observadores bem-intencionados podem interpretar os mesmos dados de forma diferente, mas não é isso que está acontecendo agora. Precisamos da melhor ciência e dos melhores cientistas para resolver os problemas que o mundo enfrenta. Para terem sucesso, os negacionistas das mudanças climáticas e da evolução, os defensores do fumo passivo e a indústria de defesa de produtos como um todo precisam desacreditar a ciência e os cientistas. Assim como os ataques de Trump ao jornalismo aumentam a descrença e a animosidade em relação aos meios de comunicação, os ataques à ciência alimentam mitos perigosos e mal-entendidos sobre vacinas, aborto, mudanças climáticas e uma série de outras questões prementes. O resultado é o cinismo em relação à ciência e a rejeição da política que se baseia em ciência. Os custos para as pessoas, para o meio ambiente e para nosso futuro são enormes.

13
CIÊNCIA À VENDA

A ciência, ao menos em sua forma pura, consiste em fazer perguntas, projetar experimentos e escrutinar evidências para encontrar uma resposta. Este livro tem se concentrado principalmente em cientistas de defesa de produtos, cujo emprego lucrativo e em tempo integral envolve produzir incertezas. Mas apenas uma pequena parte dos estudos que examinam os danos causados pela exposição a produtos ou poluentes é feita por eles. Muitos são produzidos por acadêmicos com financiamento do governo, de corporações ou de fundações. Outros muitos são realizados por cientistas em laboratórios de agências governamentais ou de corporações.

Não causa surpresa que, independentemente de quem realize o estudo, aqueles patrocinados pelo setor privado tendem a entregar os resultados que o patrocinador deseja. Isso foi visto na literatura sobre tabaco, quando a indústria ainda mantinha firme a ideia de que o fumo passivo não aumenta o risco de câncer de pulmão.[1] Na área, isso é chamado de "efeito de financiamento", ou, talvez mais cinicamente, de "regra do ouro": os que têm o ouro criam as regras. Em termos mais amplos, é o assunto principal deste livro. Muitos estudos têm documentado o efeito do financiamento na avaliação do risco associado ao tabaco, a produtos alimentícios, químicos e poluentes, e é quase surpreendente quando fabricantes de um produto patrocinam um estudo que não chega aos resultados desejados.

Conhecemos o impacto do efeito de financiamento porque, para muitos estudos, os autores identificam quem pagou pelo trabalho. Isso é mais comum agora, porque os periódicos estão insistindo, mas ainda há, como será discutido a seguir, muitos estudos com declarações incompletas ou enganosas.

A declaração de conflitos de interesse é importante, mas será tão importante quanto o próprio conflito? De jeito nenhum. A divulgação aparece na avaliação da pesquisa científica conforme publicada, mas é o conflito propriamente dito que molda o curso da pesquisa em si. Existe uma enorme diferença, e que é facilmente esquecida.

Já me perguntaram por que devemos nos preocupar com conflitos de interesses financeiros. O trabalho não se sustentaria ou cairia sozinho, e não deveria ser avaliado por si só, independentemente de quem pagou por ele? Ora, não. Alguns cientistas dirão praticamente tudo o que forem pagos para dizer. Mas a questão mais ampla do "conflito" é muito mais sutil do que isso. Teoricamente, um cientista que conduz um experimento e segue certos métodos aceitos encontrará os mesmos resultados que qualquer outro que faça o mesmo experimento seguindo os mesmos métodos. Essa é a teoria. Na maioria dos experimentos de laboratório, porém, e sobretudo em estudos de campo envolvendo seres humanos, o pesquisador precisa tomar muitas decisões ao longo do caminho, o que pode condicionar o resultado. E olhamos para o mundo através de nossas próprias crenças prévias (uma forma talvez mais gentil de dizer preconceitos), teorias e experiências, e isso pode impactar todas as nossas decisões enquanto conduzimos a pesquisa. Um termo relativamente novo para essa dinâmica é "raciocínio motivado". E, para chegar ao objetivo deste livro, a fonte de financiamento de qualquer pesquisa — quem está na base da proposta — é um poderoso motivador de raciocínio. Qualquer um de nós olharia para os mesmos dados de forma diferente de alguém que tivesse certas relações financeiras.

E por que os cientistas produzem os resultados que seus patrocinadores desejam? Em alguns casos, os estudos são projetados e essencialmente manipulados para encontrar certos resultados.[2] Mas, em outros, cientistas olham para os mesmos dados e veem coisas diferentes. O impacto do raciocínio motivado na interpretação de dados foi poderosamente demonstrado em uma experiência envolvendo cientistas muito respeitados — alguns com conflitos financeiros e outros sem —, que forneceram interpretações diferentes de um conjunto de dados antes que a verdade fosse conhecida. No centro desse experimento estava o Vioxx (nome comercial do rofecoxib), medicamento anti-inflamatório não esteroide (Aine) introduzido no mercado pela Merck & Co. em 1999. Aines são analgésicos especialmente importantes para aliviar a dor da osteoartrite, porque muitos pacientes não podem tomar outros medicamentos do mesmo tipo (aspirina, por exemplo), pois lhes causam problemas gastrointestinais. A Merck comercializou o Vioxx como uma alternativa eficaz e segura: um analgésico que não causa problemas gastrointestinais. A seguir, a história, em resumo muito breve.

A maioria das empresas farmacêuticas não quer testar um novo medicamento por meio de uma comparação direta com outro já existente. O novo medicamento, mesmo que seja eficaz por si só, ainda pode ser considerado *menos* eficiente do que o antigo. Isso não é bom, pois se perde a possibilidade de dizer "nosso medicamento é melhor do que o deles". Os testes contra placebos são melhores nesse sentido, mas, em um mercado com produtos de desempenho já comprovado, como o da aspirina, a Administração de Alimentos e Drogas (FDA) dos Estados Unidos exige um teste comparativo direto com pelo menos um dos concorrentes. A escolha da oposição em tais ensaios é complicada e, claramente, muito importante. No caso do Vioxx, um fator óbvio são os benefícios cardiovasculares amplamente conhecidos da aspirina; seria improvável que o Vioxx a superasse nesse aspecto. Muitos outros fatores também foram considerados e, por fim, a Merck escolheu como concorrência o naproxeno. A empresa farmacêutica implementou um grande teste randomizado com oito mil participantes.

Os primeiros resultados, disponibilizados em 2000, eram passíveis de interpretações conflitantes. De um ponto de vista, sujeitos que tomaram Vioxx tiveram 2,4 vezes mais risco de sofrer um evento cardiovascular em comparação com os que tomaram naproxeno. Essa foi a interpretação de três cientistas não associados à Merck que publicaram uma revisão do ensaio no *Journal of the American Medical Association* em agosto de 2001.[3] A conclusão não foi bem recebida na sede e nos laboratórios da Merck.

A interpretação dos dados não poderia ser contestada, porém? A Merck podia argumentar, e de fato argumentou, que a experiência não demonstrou que o Vioxx era *ruim* para o coração em comparação com o naproxeno, mas que o naproxeno era extraordinariamente *bom* para o coração — no mesmo nível da famosa aspirina. Os cientistas afiliados à Merck escreveram: "As diferenças observadas [entre Vioxx e naproxeno] são provavelmente o resultado dos efeitos antiplaquetários deste último agente".[4] Na verdade, a Merck e seus cientistas consultores escolheram a interpretação pouco provável, que creditava ao medicamento comparado a prevenção de doenças, em detrimento da interpretação que muito mais plausivelmente indicava que seu próprio medicamento aumentava o risco de problemas cardíacos. Os cientistas da empresa escreveram: "Acreditamos que a análise [dos cientistas independentes] não fornece nenhum apoio substancial para suas conclusões".[5]

A verdade veio à tona de forma dramática e trágica não muito tempo depois. Havia e há razões para acreditar que o Vioxx também previne pólipos de cólon, que são os precursores do câncer de cólon. Um novo ensaio clínico foi iniciado e, como nenhum agente é conhecido para evitar tais pólipos, o estudo utilizou placebo como elemento de comparação. Os pesquisadores interromperam a pesquisa antes do prazo programado. Na metade do experimento, os participantes que tomaram Vioxx por mais de dezoito meses tinham sofrido o dobro de ataques cardíacos e acidentes vasculares cerebrais do que aqueles que tomaram placebo — sete ataques cardíacos adicionais por cada mil usuários por ano. A interpretação correta do estudo original era agora inquestionável: Vioxx causa ataques cardíacos. Esses resultados foram notícia de primeira página em todo o mundo. A droga foi retirada do mercado, mas tarde demais. Os cientistas da FDA estimaram que, durante os quatro anos em que foi comercializado, o Vioxx causou entre 88 mil e 139 mil ataques cardíacos, provavelmente 30% a 40% deles fatais.[6]

Indiscutivelmente, a Merck manipulou os dados para fazer com que seu medicamento parecesse muito mais seguro do que era. Se os cientistas acreditassem realmente que o naproxeno reduzia o risco de ataque cardíaco em 60% (havia inúmeras razões para suspeitar dessa descoberta, e ela se revelou infundada), a Merck deveria ter pressionado o governo a distribuir o medicamento diretamente no suprimento de água. Em vez disso, a empresa lançou um ataque coordenado aos cientistas independentes que primeiro identificaram o problema com o Vioxx, enquanto manipulava os dados para ocultar os riscos. Descobriu-se que a Merck escreveu, ela mesma, artigos publicados sob nomes de cientistas, e vários desses estudos continham erros tão graves que dois periódicos respeitados foram forçados a publicar correções.[7] O *New England Journal of Medicine* emitiu duas "manifestações de preocupação", nas quais o editor criticou a Merck por "não apresentar com exatidão os dados de segurança disponíveis para os autores quando o artigo estava sendo revisado para publicação".[8] A corporação se declarou culpada de acusações criminais sobre o marketing e as vendas do Vioxx e pagou uma multa de 950 milhões de dólares. Também pagou quase cinco bilhões para resolver processos judiciais de pacientes ou de familiares de pacientes que tomavam o medicamento.

Considerando tudo isso, não é descabido dar o benefício da dúvida à humanidade dos cientistas acadêmicos que foram consultores da Merck. Penso, ou gostaria de pensar, que eles nunca teriam continuado a insistir em uma droga que sabidamente dobrava o risco de ataques cardíacos. Eles não mentiram conscientemente (espero). Eles *de fato* se convenceram de que a droga era segura. Olharam para o que são, em retrospecto, dados poderosamente claros, e simplesmente não viram o óbvio.

Não me importo de dar aos cientistas de defesa de produtos o mesmo benefício da dúvida. Eles talvez não estejam intencionalmente interpretando mal os dados ou emitindo conclusões enganosas. Em alguns casos, talvez suas interpretações algum dia se revelem precisas. Mas, como explicou a "filósofa" Cyndi Lauper, "o dinheiro muda tudo". Uma vez que sabemos que o conflito de interesses determina como se olha para os dados, e considerando quem está pagando os honorários geralmente substanciais, as conclusões desses cientistas sobre a toxicidade de um produto produzido por um cliente simplesmente não podem e não devem ser tratadas como válidas.

2

Acredito que, às vezes, os cientistas intencionalmente interpretam mal os dados ou emitem conclusões enganosas. Não é exagero dizer que, no modelo de defesa de produtos, o pesquisador começa com uma resposta, depois descobre a melhor maneira de sustentá-la. Com frequência, esse pesquisador começa com a resposta encontrada por *um terceiro*, depois revisa as evidências ou submete um estudo importante a uma "reanálise" *post hoc* que produz magicamente as conclusões ideais para o patrocinador — as de que o risco não é tão alto, o dano não é tão grave, e/ou os dados são fatalmente falhos. Esses são os estudos que são atirados às agências reguladoras ou em processos judiciais.

O que se segue é uma visão modesta de alguns dos métodos específicos dessas empresas (e os elementos convencionais de identificação desses métodos) para reembalar a ciência como uma coisa mais maleável. Embora seja, sem dúvida, um "papo de especialista", minha esperança aqui é fornecer um mapa de navegação para os comportamentos de cientistas mercenários e das empresas de defesa de produtos que estão em campo. Reconhecer tais comportamentos pode ser uma ferramenta tremendamente valiosa na tentativa de enquadrar o discurso público no ambiente político tóxico de hoje. Também pode ser um tanto divertido.

O que vem a seguir é o manual da desinformação da defesa de produtos.

O PESO DAS EVIDÊNCIAS

Uma tática popular — talvez a mais popular — é uma versão da "revisão da literatura". A ideia básica é válida; temos *de fato* que considerar que os estudos científicos realizados até o momento tentam responder a perguntas importantes. As perguntas que surgem na regulamentação e nos processos são complexas; vão muito além de simplesmente questionar: "Essa substância química causa câncer, diminui a contagem de espermatozoides ou causa danos ao desenvolvimento?". Em relação a questões de saúde pública, a parte importante e complicada é determinar qual nível de exposição pode contribuir para o efeito indesejado, e depois de quanto tempo. Existe um nível seguro de exposição, abaixo do qual um produto químico não causa doenças (ou não causou, em caso de processo)? Nenhum estudo responde a tais perguntas, logo, são necessárias revisões. Às vezes, essas revisões da literatura são denominadas análises de "peso das evidências", e os autores decidem quanto de importância dar a cada estudo. Mas, se seu modelo de negócio — todo o seu empreendimento — se baseia em ser pago pelos fabricantes do produto posto em questão por tais revisões, seu julgamento é suspeito por definição. Mais especificamente, se uma revisão foi realizada por cientistas que têm conflitos porque trabalham para fornecer as conclusões desejadas por um patrocinador comercial para atrasar a regulamentação ou vencer um processo, essas conclusões estão contaminadas e devem ser descartadas. Como podemos saber se o peso que atribuíram aos diferentes estudos, intencional ou inconscientemente, é impactado pelo resultado desejado por seus patrocinadores?

Vi empresas de defesa de produtos usarem análises de "peso das evidências" para criar incertezas sobre praticamente todas as exposições tóxicas comuns, não importa quão fortes sejam as evidências. Tomemos, por exemplo, o ozônio, o gás atmosférico invisível. O ozônio pode inflamar e danificar as vias aéreas e agravar doenças pulmonares existentes, como asma, enfisema e bronquite crônica. Inúmeros estudos confirmaram que visitas a salas de emergência e hospitalizações ocasionadas pela asma disparam com o aumento do nível de ozônio na atmosfera. Mas os líderes da Comissão de Qualidade do Meio Ambiente do Texas, uma agência governamental que age como uma subsidiária integral da indústria de petróleo e gás, há muito tempo sustentam que os perigos do ozônio, assim como outros poluentes da queima de combustíveis, são muito exagerados. O principal toxicologista da comissão, Michael Honeycutt, mais tarde nomeado por Trump para presidir o Conselho Consultivo Científico da Agência de Proteção Ambiental, afirma oficialmente que a redução dos níveis de ozônio *aumentará* o risco de doenças pulmonares.[9] Isso é exatamente o oposto do que dizem o conhecimento aceito e as evidências disponíveis no Texas e em outros lugares.

Precisando de apoio científico para dar um alívio às empresas de petróleo e gás, a Comissão de Qualidade do Meio Ambiente do Texas contratou o escritório de defesa de produtos Gradient para questionar essa relação amplamente aceita entre as concentrações de ozônio e a severidade dos casos de asma. Mas mesmo a Gradient (que recebeu mais de 2,2 milhões de dólares da comissão)[10] não conseguiu eliminar completamente as evidências. O melhor que puderam fazer, à luz de provas esmagadoras, foi pegar a trilha do tabaco e enfatizar as incertezas: as provas não foram "suficientes para concluir que existe uma relação causal. A substancial incerteza no conjunto de provas deve ser levada em consideração quando tais provas são utilizadas para a elaboração de políticas".[11]

A Gradient parece ter uma experiência especial em pesar as evidências relativas aos poluentes do ar e concluir estudos que constatam que os danos são leves e cercados de falhas e incertezas. Trabalhando em nome da associação comercial que representa as empresas de energia elétrica (elas queimam combustíveis fósseis e contribuem para a exposição ao ozônio), os cientistas da Gradient publicaram um estudo intitulado "Critical Review of Long-Term Ozone Exposure and Asthma Development" [Revisão crítica da exposição de longo prazo ao ozônio e desenvolvimento de asma]. A conclusão: os estudos são inconsistentes e mais pesquisas são necessárias para esclarecer "incertezas importantes".[12]

Naturalmente, o verdadeiro objetivo dessas revisões da literatura é ajudar a impedir que as agências governamentais reforcem a proteção da saúde pública, para que as corporações que produzem e queimam combustíveis fósseis não sejam forçadas a mudar seu modelo econômico. Os cientistas da Gradient estão confiantes de que "as evidências disponíveis não indicam que os padrões mais baixos de ozônio propostos protegeriam mais a saúde do que os atuais",[13] e enfrentam a Agência de Proteção Ambiental em nome do Instituto Estadunidense de Petróleo e da Comissão de Qualidade do Meio Ambiente do Texas toda vez que a agência considera adotar um padrão de ozônio reforçado.[14]

A Gradient também trabalha há muito tempo para corporações que poluem o meio ambiente com chumbo, uma exposição que, mesmo em níveis baixos, pode impactar o desenvolvimento neurológico infantil. Os clientes da Gradient com interesse financeiro em minimizar o problema incluem o Conselho Internacional de Baterias (formado por empresas que fabricam, vendem ou reciclam baterias de chumbo)[15] e fundições que foram intimadas por poluição ambiental por chumbo.[16] Quando a Agência de Proteção Ambiental estava endurecendo as normas, durante a administração Clinton, especialistas da Gradient foram à Casa Branca em nome da Associação de Recicladores de Baterias. Em sua apresentação eles destacaram "potenciais erros matemáticos não resolvidos" e as incertezas na literatura científica usada pela agência para justificar as normas mais rígidas.[17]

Alguns estudos também sugeriram que a exposição ao chumbo está associada ao transtorno do espectro autista (TEA),[18] mas a equipe da Gradient elaborou um ponto de vista diferente. Em uma reunião científica, promoveram uma apresentação intitulada "A Weight-of-Evidence Evaluation of the Association between Lead Exposure and Autism Spectrum Disorders" [Avaliação de peso das evidências da associação entre a exposição ao chumbo e os transtornos do espectro autista], cuja conclusão é a seguinte: "A exposição ao chumbo não está associada ao desenvolvimento ou à severidade do TEA". (O cliente do estudo não foi identificado. No lugar dessa informação, temos: "O trabalho subjacente a este artigo foi apoiado por um cliente privado, mas as opiniões aqui apresentadas são exclusivamente dos autores. A dra. [Barbara] Beck foi indicada como testemunha especializada em um assunto, ocasião em que confiou, em parte, nos resultados desta análise".)[19] Pode muito bem ser verdade que o chumbo não desempenha nenhum papel no desenvolvimento do autismo, mas, dada a proveniência do trabalho da Gradient e seu histórico de minimizar os efeitos do metal neurotóxico em nome da indústria do chumbo, como alguém poderia aceitar essa análise da literatura como imparcial?

AVALIAÇÃO DE RISCO

As revisões de peso das evidências geralmente incluem tanto estudos em humanos quanto em animais, e a atribuição de peso a qualquer estudo é geralmente uma decisão subjetiva e qualitativa. Uma abordagem mais quantitativa da revisão da literatura implica uma avaliação de risco, que, em sua forma mais rigorosa, tenta fornecer estimativas da probabilidade de efeitos em diferentes níveis de exposição. É importante notar que as avaliações de risco tentam estimar os níveis abaixo dos quais a exposição a uma determinada substância não causará danos. Mas, como disse William Ruckelshaus, o primeiro diretor da Agência de Proteção Ambiental: "Uma avaliação de risco é como um espião capturado: torture-a o bastante, e ela lhe dirá qualquer coisa".

Uma coisa é fato: há uma tremenda variação de resultados em muitas avaliações de risco. Há também cientistas e empresas com quem se pode contar para produzir avaliações de risco que, para a conveniência de seus patrocinadores, encontram riscos significativos apenas em níveis muito acima dos verificados, nos quais ocorre a maioria das exposições. E, se tais avaliações de risco forem aceitas pelas agências reguladoras ou pelos juízes, os patrocinadores serão obrigados a gastar muito menos dinheiro para limpar a poluição que geraram ou para compensar vítimas.

Um fornecedor mercenário de revisões da literatura e avaliações de risco que merece discussão é Michael Dourson, toxicologista fundador e diretor da organização sem fins lucrativos Toxicology Excellence for Risk Assessment (Tera). Dourson tem uma carreira na produção de dúvidas para defender produtos químicos tóxicos. Com frequência, ele e a Tera têm recebido dinheiro de fabricantes de produtos químicos para ajudar a defender padrões frágeis de proteção da saúde pública.

O *modus operandi* de Dourson é engenhoso. Financiada por uma empresa ou indústria cujo produto está sob escrutínio, sua equipe revisa os estudos e produz uma avaliação que, quase sem exceção, minimiza os riscos, identificando um nível de exposição "seguro" que é, muitas vezes, superior ao nível de avaliação de risco determinado por cientistas acadêmicos ou governamentais. Às vezes, a avaliação é fornecida por um painel de especialistas "independentes", muitos dos quais não são de fato independentes. O trabalho é apresentado como ciência legítima e frequentemente publicado em um dos periódicos controlados pela indústria, discutidos no capítulo 1.

Um exemplo: Dourson e seus colegas publicaram um artigo sobre "gerenciamento de riscos em parâmetros não cancerígenos para depósitos de resíduos perigosos", focado no tricloroetileno, solvente muito difundido e muito perigoso. No documento, ele propôs uma série de padrões de segurança até quinze vezes mais baixos do que os da Agência de Proteção Ambiental. A limpeza de locais com resíduos perigosos para atender a esses padrões mais baixos seria vantajosa para os membros do Conselho Estadunidense de Química. Como o artigo foi financiado? Por "uma doação do Conselho Estadunidense de Química".[20]

A Tera forneceu avaliações de risco determinando um nível seguro que resultaria em menor proteção, muitas vezes centenas de vezes menor do que as avaliações feitas pelas agências de saúde pública para inúmeros produtos químicos tóxicos. A empresa prestou serviço para Dow AgroSciences (para o pesticida clorpirifós, para o qual a equipe da Agência de Proteção Ambiental havia recomendado proibição); Koch Industries (coque de petróleo); ACC's North American Flame Retardant Alliance (tetrabromobisfenol A, agente retardador de chamas); Cargill;

Coca-Cola; ConAgra Foods; Frito-Lay North America; General Mills; J. M. Smucker Company; Land O'Lakes; Procter & Gamble; Unilever (diacetil, que causa bronquiolite obliterante, ou pulmão de pipoca, nos trabalhadores expostos); e, é claro, para a DuPont (para o PFAS usado na fabricação do Teflon), mencionada no capítulo 2. A lista é longa.[21]

Dourson se tornou a arma pronta para ser mobilizada pela indústria para esse tipo de "ciência" de defesa de produto, sempre a postos para minimizar os riscos de exposição a produtos químicos tóxicos e enfraquecer os padrões que deveriam proteger a saúde e a segurança dos estadunidenses. Tendo prestado tanta ajuda à indústria química, Dourson foi uma opção lógica para ser indicado por Trump para o cargo de administrador-assistente da Agência de Proteção Ambiental em segurança química e prevenção da poluição. Sua indicação fez ativistas de todo o país se organizarem em oposição, levando para Washington pessoas que haviam sido lesadas pelos mesmos produtos químicos cujos riscos ele minimizava. Isso foi demais até mesmo para alguns legisladores republicanos e, como discuto no capítulo seguinte, sua indicação fracassou.

REANÁLISE

Por natureza, a epidemiologia é alvo fácil para campanhas de incerteza da indústria de defesa de produtos. Estudos epidemiológicos são complicados e exigem análises estatísticas complexas. É preciso fazer julgamentos ao longo de todo o caminho, portanto, boas intenções são primordiais. Tanto os princípios epidemiológicos quanto a ética exigem que os métodos de análise sejam selecionados antes que os dados passem efetivamente pelo processo de avaliação. Uma tática utilizada por algumas das empresas de defesa de produtos é a reanálise, em que dados brutos de um estudo já concluído são analisados novamente, mudando a maneira de examiná-los, muitas vezes tomando a via mais mercenária. A piada sobre "mentiras, malditas mentiras, e estatísticas" é pertinente.

A batalha pela integridade da ciência está enraizada em questões desse tipo, relacionadas à metodologia. Se um cientista com determinado conjunto de habilidades conhece a priori o resultado do trabalho e sabe como os dados são distribuídos dentro do estudo, é suficientemente fácil projetar uma análise alternativa que fará desaparecer os resultados positivos. Isso é especialmente verdadeiro quando resultados associam uma exposição tóxica a doenças que se manifestarão mais tarde — resultados que também estão entre os mais importantes para as agências de saúde pública. Em contraste, se não houver efeito causado por determinada exposição, a análise *post hoc* para transformar um estudo negativo em positivo é, em geral, difícil e muitas vezes impossível, uma vez que o efeito final observado estará distribuído de maneira igual por todas as partes da população estudada.

Como na maioria dos casos da defesa de produtos, a estratégia de reanálise tem origem na indústria do tabaco. Do ponto de vista da saúde pública, um aumento de 25% no risco de câncer de pulmão em não fumantes cujos cônjuges são tabagistas é um problema enorme. Para a indústria, fazer esse dado desaparecer seria um grande negócio, e é por isso que eles convocaram reanalistas. Os estrategistas do tabaco também perceberam que não poderiam montar seus próprios estudos, o que levaria anos e milhões de dólares. Pensaram, então, que poderiam obter os dados brutos dos estudos que os incriminavam, mudar algumas das premissas básicas e os parâmetros, mexer aqui e ali e fazer com que esses resultados desaparecessem. A abordagem do tabaco é hoje comum; a "reanálise" é uma indústria específica dentro do universo da defesa de produtos.

Um exemplo anterior, não relacionado ao tabaco, surgiu depois de um estudo realizado em 1987 por Robert Rinsky e colegas do Instituto Nacional de Segurança e Saúde Ocupacional e publicado no *New England Journal of Medicine*. Esse relatório mostrou que o padrão da Agência de Administração de Segurança e Saúde Ocupacional para exposição ao benzeno em local de trabalho, então de dez partes por milhão (10 ppm), era inadequado, e estimou que o risco de leucemia aumentava mesmo em exposições abaixo de 1 ppm ao longo da vida. A agência então aproveitou o estudo para estabelecer um novo padrão de 1 ppm, o que representava enormes implicações financeiras para a indústria do petróleo. Desde então, as corporações gastaram milhões de dólares e contrataram várias das principais empresas de defesa de produtos para reanalisar esses resultados, a fim de convencer reguladores e tribunais de que os baixos níveis de exposição ao benzeno simplesmente não são tão perigosos. O Instituto Estadunidense de Petróleo (novamente ele) contratou as mesmas empresas de defesa de produtos que aparecem em praticamente todos os capítulos deste livro, incluindo Exponent, ChemRisk, Ramboll e Gradient, para desmontar o estudo. Eles introduziram pelo menos nove artigos na literatura científica como parte da campanha para eliminar os resultados de Rinsky.[22] Porém, todos esses artigos são análises *post hoc* e nenhum deles é muito convincente. Como a comunidade científica reconhece a ligação causal entre leucemia e exposição ao benzeno, há pouca pesquisa epidemiológica suplementar em andamento nessa área. Estudos reais de trabalhadores expostos a esse composto (em vez de reanálises mercenárias), publicados posteriormente por pesquisadores *não* pagos pela indústria petrolífera, continuam a encontrar efeitos mesmo em níveis muito baixos de exposição.[23] Com base em tais estudos, a União Europeia anunciou planos para reduzir o nível máximo permitido de exposição em local de trabalho em 95%, para 0,05 ppm.[24]

SIMULAÇÃO RETROSPECTIVA

Em muitas reanálises mercenárias de estudos epidemiológicos que encontram maior risco de doença associado a baixos níveis de exposição a determinado produto químico, cientistas de defesa de produtos argumentam que as exposições reais feitas pelo tal estudo foram, na verdade, muito maiores do que as estimadas originalmente pelos cientistas que o implementaram. Trata-se de uma farsa, é claro, mas que lhes é altamente útil: um ajuste retrospectivo no nível de exposição garante a alteração nos resultados do estudo, fazendo com que a exposição pareça mais segura, porque agora apenas os níveis mais elevados causariam doenças. E, é evidente, os cientistas em situação de conflito de interesses que fazem a reanálise sabem muito bem que é exatamente isso que acontecerá se eles manipularem as estimativas de exposição.

No entanto, quando não há mais dúvida de que a exposição a determinada substância causa doenças, uma empresa cujo produto está sob ataque pode querer mostrar que as exposições históricas a ele foram menores, e não maiores. Esse tipo de estudo, geralmente conduzido para tentar recriar níveis históricos de exposição em laboratório, costuma ser feito apenas para casos jurídicos em que muito está em jogo, uma vez que há pouco ou nenhum interesse científico em revisitar a ciência estabelecida com relação a níveis de exposição antigos. O modelo básico envolve, por vezes, encontrar o produto original — frequentemente fora de fabricação ou em desuso — e depois simular a exposição que um reclamante em um processo judicial teria experimentado décadas antes. A única razão para um estudo desse tipo ser publicado em uma revista científica é dar a chance de um especialista atestar que sua análise foi revisada por pares.

Como regra, estudos como esses recebem pouca repercussão na literatura científica e não têm relevância no estabelecimento de normas. Críticos desses esforços, como o médico David Egilman, da Universidade Brown, mostraram como tais análises podem ser manipuladas para subestimar a exposição e assim produzir os resultados desejados por quem quer que esteja pagando a conta. Egilman demonstrou isso em um estudo das exposições ao amianto associadas ao trabalho com o produto baquelite, um plástico sintético feito pela Union Carbide. A exposição foi simulada pelas empresas de defesa de produtos Exponent e ChemRisk.[25] Egilman documentou que os envolvidos no experimento tiveram acesso, mas ignoraram as medidas reais de exposição ao amianto tomadas nos anos 1970, a fim de afirmar que os níveis encontrados em sua simulação eram baixos e, portanto, presumivelmente seguros. A Union Carbide pagou cerca de um milhão de dólares pelo trabalho, mas valeu a pena para ela. De fato, Dennis Paustenbach, um dos principais fornecedores de reconstituições de exposições e coautor do artigo sobre a baquelite, gabou-se de que, contanto que uma simulação indicasse que as exposições históricas eram mínimas, "não tenho conhecimento de um único caso que tenha sido perdido em processos nos Estados Unidos quando um estudo de simulação de alta qualidade foi produzido".[26]

A JOGADA DA "INDEPENDÊNCIA"

Muitos documentos produzidos pelas empresas de defesa de produtos incluem a declaração de que cientistas autônomos podem estar envolvidos, testemunhando pelas corporações processadas, mas a pesquisa em si ocorreu de maneira *independente* em relação aos contratantes. Esse truque oferece uma ficção de independência que pode produzir outra ficção, a de objetividade. Mas a pesquisa foi quase certamente paga pela empresa de defesa de produtos com honorários que, por sua vez, foram pagos por uma corporação. É uma charada, mas também uma prática comum.

Um exemplo disso se encontra em uma carta de Paustenbach a um advogado da Ford Motor Company. Como justificativa para pedir mais fundos, Paustenbach, à frente da ChemRisk, cita a importância de produzir esse tipo de estudo, que é de grande valor para seus clientes. Em suas palavras:

> Nos últimos cinco anos, gastei pessoalmente (direta ou indiretamente) pouco mais de três milhões de dólares em lucros (que, de outro modo, teriam sido distribuídos a mim ou à minha equipe) em pesquisas relacionadas ao amianto que foram bastante esclarecedoras para os tribunais e júris. Fiz isso porque acredito que os tribunais merecem ter todas as informações científicas que podem ser trazidas à mesa antes de tirar conclusões. Em minha opinião, esses documentos mudaram o cenário do campo científico nos tribunais. Vocês sabem melhor que ninguém, pois viram o número de veredictos favoráveis aos reclamantes diminuir e o custo dos acordos baixar.

Em seguida, ele vai adiante e menciona um artigo que foi usado em cerca de trinta casos apenas noventa dias depois de ter sido publicado, e que custou à ChemRisk trezentos mil dólares.[27]

De forma semelhante, o fabricante Georgia-Pacific lançou uma iniciativa secreta de seis milhões de dólares para produzir artigos que aumentariam a chance de vencer processos relacionados à exposição ao amianto ocasionada por um composto misto que a empresa comercializava nas décadas de 1960 e 1970. Usando a Exponent, a Environ (agora Ramboll) e outros consultores, o fabricante desenvolveu uma pauta de pesquisas abrangente para conduzir uma série de treze estudos, todos visando mostrar que o risco de seu produto era baixo.[28] A Environ foi encarregada de tentar recriar os níveis de exposição pelos quais os trabalhadores poderiam ter passado quando estavam utilizando o composto misto. David Bernstein, toxicologista contratado para estudar os efeitos do produto em animais de laboratório, foi o autor principal de vários artigos publicados no *Journal of Inhalation Toxicology* nos quais a declaração de transparência dizia em sua integralidade: "Este trabalho foi apoiado por uma bolsa da Georgia-Pacific, LLC". Um coautor dos artigos foi Stewart E. Holm, que liderou a iniciativa de pesquisa para a Georgia-Pacific, mas sem fazer exatamente uma contribuição científica. Em documentos publicados depois, descobriu-se que seu trabalho foi "dirigido exclusivamente à consultoria interna da Georgia-Pacific". Por fim, Holm enviou uma correção para a revista reconhecendo que trabalhava para o fabricante (embora sem dizer que fazia parte da equipe jurídica), que por sua vez publicou um pedido de desculpas por não ter incluído essa relevante informação nos artigos.[29]

A verdade sobre o papel de Holm e o fato de todos os estudos terem sido encomendados como parte de um esforço jurídico vieram à tona em uma disputa judicial em Nova York, quando a Georgia-Pacific tentou alegar que muitos dos documentos relativos aos estudos estavam sujeitos à confidencialidade entre advogado e objeto de trabalho. Esse é um dos truques mais antigos do manual, aperfeiçoado mais uma vez pela indústria do tabaco: esconder trabalho científico suspeito evocando a confidencialidade advogado/cliente. O tribunal de Nova York não viu da mesma maneira:

> A Georgia-Pacific não deve ter permissão para usar as conclusões de seus especialistas como uma espada, semeando a literatura científica com estudos financiados por ela própria, enquanto ao mesmo tempo usa a confidencialidade como escudo, retendo os dados brutos fundamentais que possam estar sujeitos ao escrutínio da parte opositora e que possam afetar a veracidade das conclusões de seus especialistas.[30]

Vez ou outra, autores de estudos da indústria deixam completamente de fora a divulgação do conflito de interesses. Um episódio impressionante foi um trabalho escrito por dois epidemiologistas italianos de renome que estiveram profundamente envolvidos na defesa de produtos, Carlo La Vecchia e Paolo Boffetta. Boffetta (agora associado à Cardno ChemRisk) publicou revisões de literatura pagas por empresas ou grupos comerciais interessados em contestar estudos independentes que constataram risco de câncer por exposição a berílio,[31] emissões de diesel,[32] formaldeído,[33] estireno[34] e os produtos químicos antiaderentes PFAS usados na fabricação de Teflon e Scotchgard.[35]

Em um caso, os dois epidemiologistas analisaram os padrões de morte em várias populações de trabalhadores expostos ao amianto na Itália, concluindo que, "para os trabalhadores expostos no passado distante, o risco de mesotelioma não é sensivelmente modificado por exposições posteriores, e a interrupção da exposição não modifica materialmente o risco posterior de mesotelioma".[36] Em resumo: uma vez exposto ao amianto, pode-se muito bem ser exposto um pouco mais; não faz diferença. Deixando de lado as implicações de saúde pública desse argumento, o artigo foi de grande utilidade para corporações (e executivos) responsáveis pela exposição de trabalhadores ao amianto nas últimas décadas: os cânceres entre esses trabalhadores poderiam ser atribuídos a exposições anteriores, prévias à cobertura do período de prescrição da causa.

Na divulgação do conflito de interesses de La Vecchia e Boffetta, eles declararam: "Não há conflito de interesses". Os autores assinalaram que "o trabalho foi conduzido com a contribuição da Associação Italiana para Pesquisa do Câncer, projeto n. 10.068". Isso parece ser suficientemente altivo, mas ambos os autores também tinham sido testemunhas de defesa no julgamento notório do executivo de uma empresa de amianto na Itália, portanto seu trabalho defendendo um fabricante de amianto que enfrentava acusações criminais não era segredo nenhum dentro da comunidade científica. O estudo em si foi alvo de extensas críticas por parte de Benedetto Terracini e outros destacados epidemiologistas italianos,[37] e, além disso, o conflito de interesses não reconhecido resultou em uma reprimenda aos autores e à revista, que (dois anos depois) publicou uma ampla correção. A correção reconheceu o depoimento no trabalho de defesa criminal feito pelos autores e retirou a declaração de que a Associação Italiana para Pesquisa do Câncer havia financiado o estudo, o que não havia acontecido.[38]

GRUPOS DE FACHADA

Um tipo diferente de conflito de interesses, assim como um tipo diferente de truque de transparência, é o uso de grupos de fachada. Essas frentes em geral são constituídas como organizações sem fins lucrativos, com nomes inofensivos e cientistas acadêmicos na liderança, mas compradas e pagas por vários patrocinadores corporativos, muitos deles investindo em "pesquisa" para ser usada em processos regulatórios ou judiciais. Além disso, há grupos de estudo totalmente voltados para os interesses corporativos, dedicados à "livre iniciativa", ao "livre mercado" e à "desregulamentação". Dezenas deles trabalham em nome de quase todas as indústrias importantes dos Estados Unidos. A cada ano, essas entidades arrecadam milhões de dólares de empresas regulamentadas para promover campanhas que, por fim, enfraquecem a saúde pública e as proteções ambientais.

O objetivo é sempre retratar os grupos de fachada como fornecedores sérios e independentes de pesquisa científica. E alguns *de fato* produzem ciência legítima, ao mesmo tempo que produzem a ciência puramente questionável da qual suas organizações patrocinadoras dependem para promover produtos insalubres.

É um equilíbrio delicado. Talvez o mais bem-sucedido desses empreendimentos de propósito misto seja o International Life Sciences Institute (Ilsi), "uma organização mundial sem fins lucrativos cuja missão é fornecer ciência para melhorar a saúde e o bem-estar humano e para a proteção do meio ambiente". O Ilsi foi fundado em 1978 por Alex Malaspina, vice-presidente sênior da Coca-Cola, e há muito tempo conta com um financiamento significativo da gigante de bebidas.[39] Ele também é notavelmente aberto quanto às suas fontes de financiamento e patrocinadores, que incluem ou incluíram centenas de produtores de alimentos e de pesticidas como ConAgra, Kellogg, Kraft, McDonald's, Nestlé, PepsiCo, Unilever, Bayer, Syngenta e Dow.[40] E a CropLife International, associação comercial global de fabricantes de agrotóxicos, é uma grande doadora.[41] O quadro de membros do Ilsi confirma que a organização cumpriu o objetivo de Malaspina de "unir a indústria alimentícia", fazendo um trabalho que nenhum fabricante, nem mesmo a Coca-Cola, poderia ter realizado por conta própria.

Com o apoio dessas e de outras corporações e associações, o Ilsi financia pesquisas acadêmicas genuínas. Ele também convoca conferências e reúne especialistas para produzir pesquisas e relatórios. Não há dúvida de que alguns dos estudos têm valor. Porém, sob pretexto de abordar questões científicas importantes, eles também promovem posições que beneficiam muito seus patrocinadores. Fiel às raízes, o Ilsi sempre foi um leal defensor da indústria açucareira, mas sem chegar a financiar cientistas para defender algo ultrajante como a proposta de que o consumo ilimitado de açúcar é seguro. Em vez disso, ele aborda o tema de forma indireta, sub-reptícia, questionando a qualidade da ciência por trás das diretrizes nutricionais que recomendam a limitação do consumo de açúcar.[42] Essa revisão específica da literatura foi paga pelo comitê técnico do Ilsi na área de carboidratos dietéticos. Ocupando essa mesa estão Coca-Cola, Dr Pepper, PepsiCo, Archer Daniels

Midland, Campbell Soup Company, General Mills, Hershey, Kellogg — empresas que, em conjunto, são uma importante fonte de carboidratos na dieta da maioria dos estadunidenses.[43] Esse é mais um exemplo do efeito de financiamento. Críticos da organização captaram de forma sucinta o que está realmente acontecendo por trás de tudo: as afirmações do Ilsi de que há provas inadequadas para justificar a imposição de limites à *junk food* são baseadas, elas mesmas, em ciência *junk*.[44]

14
FUTURO EM DÚVIDA

Historicamente, a saúde humana tem ocupado um lugar secundário no crescimento econômico e nas vendas de produtos. O produto pode ser tabaco, cosméticos, fórmula para bebês ou pesticidas — temos permitido que as empresas usem, produzam e liberem no meio ambiente produtos potencialmente nocivos, para só questionar mais tarde, quando as coisas dão errado. Esse sistema, o capitalismo, tem a capacidade de produzir riqueza extraordinária e desenvolvimento econômico, mas a um custo extremo para a saúde humana e o meio ambiente.

Muitos produtos de consumo amplamente utilizados hoje (e os produtos químicos utilizados para fabricá-los) só são de fato seguros quando em baixos níveis de exposição. Em níveis mais altos, são prejudiciais. No caso de algumas das toxinas sobre as quais escrevi neste livro, como o amianto ou os compostos PFAS, há evidências convincentes de que eles causam danos a seres humanos já em níveis de exposição extremamente baixos. A maioria das pessoas vivas hoje já foi exposta a elas, muitas mais ainda serão, e a saúde de um número significativo de indivíduos será afetada ao longo do tempo.

E isso diz respeito apenas ao que já é conhecido. Novos produtos químicos e novos perigos entram no mercado todos os dias. Para cada novo produto, não saberemos — e, até certo ponto, não podemos saber — quais são os efeitos nocivos até muito tempo depois de chegarem ao mercado. Até lá, talvez milhões ou mesmo bilhões de pessoas já tenham sido expostas.

Poderíamos argumentar que seria possível manter o crescimento econômico e o estilo de vida moderno com um uso industrial muito menor de alguns desses produtos químicos. Os defensores do status quo, embora talvez reconhecendo os custos sociais dos produtos, argumentam que os benefícios econômicos e de consumo superam em muito os danos. Tais análises frias de custo-benefício estão carregadas de valores e suposições não transparentes, e os cálculos por trás disso são normalmente conduzidos de forma imperfeita e indireta, por meio de processos judiciais ou programas determinados pelo governo. (Por exemplo: programas governamentais que determinam que o poluidor deve pagar pela limpeza de locais onde despejou lixo tóxico, contaminando o meio ambiente ao redor.)

A premissa deste livro é que as corporações, quando confrontadas com a realidade de que seus produtos estão causando danos aos clientes, aos funcionários ou ao meio ambiente, muitas vezes respondem com negações e defesas que são, na melhor das hipóteses, desonestas e, na pior, irresponsáveis. Corporações não conseguem contra-atacar sozinhas. Elas recrutam aliados externos — cientistas, advogados, especialistas em relações públicas e outros profissionais para ajudar a minar as provas, moldar a opinião pública, retardar a regulamentação de proteção e derrotar os processos de pessoas que alegam danos atuais ou anteriores.

Isso não significa que as corporações sejam intrinsecamente ruins, tampouco que os líderes corporativos sejam pessoas ruins. A maioria dos comportamentos corporativos problemáticos acontece mediante uma série de pequenas decisões, tomadas durante um longo período e por muitos indivíduos. Um desafio para as empresas e corporações de capital aberto, e consequentemente para o resto de nós, é a pressão que enfrentam para entregar lucros consistentes e crescentes em uma perspectiva de curto prazo. O economista do livre mercado Milton Friedman argumentou que o objetivo principal de uma empresa de capital aberto é maximizar valor para os acionistas. De fato, Friedman considerou que essa é uma questão de responsabilidade fiduciária, restrita apenas pelos limites da lei e da regulamentação — em essência, *fazer o que for preciso, desde que não seja ilegal*. Nesse tipo de ecossistema corporativo, há consequências para as empresas que não têm um desempenho que corresponda às expectativas. Elas podem enfrentar a insurreição dos acionistas ou, cada vez mais, ações predatórias de fundos *hedge* ou de saqueadores corporativos que instalam a inquietação entre acionistas e influenciam mudanças na propriedade ou na liderança.

Quando o lucro a curto prazo é posto acima de tudo, é muito comum que as decisões tomadas resultem em danos para muitos. Essa filosofia tem levado executivos de inúmeras indústrias a fazer tudo ao seu alcance (exceto infringir a lei, pelo menos teoricamente) para seguir fabricando produtos prejudiciais aos seres humanos. Para os executivos da indústria de combustíveis fósseis, isso inclui a comercialização de materiais que terão consequências desastrosas para o futuro da vida na Terra.

É sempre assim? Será que existem empresas que respondem a sinais precoces de alerta em torno da segurança de seus negócios, que conduzem uma investigação independente e verdadeiramente imparcial dos fatos e que, quando apropriado, retiram um produto rentável com base em razoáveis (mas talvez ainda não convincentes) evidências a respeito dos seus prováveis impactos nocivos? Sim, algumas. A empresa de vestuário Patagonia, que descreve a si mesma como uma ativista que faz "negócios para salvar nosso planeta natal", é transparente quanto aos potenciais danos associados a seus produtos. Por exemplo, conforme se torna cada vez mais claro que os microplásticos e as fibras minúsculas de tecidos sintéticos são uma fonte significativa de poluição para os oceanos, a Patagonia colocou em evidência o problema e os esforços da empresa para resolvê-lo.[1] Da mesma forma, a Seventh Generation, fabricante de produtos de cuidado doméstico e de higiene pessoal ecologicamente responsáveis, anuncia a remoção de contaminantes potencialmente tóxicos de seus produtos. Os esforços de ambas as empresas são louváveis, se não facilmente transferíveis: ambas atendem a mercados dispostos a pagar mais por produtos ecologicamente adequados — indivíduos que também são provavelmente atraídos por empresas que defendem a responsabilidade social. (Vale notar também que a Patagonia é de propriedade privada; a Seventh Generation foi comprada pela Unilever em 2016.)

Curiosamente, algumas das empresas mais comprometidas em garantir a segurança de seus trabalhadores parecem *não* fazer as melhores escolhas quando se trata de produzir e vender produtos químicos tóxicos. A 3M Corporation, por exemplo, tem um programa de segurança laboral de primeiro nível: atendendo a um pedido meu, eles generosamente compartilharam algumas de suas estratégias e abordagens desenvolvidas com representantes de fabricantes chineses no âmbito de uma iniciativa bilateral em 2015, na qual a Agência de Administração de Segurança e Saúde Ocupacional colaborou com nossa parceira chinesa, a Administração Estatal de Segurança em Local de Trabalho. Trata-se de uma brusca mudança de postura, por parte da empresa, em relação à produção contínua dos compostos PFAS até 2002, muito depois de ter tomado consciência dos perigos e já muito tarde para aliviar os danos perpetrados. Como exposto no capítulo 2, a 3M contratou várias das mais notórias empresas de defesa de produtos a fim de minimizar os perigos gerados pela contaminação da água com os PFAS; isso pôs um fim na ação judicial do estado de Minnesota no valor de mais de oitocentos milhões de dólares, mas a empresa enfrenta muitos outros processos em vários outros estados do país.

A mesma dissonância poderia ser citada no comportamento da Johnson & Johnson, que por décadas manteve um programa de segurança exemplar para seus trabalhadores. (Durante meu tempo de trabalho na Administração de Segurança e Saúde Ocupacional, nomeei Joseph van Houten, ex-chefe do escritório de Meio Ambiente, Segurança e Saúde da Johnson & Johnson, para o Comitê Consultivo Nacional da agência federal, onde ele ajudou a formatar as atividades regulatórias.) Mas a Johnson & Johnson também foi uma das empresas que financiou a ampla promoção de opioides (capítulo 6) e foi central para a fabricação de incertezas sobre o talco como potencial causador de câncer (capítulo 8).

Há um pequeno movimento em curso no qual algumas corporações procuram se separar das motivações míopes pelas quais são conhecidas para se voltar à visão de que empresas podem e devem ter outros objetivos além do aumento de valor para os acionistas. Muitas organizações pelo menos dizem reconhecer os objetivos do movimento de sustentabilidade: atender às necessidades do presente sem comprometer a capacidade das gerações futuras de atender a seus próprios anseios. A responsabilidade social corporativa se tornou um discurso comum para empresas maiores, e muitas vezes integra uma tendência na qual o reconhecimento da importância da sustentabilidade se torna um substituto aceitável para a verdadeira promoção da sustentabilidade. Atualmente, toda grande corporação emite um relatório anual de sustentabilidade, o que, em tese, ao menos as incentiva a tomar medidas positivas — como reduzir a pegada de carbono, o uso de água ou assinar acordos sindicais — porque tais comportamentos são divulgados publicamente.

São desenvolvimentos positivos, mas mudanças *relevantes* nesse campo não acontecerão tão cedo, pelo menos não o suficiente ou em escala ampla o bastante. O que faremos enquanto isso? A resposta a essa pergunta tem de começar com as leis e regulamentações que regem o comportamento corporativo, pois são os principais mecanismos de poder que a teoria do livre mercado reconhece como efetivos. Tais leis não só precisam proteger a saúde e o meio ambiente, mas também aplicar penas suficientemente altas para desencorajar infrações futuras. Se a penalidade for a perda do lucro acumulado devido à atividade ilegal (e as penalidades em geral nem se aproximam desse valor total), há pouco desestímulo para a ação ilegal, já que, em muitos casos, a corporação infratora nunca será pega e responsabilizada. Para terem algum impacto, as penalidades têm de ser muito *maiores* do que os ganhos viabilizados pela transgressão.

É claro que a redação de tais leis e regulamentos é fortemente influenciada pelas empresas que estão sujeitas a eles. Esse "beco sem saída" fica para outro momento — e outro livro. Meu tema aqui é o uso e o abuso da ciência no campo da saúde pública. Para que tenhamos um sistema capaz de proteger as pessoas e o meio ambiente de danos, devemos assegurar a produção e a aplicação da melhor ciência possível, produzida por cientistas independentes e sem conflitos de interesses. Então, como podemos concretizar isso?

CONSTRUIR UMA BASE DE EVIDÊNCIAS

No modelo mais simples, os fabricantes seriam os responsáveis por determinar qual nível de exposição é seguro para um produto ou substância — sendo o nível "seguro" estabelecido por uma avaliação independente, e não por alguém supervisionado por eles. Assim como o "poluidor pagador" é o princípio que rege a limpeza de terrenos contaminados, os fabricantes deveriam pagar por estudos de toxicidade e determinação de risco. É preciso criar o "produtor pagador" e exigir que empresas fabricantes e importadoras estabeleçam a segurança de seus produtos antes que lhes seja permitido capitalizar em cima das vendas.

Os testes usados para pesquisar os efeitos de produtos químicos em humanos — geralmente envolvendo animais ou células não humanas, ou mesmo usando modelos de computador para estimar um efeito ou mecanismo — são amplamente padronizados e normalmente conduzidos em laboratórios. Ainda que a interpretação dos dados de laboratório possa ser influenciada por relações financeiras, pode ser aceitável que os fabricantes conduzam tais testes toxicológicos padronizados, desde que haja penalidades severas caso mintam sobre os resultados, escondam estudos ou manipulem números. Para ser mais eficaz, os altos executivos da empresa teriam de assinar os resultados dos testes, da mesma forma que já precisam afirmar a precisão de sua contabilidade financeira, sob pena de sanções criminais por irregularidades.

Selecionar e elaborar estudos para além do núcleo padronizado requer decisões que podem inquestionavelmente impactar os resultados, e os cientistas controlam esses experimentos. Suas escolhas incluem decidir os métodos e os assuntos de teste, os tipos e níveis de exposição, a duração da exposição, o prazo para o estudo em si e os efeitos à saúde ou mudanças fisiológicas a serem observadas, entre outras variáveis. E tais escolhas feitas pelos cientistas impõem grande diferença: estudos curtos podem fornecer certas informações, mas oferecem pouca relevância sobre a capacidade de um produto químico de causar câncer, por exemplo.

Então é disso que precisamos: um sistema em que os fabricantes paguem pelos estudos, mas não controlem os cientistas que os executam. Porque, se este livro demonstrou alguma coisa, espero que tenha sido que o impacto do conflito financeiro está presente sempre que um cientista tem um vínculo econômico com uma organização que se beneficiaria de um resultado específico. Há várias maneiras de abordar essa questão. Uma é ter a pesquisa supervisionada por terceiros sem interesse financeiro nos resultados, como foi o caso no processo judicial contra a DuPont, detalhado no capítulo 2. Esses estudos foram pagos pela corporação, mas realizados por três epidemiologistas escolhidos conjuntamente pela empresa e pelo advogado que a processou em nome dos residentes da Virgínia Ocidental e de Ohio, cujas águas foram contaminadas.

No início dos anos 1990, eu participei de um esforço semelhante relacionado à DuPont, dessa vez na fábrica Chambers Works, em Nova Jersey, onde os trabalhadores produziam chumbo orgânico. Isso aconteceu muito antes de minha gestão na Administração de Segurança e Saúde Ocupacional, mas fui chamado quando a agência federal encontrou níveis inaceitavelmente altos de exposição ao chumbo orgânico entre trabalhadores. (Décadas antes, a fábrica foi rotulada como "casa das borboletas", devido às alucinações comuns entre funcionários expostos ao chumbo.)[2] A DuPont concordou em encomendar uma série de estudos sobre os efeitos da exposição à saúde, a serem supervisionados tanto pela empresa quanto pelo sindicato. Fui pago (modestamente) pela empresa, mas, como fui selecionado pelo sindicato, não poderia ser demitido. Trabalhei de perto com minha contraparte, a epidemiologista Elizabeth Karns, da DuPont, supervisionando a coleta de dados para uma série de estudos importantes conduzidos por professores da Escola de Saúde Pública Johns Hopkins, que puderam eles mesmos decidir sobre o método a ser aplicado, sem orientação da fabricante ou do sindicato.[3] Havia muitas mãos envolvidas, cada uma com limitações sobre o que lhes era permitido influenciar.

Uma abordagem mais ambiciosa seria a criação de instituições independentes para comissionar e supervisionar estudos antes do lançamento dos produtos. Nos Estados Unidos, a mais conhecida dessas instituições é o Instituto de Efeitos sobre a Saúde, já mencionado — um grupo de pesquisa originalmente criado em 1980 pela Agência de Proteção Ambiental e pela indústria automobilística. Desde então, o instituto tem se expandido para colaborar com mais empresas e indústrias, e continua a produzir pesquisas de grande importância. Não é uma solução perfeita, porém: as empresas envolvidas ainda exercem influência indevida, uma vez que podem se retirar da instituição caso não aprovem um projeto de pesquisa ou as descobertas envolvidas — fato que molda o pensamento dos líderes do instituto.

Cientistas do governo poderiam conduzir as pesquisas caso a indústria pagasse por elas? Nos Estados Unidos, essa provavelmente não seria uma proposta realista. Mesmo os Institutos Nacionais de Saúde, a mais poderosa entidade de pesquisa em saúde do país, lutam para garantir que a integridade de seus estudos não seja comprometida por financiamento privado. Essa entidade foi afetada pelo menos duas vezes — pela Liga Nacional de Futebol Americano (ver capítulo 3) e pela indústria de bebidas alcoólicas (ver capítulo 4) — e, no momento, reavalia se deve ou não continuar aceitando doações para financiar esse tipo de pesquisa.

Em curto e médio prazos, teremos de aceitar o fato de que os cientistas, sobretudo os que trabalham para empresas de consultoria de defesa de produtos, farão estudos para corporações que têm profundo interesse em encontrar um resultado específico (geralmente de que seu produto é perfeitamente seguro, ou pelo menos que as evidências que mostram risco são fracas). Enquanto esse for o caso, precisamos de regras que controlem a realização de estudos financiados pela indústria. Vou sugerir duas.

Primeira: nenhum estudo deve ser pago por advogados, ou por meio deles, em nome de um cliente. A única razão para que o dinheiro entre uma corporação e um cientista flua através de um escritório de advocacia é assegurar que informações importantes, incluindo resultados possivelmente desfavoráveis, possam ser omitidas do público, das agências reguladoras e dos processos judiciais. Se apenas os resultados favoráveis puderem ver a luz do dia, a ciência registrada é potencialmente incompleta ou enganosa.

Segunda: pôr um fim às reanálises manipuladas de dados. Como temos visto repetidamente, epidemiologistas de defesa de produtos, ao receberem os dados brutos, reanalisarão os resultados de um estudo financiado pelo governo para produzir os resultados de que uma indústria necessita, contrariando o que estava no original e que indicava efeitos prejudiciais. (Por uma questão legal, o governo deve fornecer esses dados quando solicitados, graças às prevaricações da indústria do tabaco discutidas no capítulo 5.) O único objetivo dessas reanálises é forçar reguladores ou juízes a duvidar de estudos que forneçam conclusões desfavoráveis. Dentro da comunidade da epidemiologia, é amplamente entendido que análises de dados que utilizam métodos e comparações selecionadas *post hoc* — depois de estudar a distribuição dos dados — são suspeitas e não têm a mesma credibilidade daquelas que testam hipóteses prévias. Alguns reguladores também entendem isso, mas os patrocinadores da indústria não precisam convencer a todos para atingir seus objetivos; seu público também inclui juízes federais que revisam ações regulatórias, ou júris que ponderam se um produto químico causou ou não doença. Além disso, uma vez feita a reanálise, em geral é aí que a questão se encerra. O apoio federal para a epidemiologia ocupacional e ambiental é limitado e está diminuindo cada vez mais. As agências e institutos governamentais que financiam pesquisas científicas geralmente não estão dispostos a gastar mais dinheiro público com estudos adicionais para esclarecer confusões e incertezas causadas por reanálises.

É preciso observar que as reanálises não são *todas* corrompidas; existem circunstâncias que as justificam. Quando cientistas honestos as conduzem de forma objetiva e transparente, eles podem trazer uma contribuição útil à literatura científica. Entretanto, para que sejam reconhecidas como válidas, patrocinadores e pesquisadores devem permitir uma avaliação honesta e deliberada das complexas questões envolvidas. Há maneiras de reanalisar os dados brutos de um estudo de forma ética, em oposição à "dragagem de dados" para encontrar um resultado preferencial — alquimia fácil para um epidemiologista experiente e pouco ético.[4]

CIENTISTAS SEM CONFLITOS DELIBERANDO O QUE AS EVIDÊNCIAS SIGNIFICAM

Decisões em torno da causalidade e a subsequente adoção de medidas de proteção apropriadas requerem a revisão e a síntese da literatura científica. Um estudo raras vezes é adequado em sua totalidade e há, inevitavelmente, inconsistências e lacunas no quadro geral. O sucesso financeiro das empresas de defesa de produtos exige a produção de "revisões estratégicas de literatura" que exonerem as exposições a produtos químicos. Elas podem não ser todas corruptas, mas estão inquestionavelmente sob pressão para produzir determinado resultado, o que torna as conclusões questionáveis. Não acredito que empresas contratem Gradient, Exponent, ChemRisk ou qualquer outra operação de defesa de produtos para lhes oferecer uma avaliação honesta e imparcial da literatura; elas escolhem essas empresas sabendo que os especialistas ali disponíveis quase nunca concluirão que o produto em questão causa doenças, ou pelo menos que não as causem em níveis em que as pessoas já tenham sido expostas. Não estou dizendo que os cientistas estão sendo pagos para mentir. Vamos dar a eles o benefício da dúvida e dizer que foram selecionados porque as empresas para as quais trabalham são conhecidas por produzir resultados favoráveis a clientes, e eles provavelmente acreditam nos resultados de suas próprias análises. É como diz a já citada frase de Upton Sinclair: "É difícil fazer um homem entender uma coisa quando seu salário depende de não entendê-la".

O sistema científico de regulamentação precisa prestar contas das relações financeiras de uma maneira clara, que permita aos melhores cientistas opinar e, ao mesmo tempo, verificar os conflitos que eles possam ter. No exemplo da Agência Internacional de Pesquisa em Câncer (Iarc), cientistas com conflitos de interesses são autorizados a participar das discussões para oferecer conhecimentos e contribuições aos painéis de especialistas, mas não para escrever os relatórios ou votar nas conclusões. Em geral é esse o procedimento das agências federais nos Estados Unidos, cujos funcionários e contratados federais são, pelo menos teoricamente, livres de conflitos financeiros ao revisarem as evidências científicas e tirarem conclusões sobre os níveis de risco. Mas todas essas agências têm poucos recursos e não podem fornecer nem de longe o número e a gama de análises necessárias para ajudar a garantir que nosso ar, nossa água, nossos alimentos e locais de trabalho sejam seguros.

Outras abordagens para avaliar as evidências de risco também são problemáticas. Além de seu papel na encomenda de estudos, o Instituto de Efeitos sobre a Saúde é frequentemente convocado a examinar e avaliar pesquisas particularmente importantes — sobretudo quando algum resultado desagrada a indústria. O instituto é teoricamente mais confiável para a indústria porque ela tem um lugar à mesa. Indústrias poluidoras abraçam as análises do instituto quando gostam dos resultados. Quando não gostam, o que acontece é o procedimento-padrão: contratam mais especialistas em defesa de produtos para retribuir o ataque. Esse comportamento não é suficiente para justificar o descarte do modelo do instituto, mas certamente é mais uma evidência de que as indústrias poluidoras têm um estímulo para subverter a verdade e, nesses casos, fabricarão tanta incerteza científica quanto for necessário para evitar a regulamentação.

TRANSPARÊNCIA COMPLETA DE FINANCIAMENTO E CONTROLE

Toda revista científica e médica exige a divulgação de quem pagou pelos estudos e, caso os autores tenham conflitos de interesse financeiro (ou "interesses concorrentes", como às vezes são chamados), isso também deve ser divulgado. Essa convenção não é mais passível de controvérsia ou de discussão; cada estudo publicado deve ser acompanhado por uma declaração dos autores sobre as fontes de financiamento e vínculos financeiros que possam ser percebidos como passíveis de conflito de interesses. A transparência não purifica um estudo — a preocupação fundamental é o conflito em si, não a falta de transparência —, mas ela ao menos permite que os leitores reconheçam questões que precisam de mais consideração.

É comum ver uma declaração de que uma empresa de defesa de produtos está envolvida ou é consultora em processos judiciais sobre determinado tópico, mas que pagou por um estudo com fundos próprios — uma sugestão de que não haveria conflito. É importante e louvável que essas empresas reconheçam a prestação de consultoria em processos relacionados, mas, mais uma vez, a transparência não elimina o conflito. O que ela faz é lembrar principalmente aos leitores que a empresa está realizando um trabalho que a ajuda a obter ou a manter o financiamento de corporações cujo produto necessita de defesa. Tal financiamento certamente nos informa o portfólio de estudos realizados e os resultados obtidos. Enquanto as revistas científicas exigem que os autores declarem conflitos financeiros, o governo federal dos Estados Unidos não exige essa declaração de conflito ao aceitar comentários públicos sobre as regulamentações propostas. Essa política deveria ser alterada.

Ao propor a regulamentação da Administração de Segurança e Saúde Ocupacional sobre a sílica, eu emiti um pedido para que todos os comentários públicos fossem acompanhados por uma divulgação de conflitos financeiros. Nós reconhecíamos que não era possível *exigir* que os participantes incluíssem informações sobre quem pagou por seu trabalho porque, nos termos da Lei de Procedimentos Administrativos, éramos obrigados a considerar todos os comentários. Mas nada nos impedia de *solicitar* informações sobre as fontes de financiamento por trás dos comentários individuais, e nada nos impedia de avaliar as informações fornecidas (ou não fornecidas). O conhecimento das fontes de financiamento ajuda a pesar a validade dos comentários; qualquer contribuição que não fornecesse informações sobre patrocínio poderia plausivelmente justificar um sinal vermelho e um exame muito mais cuidadoso das alegações feitas.

Para indústrias que tentam fabricar incertezas e retardar a regulamentação, desafiar o sigilo representa uma ameaça existencial a ser combatida com "unhas e dentes". Logo depois do anúncio da nova proposta de regra para a sílica, incluindo o pedido de divulgação de conflitos, recebi uma carta assinada por dezesseis senadores republicanos reclamando que "a divulgação de fontes de financiamento dos comentaristas que enviam pareceres científicos ou técnicos questiona se a Administração de Segurança e Saúde Ocupacional utilizará essas informações para julgar previamente o conteúdo de tais comentários, o que poderia terminar dissuadindo os interessados até mesmo de submeter comentários", e me convocando para uma reunião para explicações. Tive a sorte de ter forte apoio do governo Obama e da comunidade científica. A revista *Nature* publicou logo depois um editorial com o título "Full Disclosure: Regulatory Agencies Must Demand Conflict-of-Interest Statements for the Research They Use" [Transparência completa: agências reguladoras devem exigir declarações de conflito de interesses nas pesquisas que utilizam].[5] Eu não recuei, e a demanda permaneceu como regra. A maioria das contribuições incluiu as informações que solicitamos. (Também pudemos inserir as mesmas disposições na norma proposta para o berílio, emitida em agosto de 2015.)

Autores de artigos, textos de opinião e outros comentários também não devem ser eximidos de transparência. Há inúmeros exemplos de corporações e empresas de defesa de produtos que contratam especialistas aparentemente independentes para escrever ou para pôr seu nome em artigos escritos por outros, sem reconhecer a fonte de financiamento. Naturalmente, qualquer transparência hipotética significa muito menos na era do dinheiro obscuro — que flui cada vez mais secretamente à medida que a conscientização pública aumenta. A Big Tobacco, as indústrias Koch e outras empresas de combustíveis fósseis, fabricantes de produtos químicos, fabricantes de alimentos e bebidas e outras indústrias que produzem produtos perigosos — todos eles têm grupos secretamente financiados que defendem suas posições. Grupos de fachada, como o Conselho Estadunidense de Ciência e Saúde, resistem em revelar seus financiadores, mas, quando o fazem, é inevitável que mostrem que as empresas defendidas e aqueles que assinam os cheques são as mesmas pessoas.

Em alguns casos, os cientistas — e talvez até mesmo os grupos de fachada — podem nem sequer conhecer as identidades reais de seus financiadores. Na época em que os Estados Unidos competiam pelo direito de sediar a Copa do Mundo de futebol de 2022, Dennis Coates, um economista acadêmico associado tanto à Universidade de Maryland quanto ao Mercatus Center (um grupo de estudos conhecido por produzir pesquisas que beneficiam seus financiadores corporativos), foi pago para escrever um relatório e pelo menos dois artigos de opinião lançando dúvidas sobre as projeções financeiras feitas pelos financiadores da licitação dos Estados Unidos. Sua mensagem: "Os contribuintes estadunidenses deveriam dizer não a uma licitação cara e sigilosa para a Copa do Mundo". Uma investigação posterior do *Times* de Londres descobriu que o governo do Qatar estava por trás da campanha. Coates fora pago por meio de uma empresa de relações públicas de Nova York e alegou não ter conhecimento de quem forneceu o dinheiro, mas é sintomático que ele nem mesmo tenha mencionado o nome da empresa em seu relatório ou nos artigos.[6] A transparência tem de ir mais a fundo do que simplesmente apontar a fonte que, como no caso de Coates, entrega o cheque. Cientistas devem perguntar e revelar a fonte de seu financiamento, e, nos casos em que o dinheiro tenha passado por muitas mãos, procurar saber qual é a verdadeira origem dessa verba.

PROTEGER O PÚBLICO DE CLASSES INTEIRAS DE PRODUTOS QUÍMICOS, E NÃO APENAS DE PRODUTOS ISOLADOS

Pessoas são inocentes até que se prove o contrário. Produtos, especialmente produtos químicos, não têm tais direitos, mas não é por falta de esforço por parte da indústria química. Empresas químicas e seus poderosos grupos setoriais fabricam dúvidas para conceder à indústria a mesma presunção de inocência que é devida às pessoas. Mas produtos químicos não são pessoas e não têm direitos inalienáveis. Por que essa presunção de inocência deveria se aplicar a produtos químicos e a outros produtos que podem ser razoavelmente considerados prejudiciais? Esperar pela prova do dano antes de tomar uma atitude é permitir, muitas vezes, que os danos em si aconteçam.

Existem atualmente dezenas de milhares de produtos químicos no mercado. A Administração de Segurança e Saúde Ocupacional mantém normas para ambientes de trabalho relativas apenas a uma pequena fração deles, e, segundo as regras vigentes, no momento são necessários anos e muitos recursos para emitir uma nova norma para qualquer produto químico. E embora tenhamos informações inadequadas sobre a toxicidade da maioria, sabemos bastante sobre alguns deles — e isso não nos encoraja a sermos otimistas. Sabemos, por exemplo, que alguns compostos PFAS prejudicam o sistema imunológico das crianças e aumentam o risco para vários tipos de cânceres entre adultos expostos, além de outros efeitos. Mas o que dizer dos outros cerca de 4.500 compostos de PFAS similares? Para a maioria deles, há pouca evidência direta de que sejam perigosos, mas não há evidência *alguma* de que sejam seguros, já que nunca foram testados.[7]

A resposta para essa contradição precisa ir além da regulamentação de produtos químicos isolados para passarmos a regulamentar classes inteiras de produtos. No que diz respeito à proteção do trabalhador, isso é conhecido como *control banding* [bandas de controle] ou desenvolvimento de requisitos de proteção em conjunto para classes de produtos químicos similares, mesmo que as propriedades perigosas específicas de alguns deles possam ser desconhecidas.

É claro que a regulamentação de classes de produtos químicos gera a previsível oposição dos fabricantes, que exigem comprovação para a precaução. Em setembro de 2017, a Comissão de Segurança de Produtos de Consumo realizou uma audiência para avaliar a proibição de todos os produtos químicos retardadores de chamas organo-halogenados — uma classe de produtos sistematicamente considerada tóxica, mas que fabricantes alteraram quimicamente a fim de fazer o processo de avaliação voltar à estaca zero. Na audiência, o comissário Robert Adler perguntou a um representante do Conselho Estadunidense de Química se eles poderiam fornecer uma lista de produtos químicos organo-halogenados considerados seguros.[8] Desde 2019, ele espera pela lista.[9]

RECONHECER O PAPEL DA JUDICIALIZAÇÃO
NA PROTEÇÃO DA SAÚDE PÚBLICA

O sistema regulatório dos Estados Unidos é uma engrenagem de vital importância para encorajar as corporações a assumirem de forma proativa a responsabilidade pelos produtos que fabricam ou que despejam na água ou no ar. Mas é um sistema que funciona somente de três maneiras: lentamente, muito lentamente ou simplesmente não funciona. A regulamentação não é ágil. E, quando os reguladores governamentais de fato chegam às empresas que escondem descobertas científicas, raramente a penalidade é muito mais do que um tapinha na mão. Quando se descobriu que a DuPont escondia uma série de estudos sobre os efeitos à saúde do C8/PFOA na Virgínia Ocidental, a Agência de Proteção Ambiental multou a gigantesca corporação em 16,5 milhões de dólares, uma pequena porcentagem dos lucros gerados pelo Teflon. Em alguns casos, não há nenhuma penalidade; depois que meus colegas e eu descobrimos que cientistas de defesa de produto, trabalhando para o principal produtor de cromo VI do país, haviam feito um estudo que descobriu um aumento do risco de câncer de pulmão em baixos níveis de exposição e depois manipularam os dados para fazer a descoberta desaparecer,[10] o juiz-chefe de direito administrativo da Agência de Proteção Ambiental multou a empresa em 2,5 milhões de dólares. A multa foi depois anulada por um recurso, essencialmente porque os efeitos cancerígenos do cromo já tinham sido documentados, só que não com os baixos níveis de exposição constatados pela pesquisa.[11] Enquanto isso, o meio ambiente era deteriorado, pessoas eram prejudicadas, e algumas delas morriam.

Para os trabalhadores que adoecem e descobrem que estudos associaram sua doença aos produtos químicos aos quais estiveram expostos, o sistema de compensação trabalhista oferece benefícios inadequados, e a maioria dos trabalhadores com doenças ocupacionais não recebe qualquer compensação. E, sob esse sistema, eles ainda são impedidos de processar o empregador.

Isso nos fornece outra opção para desencorajar as corporações a agirem ilegalmente: o medo da judicialização. Trabalhadores não podem processar empregadores por fazê-los trabalhar com produtos químicos mal regulamentados, mas *podem* processar o fabricante do produto que os deixou doentes, sobretudo se esse fabricante souber que o produto é prejudicial e mesmo assim não emitir alertas. Residentes de comunidades e consumidores também podem abrir esse tipo de processo. Se os efeitos nocivos dos produtos tóxicos produzidos pelas corporações transferem os custos reais desses produtos para indivíduos e comunidades, então o processo é um meio de devolver tais custos à sua fonte.

Esses processos de "delito civil tóxico" começam com um procedimento de instrução no qual as empresas rés devem fornecer documentos relevantes para as pessoas que alegam danos ou prejuízos, conforme solicitado pelo advogado. Esses documentos são a razão pela qual sabemos tanto sobre os esforços da Big Tobacco e de outras indústrias. Eles são vitais em processos judiciais, pois atingem o alvo. Descobrir que a doença de uma pessoa foi causada pela exposição tóxica resulta em danos compensatórios por perdas e pelos custos diretos incorridos. Essa compensação é crucial para os reclamantes, mas normalmente não é dinheiro suficiente para influenciar a sério os comportamentos futuros de uma corporação. Mas, se o tribunal determinar que o réu agiu de forma irresponsável, o júri pode conceder danos punitivos a fim de, como se diz, *dar um recado à empresa* sobre seu mau comportamento. Esses pagamentos são, muitas vezes, superiores aos danos compensatórios e de fato transmitem uma mensagem — às vezes tão grande que o preço das ações da empresa cai de forma repentina. Foi o que aconteceu tanto com a Johnson & Johnson quanto com a Bayer, que foram alvos de importantes punições por danos nos processos relativos ao talco e ao glifosato, detalhados no capítulo 8. Da mesma maneira, foram as ações judiciais, incluindo algumas grandes ações movidas pelos governos estaduais pelos custos médicos arcados pelos contribuintes, que primeiro levaram a indústria do tabaco a colaborar e agora estão forçando essas empresas a mudarem o foco para a criação e a comercialização de dispositivos alternativos de oferta de nicotina.

Tudo isso, às vezes, é chamado de "regulamentação por judicialização", uma coisa que é repudiada pelo mundo corporativo. Não defendo que seja a medida perfeitamente equitativa no cumprimento da justiça. A maioria dos casos de doenças causadas pelo meio ambiente em que se vive é clinicamente idêntica aos que teriam ocorrido se não houvesse exposição a um produto, portanto muitas vezes não é possível dizer com absoluta certeza que uma exposição química foi responsável por um adoecimento em particular. O melhor que podemos fazer é uma declaração de probabilidade. Os processos também trazem enormes custos de "atrito", para bem ou para mal: os advogados dos reclamantes recebem grandes quantias de dinheiro se seus clientes ganham a causa, e não recebem nada se perdem. Já os advogados das empresas rés são pagos muito generosamente, ganhando ou perdendo a ação. Esses processos também são o motor de receitas por trás de grande parte da indústria de defesa de produtos; as corporações contratam certos cientistas e firmas para ajudá-las a vencer nos tribunais. (Sabemos disso, é claro, por meio de todos os documentos revelados nos próprios casos.)

Não há dúvida de que todos viveríamos melhor se tivéssemos um sistema que desencorajasse o mau comportamento corporativo e proporcionasse uma compensação justa sem ter de recorrer à judicialização. Mas esse sistema não existe. Nossas agências reguladoras são fracas e estão sob cerco, especialmente de empresas cujo comportamento é ameaçado pela regulamentação, e por isso os tribunais podem ser reguladores mais rápidos e mais eficazes. A Administração de Segurança e Saúde Ocupacional é um belo exemplo. Em 2000, funcionários da saúde pública descobriram que o diacetil, um saborizante artificial usado para dar gosto de manteiga à pipoca de micro-ondas, estava causando bronquiolite obliterante entre os trabalhadores expostos ao produto químico, uma doença pulmonar tão terrível quanto seu nome sugere. A agência começou a se mover lentamente — muito lentamente — em direção à emissão de uma norma limitando a exposição em local de trabalho. Simultaneamente, dezenas de trabalhadores cujos pulmões haviam sido destruídos processaram os fabricantes do produto, que contrataram empresas de defesa como Exponent e ChemRisk para tentar isentar a substância química.[12] Esses esforços podem, em algum momento, ajudar a limitar seus custos, mas, depois de cem milhões de dólares em acordos e indenizações, a indústria de aromatizantes praticamente interrompeu a venda da substância.

Quando assumi a liderança da agência, já não valia a pena continuarmos a investir recursos em um novo padrão para um produto químico que não era mais amplamente utilizado. A indústria havia optado por um substituto, o 2,3-pentanodiona. Sabemos muito pouco sobre os efeitos tóxicos desse novo aditivo químico, de modo que a agência não podia sequer considerar a emissão de uma norma, e ainda hoje não pode. Mas a indústria, castigada pelos processos judiciais em torno do diacetil, provavelmente está olhando com mais cuidado para o substituto e trabalhando muito mais para ajudar a limitar a exposição dos trabalhadores.

Tenho orgulho de ter contribuído para a criação de um sistema de compensação que não dependeu de advogados ou de tribunais. Quando era secretário-adjunto de Meio Ambiente, Segurança e Saúde no Departamento de Energia durante a gestão do presidente Clinton, desenvolvi uma proposta para compensar trabalhadores adoecidos e famílias de trabalhadores falecidos depois da exposição a radiação, berílio, sílica ou outros riscos envolvidos na produção das armas nucleares que ajudaram os Estados Unidos a vencer a Segunda Guerra Mundial e a Guerra Fria. Conduzi a proposta no Congresso, que a aprovou quase unanimemente em 2000, e ajudei a apresentá-la no Departamento do Trabalho. Esse programa, no qual os reclamantes não precisam contratar e geralmente não contratam um advogado, concedeu mais de dezesseis bilhões de dólares em indenizações e pagamentos por despesas médicas a trabalhadores doentes ou suas famílias.

Infelizmente, a experiência foi uma exceção, e não a regra, na interseção entre bem-estar individual e regulamentação federal. Até que os Estados Unidos adotem um sistema regulatório suficientemente forte e confiável para desencorajar as corporações de esconderem evidências e realizarem campanhas para fabricar incertezas sobre seus produtos, a judicialização deve desempenhar um papel central para nos proteger de exposições prejudiciais. As ações judiciais fornecem uma compensação monetária para os indivíduos adoecidos por um produto, transferindo corretamente os custos para a fonte do problema. Igualmente, ou talvez mais relevante, elas servem a um importante propósito de saúde pública: desencorajar as empresas de vender ou despejar conscientemente um produto tóxico no ambiente e ocultar o que já se sabe sobre ele.

ORGANIZAR

Muito do trabalho de pesquisa sobre as exposições tóxicas e a consequente defesa de ar e água limpos, assim como de alimentos e locais de trabalho seguros, é feito por cientistas que atuam em universidades ou organizações não governamentais. Seus esforços são inestimáveis e insubstituíveis em meio aos esforços sociais mais amplos para prevenir doenças, ferimentos e mortes prematuras. São profissionais que testemunham em audiências, emitem comentários para documentos de regulamentação, escrevem artigos de opinião para jornais locais e ajudam organizações ambientais, comunitárias e trabalhistas que tentam minimizar exposições perigosas. Esses cientistas levam a verdade a público, enfrentando grandes corporações cujas manipulações e maquinações de evidências científicas retardam o empenho de proteger a saúde da população.

Contudo, não é tarefa individual de cientistas, muito menos de cidadãos isolados, sindicatos ou ONG, garantir que o meio ambiente permaneça limpo e que os alimentos e locais de trabalho sejam seguros. As soluções para problemas como esses devem ser sociais, e o governo deve assumir a liderança no fortalecimento da saúde pública e da proteção ambiental.

O desafio hoje é pressionar legisladores e agências governamentais a exigirem das corporações que parem de produzir e comercializar produtos nocivos, e que limpem a bagunça perigosa que já fizeram. E uma ciência forte e de qualidade é necessária, mas não é suficiente para impulsionar mudanças; mudanças requerem organização. A voz dos cientistas que não possuem conflitos de interesses é amplificada pelas organizações cujo foco está nas preocupações ambientais, de saúde pública e comunitárias — mesmíssimas organizações que têm sido a força motriz por trás das proteções de saúde mais fortes estabelecidas no passado. Historicamente, os mais fortes defensores de locais de trabalho seguros têm sido os sindicatos, embora sua força tenha diminuído substancialmente nas últimas décadas. Quando cientistas e sindicatos unem forças, a saúde pública — e a sociedade — se beneficiam.

Cidadãos-ativistas com ou sem credenciais científicas também desempenham papel essencial na denúncia das exposições (e das mentiras sobre essas exposições). Juntos, trabalhando com e em ONG, eles podem ter um efeito significativo na política governamental e nas ações corporativas. Mencionarei dois exemplos notáveis a seguir.

Jerry Ensminger é um ex-fuzileiro naval que, em 1983, estava alocado em Camp Lejeune, na Carolina do Norte, quando sua filha Janey, de seis anos, desenvolveu leucemia. Ela morreu em 1985. Quando Jerry soube mais tarde que a água potável da base tinha sido contaminada por vários solventes, incluindo o desengordurante tricloroetileno, iniciou uma campanha para pressionar o Corpo de Fuzileiros Navais a investigar a exposição e seus efeitos. Sua persistência ajudou a lançar os estudos científicos que mais tarde confirmaram elevadas taxas de câncer entre os residentes do local, e levou o Congresso a aprovar a Lei Janey Ensminger, que oferece benefícios aos fuzileiros de Camp Lejeune e a seus familiares que podem ter adoecido. Previsivelmente, o Conselho Estadunidense de Química contratou um ás entre as equipes de defesa de produtos — Michael Dourson e sua firma, a Toxicology Excellence for Risk Assessment (Tera) — para estimar o risco da exposição ao tricloroetileno. O estudo de Dourson constatou, sem surpresa, que a exposição nas áreas de Camp Lejeune era segura.[13] Anos mais tarde, quando Jerry Ensminger soube que Dourson havia sido indicado por Trump para dirigir o escritório de segurança química da Agência de Proteção Ambiental, ele viajou a Washington para pressionar os senadores da Carolina do Norte a não aprovarem a indicação. Pouco tempo depois de sua visita, os senadores republicanos Richard Burr e Thom Tillis anunciaram que votariam contra a indicação, essencialmente enterrando-a.

Em 2017, residentes de Willowbrook, em Illinois, descobriram que os níveis de óxido de etileno, um agente cancerígeno, eram muito mais altos do que o permitido pelas normas da Agência de Proteção Ambiental. A fonte da poluição era uma fábrica que esterilizava equipamentos médicos. A Sterigenics, proprietária da fábrica, juntamente com outros usuários do agente e sua associação setorial (o Conselho Estadunidense de Química), contratou a

Exponent e a Ramboll para alegar que os estudos mostrando alto risco relativo estavam errados, e que os níveis de exposição eram seguros.[14] Liderados por Gabriela Tejeda-Rios, Neringa Zymancius e outros residentes de Willowbrook cujos filhos e vizinhos tinham problemas de saúde atribuídos à exposição, moradores se organizaram em uma força poderosa, rejeitando tais alegações e conseguindo convencer a governadora de Illinois a fechar as instalações. Uma vez que a fábrica foi fechada, os níveis de óxido de etileno no ar da cidade caíram rapidamente, refutando também a alegação da Sterigenics de que a empresa não era a principal fonte de poluição. Infelizmente, os receios dos residentes parecem ter sido bem fundamentados: o Departamento de Saúde Pública de Illinois emitiu um relatório que constatou taxas mais altas de câncer entre mulheres e meninas que viviam nos arredores da fábrica.[15]

Diante de cientistas de defesa de produtos que demonstram baixos riscos associados a determinada exposição, de que maneira indivíduos afetados poderão saber se tais especialistas estão agindo de boa-fé ou em defesa de interesses corporativos? Vários sites se tornaram depositários de documentos descobertos em processos judiciais, e seu poder cumulativo é espantoso. O primeiro e mais famoso é o *Truth Tobacco Industry Documents* [Documentos da verdade da indústria do tabaco], vinculado à Universidade da Califórnia em São Francisco. Delatores que trabalhavam para as empresas de cigarros forneceram as primeiras bombas — documentos condenatórios revelados em processos judiciais estaduais, mais o famoso processo movido pelo Departamento de Justiça no qual as empresas de tabaco foram consideradas culpadas de extorsão. Essa contribuição anônima inicial semeou um repositório que agora inclui noventa milhões de páginas e tem servido de base para importantes estudos que revelam o comportamento corporativo em uma série de questões, desde a comercialização de bebidas açucaradas para crianças até os esforços da indústria do tabaco para manipular e explorar a Lei dos Estadunidenses Portadores de Deficiência.[16] Reconhecendo o valor de tornar públicos os documentos revelados através de processos, a Universidade da Califórnia em São Francisco expandiu a coleção para incluir milhares de outros documentos relacionados aos subterfúgios das corporações químicas, farmacêuticas e alimentícias. Em seu acervo, estão papéis documentando campanhas de defesa de produtos realizadas pela DuPont para compostos PFAS, pela Monsanto para o pesticida glifosato, pela Shell Oil para o benzeno e pela Coca-Cola para bebidas açucaradas.

Uma nova e crescente fonte de documentos é a plataforma on-line *Toxic Docs*, lançada pelos historiadores David Rosner e Merlin Chowkwanyun, da Escola de Saúde Pública da Universidade Columbia, e Gerald Markowitz, da Universidade da Cidade de Nova York. O site abriga extenso material sobre a defesa das indústrias de chumbo, amianto, sílica, talco, cloreto de vinila, bifenilos policlorados, pesticidas e uma série de outros produtos perigosos. (Toxicdocs.org é também o repositório de documentos primários inéditos que menciono neste livro.)

Quando quero saber mais sobre um cientista em particular, primeiro procuro por seus trabalhos publicados, na esperança de que incluam informações honestas sobre conflitos de interesse. Em seguida, pesquiso seu nome nesses dois repositórios digitais, já que é raro que especialistas em defesa de produtos trabalhem apenas para um produto ou uma empresa específicos. Como a especialidade deles é defender produtos, normalmente trabalham para uma série de indústrias, descobrindo que as evidências são incertas e que não há razão para tomar qualquer providência para proteger ou compensar pessoas expostas.

Para conhecer melhor determinado cientista ou empresa, uma pergunta que sempre faço é: eles trabalharam com ou para a indústria do tabaco? Esse, muitas vezes, é um indicador importante de sua ética. No entanto, uma vez que a Big Tobacco tem apoiado várias boas causas, mesmo que apenas por razões mercenárias, também examino o objetivo e o conteúdo do trabalho. Por exemplo, você sabia que as empresas de cigarro têm apoiado grupos que exigem políticas de tributação progressiva? Acontece que os impostos especiais de consumo, que aumentam o preço dos cigarros, têm um impacto muito maior sobre os pobres do que sobre os ricos, e por isso as empresas de tabaco se aliaram a grupos bem-intencionados que tentam tornar o sistema tributário mais justo.

A maioria das empresas discutidas aqui já trabalhou para o setor do tabaco — Cardno ChemRisk; Exponent; Gradient; Ramboll Environ; Tera; a empresa de Louis Anthony Cox, Cox Associates; Weinberg e outras —, em alguns casos minimizando os riscos associados ao fumo passivo a fim de derrotar a regulamentação proposta pela Agência de Proteção Ambiental, pela Administração de Alimentos e Drogas (FDA), pela Administração de Segurança e Saúde Ocupacional, entre outras agências. Muitos de seus diretores foram testemunhas de defesa em ações judiciais contra os fabricantes de cigarros. Ainda não ouvi falar de nenhum deles pedindo desculpas por esse trabalho. Como explicou Michael Dourson, "Jesus andou com prostitutas e cobradores de impostos. Jantou com eles. [...] Somos um grupo independente que faz a melhor ciência para todas essas coisas. Por que deveríamos excluir qualquer um que precise de ajuda?".[17]

Cientistas da dúvida são como economistas que ficam ao lado da oferta e afirmam continuamente que o corte de impostos desencadeará um crescimento econômico que pagará pelo corte em si, enquanto o aumento dos impostos sobre os ricos causará o colapso da economia. O ganhador do prêmio Nobel Paul Krugman chamou esses proponentes de "zumbis da economia vodu" — as ideias que eles propagam estão mortas, mas eles continuam reaparecendo.[18] Cientistas da dúvida estão muito frequentemente errados, como por fim provam os estudos (quando podem ser conduzidos), mas, até que isso aconteça, os mestres da incerteza já estarão defendendo um novo produto, e seu trabalho anterior já terá sido esquecido.

A REGULAMENTAÇÃO *DEFENDE* O CAPITALISMO

O catálogo de horrores que tem exigido o crescimento do sistema regulatório de saúde pública dos Estados Unidos é longo. Ele inclui tudo, desde as condições dos matadouros de Chicago (expostas pelo romancista Upton Sinclair em *The Jungle* [A selva]), passando por cigarros e amianto, até o colapso do clima e a contaminação generalizada da água potável por PFAS. Em cada caso, as corporações que fabricam um produto causaram danos e externalizaram os custos envolvidos. Os processos judiciais são tipicamente valiosos para corrigir as queixas públicas, mas insuficientes para alterar as questões de fundo, em parte porque sempre acontecem depois do fato dado. No momento em que a ação judicial é ajuizada, muitas pessoas já ficaram doentes, mutiladas, ou morreram — para não mencionar o meio ambiente já deteriorado.

O sistema regulatório é a resposta a essas falhas de mercado. Os objetivos das novas leis e das agências autorizadas a aplicá-las não é apenas impedir danos e prevenir prejuízos futuros; é manter e fortalecer o sistema de livre mercado. Embora muitos defensores da economia de livre mercado se recusem a reconhecer essa dinâmica, a lei e a regulamentação são os alicerces de nosso sistema econômico. Elas definem a estrutura do mercado e os direitos de propriedade enquanto tentam assegurar que tais direitos não se intrometam nas liberdades individuais. Sem o aparato regulatório do Estado, a economia moderna não poderia existir. O Estado fomenta um espaço seguro para o crescimento do mercado.[19]

Todos nós valorizamos a liberdade, em particular a liberdade de viver a vida que escolhermos. Mas isso não é possível a menos que estejamos protegidos contra danos causados por terceiros, e, no mundo moderno, nós, os indivíduos, não podemos negociar com proprietários de fábricas ou com fabricantes de alimentos contaminados. Geralmente temos pouco ou nenhum conhecimento sobre os efeitos de determinada exposição ou, às vezes, nem mesmo sabemos que tais exposições estão em curso. São nossos representantes eleitos e funcionários públicos que devem promulgar e aplicar leis que nos protejam de danos individuais e coletivos — da violência e dos roubos, mas também dos perigos oferecidos por alimentos contaminados, ar e água poluídos, drogas perigosas e exposições nocivas em locais de trabalho.

A ciência está na base de todas as proteções de saúde pública e do meio ambiente. O princípio básico do sistema regulatório sustenta que as decisões devem ser tomadas com base nas melhores evidências disponíveis no momento. A ciência usada na defesa de produtos não joga apenas com o sistema de livre mercado; ela impede o governo de concretizar uma das razões de sua própria existência. Muitas vezes, isso não é reconhecido porque é uma coisa arraigada em nosso entendimento de que uma função primária do governo é facilitar que alguns indivíduos (incluindo os donos de corporações) se beneficiem produzindo ou executando algo que não afete a liberdade e o bem-estar de outros indivíduos. Essa é a base do sistema de justiça criminal e do sistema de proteções de saúde pública e meio ambiente. Queremos uma regulamentação mais forte, não porque não nos importamos com a liberdade, mas porque não podemos ser livres sem a proteção do Estado contra danos causados por outrem. Precisamos saber que nosso ar é seguro para ser respirado, que nossa comida é segura para se comer e que podemos voltar para casa depois de um turno de trabalho não menos saudáveis do que estávamos quando saímos de manhã. Esse é o imperativo e, infelizmente, o desafio.

AGRADECIMENTOS

Como a falha dos cientistas em divulgar os patrocinadores financeiros de seus trabalhos é um ponto importante deste livro, é apropriado que eu divulgue de forma proeminente os meus.

Enquanto escrevia, fui membro em tempo integral do corpo docente da Escola de Saúde Pública do Instituto Milken, na Universidade George Washington. Meus colegas de lá, liderados pela reitora da Escola de Saúde Pública, Lynn Goldman, me receberam de volta da Administração de Segurança e Saúde Ocupacional e facilitaram meu regresso à academia. Parte do meu salário foi apoiada por doações à escola concedidas pela Fundação Forsythia, pela Fundação Passport, pelo Fundo Broad Reach da Fundação Comunitária do Maine e pela Fundação Bauman. Além disso, comecei a escrever este livro durante uma residência no Centro Bellagio da Fundação Rockefeller. Sou grato a essas fundações pelo generoso apoio ao meu trabalho; nenhuma delas teve qualquer contribuição para o conteúdo do livro.

Muitas revistas científicas exigem a divulgação de quaisquer conflitos de interesses potenciais relacionados ao trabalho desde o início do período em que foi desenvolvido. Além disso, algumas publicações, como a *Journal of the American Medical Association*, exigem essa transparência para os três anos anteriores a quaisquer atividades ou relações financeiras adicionais relevantes.

Nos últimos dez anos, tem sido um exercício rotineiro revelar meus conflitos de interesses, uma vez que fui proibido por lei de ter qualquer conflito financeiro durante meu mandato na

Administração de Segurança e Saúde Ocupacional (2009-2017). Indicados pelo presidente, os funcionários confirmados pelo Senado não podem ganhar nenhuma quantia além de seu salário, por duas razões: formalmente, você trabalha 24 horas por dia para o governo federal, e qualquer pronunciamento seu seria considerado uma declaração oficial da administração.

Desde que deixei o governo, em janeiro de 2017, fui contratado para prestar consultoria especializada em seis processos judiciais envolvendo indivíduos que alegam ter adoecido devido a uma exposição tóxica. Em um deles, fui contratado pelo advogado do reclamante para um caso envolvendo câncer de bexiga em um trabalhador exposto à ortotoluidina. Todos os outros cinco casos envolveram mesoteliomas depois da exposição ao amianto; em três deles, fui contratado por advogados dos réus, e em dois, por advogados da parte reclamante. Não testemunhei em tribunal ou em juízo em nenhum desses seis casos.

Como relato no capítulo 8, fui intimado como testemunha de fatos (e não como especialista) em um julgamento no qual mulheres com câncer de ovário alegaram que a doença foi causada pela exposição ao talco contaminado com fibras asbestiformes. Não recebi nenhuma compensação financeira por esse depoimento.

Muitas mãos se dedicaram à edição e elaboração deste livro, e sou grato a todas elas. Chad Zimmerman, meu editor em Oxford, esperou pacientemente o término de meu mandato na Administração de Segurança e Saúde Ocupacional antes que eu pudesse começar o livro. Seu trabalho atencioso de edição trouxe melhorias consideráveis à obra. Mike Bryan trabalhou comigo no manuscrito, ajudando-me a torná-lo menos seco e, espero, mais cativante do que a maioria dos empreendimentos acadêmicos. Meus assistentes de pesquisa e estudantes, Alexandra Amman, Sabrina Davis, Delaney MacMath e Omobolanle Oshinusi, ajudaram na verificação de fatos e formatação de referências, e Anita Desikan fez um trabalho inestimável reunindo e resumindo estudos. Obrigado também ao meu agente, Joe Spieler, por ajudar a concretizar tudo isso.

Tenho a sorte de ter passado mais de sete anos na companhia de um notável grupo de funcionários públicos apaixonados pela missão da Administração de Segurança e Saúde Ocupacional. Meus infinitos agradecimentos vão para a equipe que me ajudou a liderar a agência: Jordan Barab, o secretário-adjunto mais antigo da história da organização, meu parceiro e colaborador em todo o trabalho; Debbie Berkowitz e Dorothy Dougherty, e os dois principais advogados da agência durante meu mandato, Joe Woodward e Ann Rosenthal. Agradecimentos especiais também a Peg Seminario, incansável diretora do Departamento de Segurança e Saúde da Federação Estadunidense do Trabalho e Congresso de Organizações Industriais, líder inigualável nos esforços para melhorar a proteção dos trabalhadores do país e alguém que nunca deixou de me dar conselhos perspicazes e sábios, um apoio imensamente apreciado; Eric Frumin, diretor de Segurança e Saúde da Change to Win, e Michael Wright, diretor de Saúde, Segurança e Meio Ambiente da United Steelworkers — a sabedoria e orientação de ambos foram inestimáveis; e John Howard, diretor do Instituto Nacional de Segurança e Saúde Ocupacional, excelente colega e colaborador.

Ao tentar garantir que a Administração de Segurança e Saúde Ocupacional fizesse tudo o que estava ao nosso (limitado) alcance para proteger a segurança e a saúde dos trabalhadores do país, tivemos a sorte de ter o apoio entusiasmado da liderança do Departamento do Trabalho do governo Obama: secretários do Trabalho Tom Perez e Hilda Solis; secretários-adjuntos Chris Lu e Seth Harris; e colegas que dirigiam outras agências de proteção ou de apoio aos trabalhadores, Sharon Block, Phyllis Borzi, Joe Main, Pat Shui, Patricia Smith, Megan Uzzell e David Weil.

Há uma longa lista de amigos, colegas e familiares que leram capítulos, me ofereceram materiais e me ajudaram a escrever este livro e avançar com as preocupações que levanto aqui. Meus agradecimentos a eles e minhas desculpas aos que inadvertidamente deixei de fora. Além de muitas das pessoas já citadas, agradeço a Robert Adler, Susan Anenberg, Michael Attfield, Tess Bird, Linda Birnbaum, Kelly Brownell, Gail Dratch, Tony Fletcher, David Goldman, Robert Harrison, Stephane Horel, Joel Kaufman, Drew Kodjak, Sharon Lerner, Peter Lurie, Steven Markowitz, Joel Michaels, Lila Michaels, Richard Miller, Celeste Monforton, Pete Myers, Naomi Oreskes, Melissa Perry, Mark Petticrew, Lance Price, Josh Sharfstein, Debra Silverman, Dava Sobel, Emily Spieler, Kyle Steenland, Greg Wagner, Wendy Wagner e Tom Webster.

Apesar dos melhores esforços de todas essas pessoas dedicadas e solidárias, certamente existirão erros no livro. Eles são meus.

Pode ser necessária uma aldeia para criar uma criança, mas, como descrevo no capítulo 7, é preciso uma equipe incrivelmente grande de especialistas para produzir um regulamento da Administração de Segurança e Saúde Ocupacional. O padrão que promulgamos para reduzir a exposição ao pó de sílica respirável em ambientes de trabalho foi um esforço de quase vinte anos. Este livro me dá a oportunidade de agradecer a pelo menos alguns dos funcionários federais que trabalharam longas horas para produzir uma norma que salvará centenas de vidas. Na agência, eles incluem (além das pessoas já mencionadas): Pete Andrews, B. J. Albrecht, Paola "Gabby" Arcos, Bill Baughman, Jonathan Bearr, Barbara Bernales, Robert Blicksilver, Davina Brown, Robert Burt, Janet Carter, Joe Coble, Rose Darby, Neil Davis, Tiffany Defoe, Patti Downs, Kathleen Fagan, Casimiro "Cash" Guzman, Mishari Hanible, Michael Hodgson, Annette Iannucci, Dan Johansen, Greg Kuczura, Bryan Lincoln, Tom Mockler, Dalton Moore, David O'Connor, Todd Owen, Lyn Penniman, Bill Perry, Sutton Puglia, Tom Ransdell, Rebecca Reindel, Maureen Ruskin, Kirk Sander, Val Schaeffer, Steve Schayer, Jessica Schifano, Rachel Showalter, Jessica Stone, Robert Stone, Claudia Thurber, Ryan Tremain, David Valiante e Michelle Walker. Na Procuradoria do Trabalho: Robin Ackerman, Susan Brinkerhoff, Richard Ewell, Anne Godoy, Susan Harthill, Lauren Goodman, Scott Hecker, Chuck James, Allison Kramer, Kristen Lindberg, Juan Lopez, Ian Moar, Kim Robinson, Nate Spiller, Eve Stocker, Radha Vishnuvajjala e Jordana Wilson. No escritório de políticas: Harvey Fort, Pamela Peters e Stephanie Swirsky. No escritório de imprensa: Nancy Cleland, Amanda Kraft, Jesse Lawder, Amanda McClure, Laura McGinnis e Frank Meilinger. Agradeço aos economistas Heidi Shierholz (economista-chefe) e Patrick Oakford. E no Instituto Nacional de Segurança e Saúde Ocupacional, nossa agência-irmã, agradeço a Andrew Cecala, Chris Coffey, Jay Colinet, Alan Echt, Matt Gillen, Martin Harper, Frank Hearl, Rosa Key-Schwartz, Max Kiefer, Robert Park, Faye Rice, Paul Schulte e David Weissman.

Sou grato aos advogados Gary Dimuzio, Michael Melkersen e Mark Lanier por me fornecerem alguns dos documentos aqui citados; a David Rosner e Merlin Chowkwanyun, da Escola de Saúde Pública da Universidade Columbia; e a Gerald Markowitz, da Universidade da Cidade de Nova York, por facilitarem o acesso público a esses e outros documentos publicando-os no site *Toxic Docs*.

Eu não poderia ter escrito este livro sem o amor, incentivo e apoio permanente de minha esposa, Gail Dratch, e de meus filhos, Joel e Lila Michaels. Escrevo este livro para eles e para as gerações futuras, na esperança de que aproveitem os notáveis poderes da ciência para compreender o mundo, a fim de torná-lo um lugar mais seguro e mais saudável para todos os seus habitantes. Sem dúvida, é disso que tanto precisamos.

NOTAS

INTRODUÇÃO

1. Referência ao escândalo de Watergate, durante o governo de Richard Nixon. O verbo *deflate* significa esvaziar. [N.E.]
2. Sinais feitos pelo treinador ou pelos próprios jogadores durante as partidas, chamando jogadas ensaiadas. [N.E.]
3. T. W. Wells, B. S. Karp & L. L. Reisner, "Investigative Report Concerning Footballs Used During the A.F.C. Championship Game on January 18, 2015", National Football League, 6 maio 2015.
4. J. Leonard, "Tom Brady Has Done His Time for Deflategate, but the Science Says He's Not Guilty", *Sports Illustrated*, 4 out. 2016.
5. "MIT Professor Debunks Deflategate" [vídeo], 2 dez. 2015. Disponível em: https://www.youtube.com/watch?v=wwxXsEltyas.
6. S. Jenkins, "NFL Deflated the Truth — and Owes the Court a Correction", *The Washington Post*, 8 mar. 2016.
7. D. J. Paustenbach, A. K. Madl & J. F. Greene, "Identifying an Appropriate Occupational Exposure Limit (OEL) for Beryllium: Data Gaps and Current Research Initiatives", *Applied Occupational and Environmental Hygiene*, v. 16, n. 5, p. 527-38, 2001.
8. Brown & Williamson, "Smoking and Health Proposal", *Truth Tobacco Industry Documents*, Document n. 680561778-1786, 1969. Disponível em: http://legacy.library.ucsf.edu/tid/nvs40f00.
9. D. J. Paustenbach, "Clever Deception: Judging Science by Funding Source Instead of Intellectual Content", DRI Toxic Torts and Environmental Law Seminar, 20 mar. 2009. Disponível em: https://tinyurl.com/vcvupzer.
10. Termo comumente utilizado para enfatizar a migração de servidores públicos para postos-chave no setor privado, ou o contrário. [N.E.]
11. D. Michaels, "7 Ways to Improve Operations without Sacrificing Worker Safety", *Harvard Business Review*, 21 mar. 2018.
12. P. Zoibro, "Hasbro to Make Play-Doh American Again", *The Wall Street Journal*, 25 fev. 2017.

1
A CIÊNCIA DA ENGANAÇÃO

1. A. Ochsner, "My First Recognition of the Relationship of Smoking and Lung Cancer", *Preventive Medicine*, v. 2, n. 4, p. 611-14, 1973.
2. A história do conhecimento sobre a carcinogenicidade da fumaça do cigarro e o papel da indústria do tabaco na fabricação de incertezas sobre os riscos associados ao fumo estão detalhados em A. M. Brandt, *The Cigarette Century*. Nova York: Basic Books, 2007; R. N. Proctor, *Golden Holocaust*. Berkeley: University of California Press, 2011.
3. "Division of Scientific, Technical, and Environmental Affairs", Hill & Knowlton Inc., c. 1989. Disponível em: https://tinyurl.com/2m74tbwk.
4. Roper Organization, "A Study of Public Attitudes Toward Cigarette Smoking and the Tobacco Industry in 1978", v. 1 (Brown & Williamson Document n. 501000285/0340), *Truth Tobacco Industry Documents*, maio 1978. Disponível em: http://legacy.library.ucsf.edu/tid/cns10f00.
5. T. Hirayama, "Non-Smoking Wives of Heavy Smokers Have a Higher Risk of Lung Cancer: A Study from Japan", *British Medical Journal*, v. 282, n. 6.259, p. 183-85, 1981.
6. Tobacco Merchants Association, "Tobacco: Its Economic Performance. Part VIII: Government Impact on Consumption: Executive Summary" (Lorillard Document n. 93137245/7256), *Truth Tobacco Industry Documents*, 28 out. 1983. Disponível em: http://legacy.library.ucsf.edu/tid/cbc60e00; "Workplace Smoking Restrictions: Communications and Lobbying Support Program" (Brown and Williamson Document n. 521046145/6174), *Truth Tobacco Industry Documents*, fev. 1984. Disponível em: http://legacy.library.ucsf.edu/tid/soc43f00.
7. P. N. Lee, "'Marriage to a Smoker' May Not Be a Valid Marker of Exposure in Studies Relating Environmental Tobacco Smoke to Risk of Lung Cancer in Japanese Non-Smoking Women", *International Archives of Occupational and Environmental Health*, v. 67, n. 5, p. 287-94, 1995.
8. M. K. Hong & L. A. Bero, "How the Tobacco Industry Responded to an Influential Study of the Health Effects of Secondhand Smoke", *British Medical Journal*, v. 325, n. 7.377, p. 1.413-6, 2002.
9. M. E. Ward, "R. J. Reynolds Tobacco Co. to J. Rupp, Covington and Burling", *Truth Tobacco Industry Documents*, 22 mar. 1988. Disponível em: http://legacy.library.ucsf.edu/tid/moq21e00; G. B. Oldaker III, "Center for Indoor Air Research to J. V. Rodricks, Environ Corp.", *Truth Tobacco Industry Documents*, 14 jul. 1988. Disponível em: http://legacy.library.ucsf.edu/tid/cme04d00; J. R. Viren, "R. J. Reynolds to J. A. Goold. Status Report: June to the Present", *Truth Tobacco Industry Documents*, 18 jul. 1988. Disponível em: http://legacy.library.ucsf.edu/tid/ezj95a00.
10. E. T. Fontham, P. Correa, A. Williams *et al.*, "Lung Cancer in Nonsmoking Women: A Multicenter Case-Control Study", *Cancer Epidemiology, Biomarkers & Prevention*, v. 1, n. 1, p. 35-43, 1991.

11 A. Baba, D. M. Cook, T. O. McGarity *et al.*, "Legislating 'Sound Science': The Role of the Tobacco Industry", *American Journal of Public Health*, v. 95, n. 1, p. S20-7, 2005.

12 Board of Scientific Counselors, National Toxicology Program, "Report on Carcinogens Subcomittee Meeting", *Truth Tobacco Industry Documents*, 2-3 dez. 1998. Disponível em: http://legacy.library.ucsf.edu/tid/epw60d00.

13 L. P. Dreyer, "Wash Tech Conference Call, Handwritten Notes" (Philip Morris document n. 2023896207), *Truth Tobacco Industry Documents*, 12 abr. 1994. Disponível em: http://legacy.library.ucsf.edu/tid/cfn12a00.

14 J. E. Gulick, "Memo to R. A. Foos, Clark G. White, Jere H. Brophy *et al.*", *Project Toxic Docs*, 23 fev. 1989. Disponível em: https://tinyurl.com/ewhec2my.

15 "Evaluating Product Risk in a Rapidly Changing Environment: bit.ly/QiKfj7 #FDA #productdefense", Weinberg Group, 4 set. 2012. Disponível em: https://twitter.com/weinberggroup/status/243074955464548352.

16 H. D. Roth, P. S. Levy, L. Shi & E. Post, "Alcoholic Beverages and Breast Cancer: Some Observations on Published Case-Control Studies", *Journal of Clinical Epidemiology*, v. 47, n. 2, p. 207-16, 1994.

17 "LMFS-96-23 A Survey of Health Effects: Mercury Emissions from North Dakota Lignite-Fired Power Plants", North Dakota State Government, [s.d.]. Disponível em: http://www.nd.gov/ndic/Lrc/Lrcinfo/lmfs-23.pdf.

18 "Our Legacy", Ramboll Foundation, 2016. Disponível em: https://www.rambollfonden.com/wp-content/uploads/2017/02/ramboll_foundation_our_legacy_low.pdf.

19 P. D. Thacker, "Inside the Academic Journal That Corporations Love", *Pacific Standard*, 28 mar. 2017.

20 J. J. Zou, "Brokers of Junk Science?", *The Center for Public Integrity*, 18 fev. 2016.

2
AS SUBSTÂNCIAS ETÉRNAS

1 Em 2019, DuPont e Dow Chemical se desmembraram; da fusão se originou uma terceira empresa, a Corteva Agriscience, uma das maiores produtoras mundiais de sementes transgênicas e agrotóxicos. A DuPont segue entre os principais fabricantes de produtos químicos do mundo, com valor de mercado estimado em 30 bilhões de dólares em 2023. [N.E.]

2 A história que envolve a contaminação da água potável pela DuPont nos arredores de suas instalações em Parkersburg, os efeitos à saúde dos residentes e trabalhadores e os esforços da comunidade exigindo que a empresa limpe os resíduos e compense as vítimas foram vigorosamente relatados por vários autores. Para mais informações sobre o tema, ver M. Blake, "Welcome to Beautiful Parkersburg, West Virginia: Home to One of the Most Brazen, Deadly Corporate Gambits in U.S. History", *Huffington Post Highline*, ago. 2015;

C. Lyons, *Stain-Resistant, Nonstick, Waterproof, and Lethal*. Westport: Praeger; 2007; S. Kelly, "Dupont's Deadly Deceit: The Decades-Long Cover-Up Behind the 'World's Most Slippery Material'", *Salon*, 4 jan. 2016; e a série de artigos de Sharon Lerner no *Intercept*, disponível em: https://theintercept.com/collections/badchemistry/.

3   T. Karry & C. Cannon, "Cancer-Linked Chemicals Manufactured by 3M Are Turning Up in Drinking Water", *Bloomberg*, 2 nov. 2018.

4   L. Birnbaum, "The Federal Role in the Toxic PFAS Chemical Crisis", *Department of Health and Human Services*, 26 set. 2018.

5   "PFCS: Global Contaminants: PFOA Is a Pervasive Pollutant in Human Blood, As Are Other PFCS", Environmental Working Group, 3 abr. 2003.

6   Centers for Disease Control and Prevention, *Fourth National Report on Human Exposure to Environmental Chemicals*. Atlanta: CDC, 2018.

7   N. Rich, "The Lawyer Who Became DuPont's Worst Nightmare", *The New York Times*, 6 jan. 2016.

8   D. J. Paustenbach, J. M. Panko, P. K. Scott & K. M. Unice, "A Methodology for Estimating Human Exposure to Perfluorooctanoic Acid (PFOA): A Retrospective Exposure Assessment of a Community (1951-2003)", *Journal of Toxicology and Environmental Health, Part A*, v. 70, n. 1, p. 28-57, 2006.

9   S. Lerner, "Trump's EPA Chemical Safety Nominee Was in the 'Business of Blessing' Pollution", *The Intercept*, 21 jul. 2017.

10 Termo usado para se referir a argumentos apresentados ao público como se fossem cientificamente verificados, mas que são, na verdade, enganosos, manipulados ou falsos. [N.T.]

11 P. D. Thacker, "The Weinberg Proposal: A Scientific Consulting Firm Says That It Aids Companies in Trouble, but Critics Say That It Manufactures Uncertainty and Undermines Science", *Environmental Science & Technology*, 21 fev. 2006.

12 S. Lerner, "How DuPont Slipped Past the EPA", *The Intercept*, 20 ago. 2015.

13 N. Rich, "The Lawyer Who Became DuPont's Worst Nightmare", *The New York Times*, 6 jan. 2016.

14 S. J. Frisbee, A. P. Brooks Jr, A. Maher *et al.*, "The C8 Health Project: Design, Methods, and Participants", *Environmental Health Perspectives*, v. 117, n. 12, p. 1.873-82, 2009.

15 "C8 Probable Link Reports", C8 Science Panel, 29 out. 2012. Disponível em: http://www.c8sciencepanel.org/prob_link.html.

16 J. Mordock, "DuPont, Chemours to pay $670M over PFOA suits", *Delaware Online*, 13 fev. 2017.

17 P. Grandjean, E. W. Andersen, E. Budtz-Jorgensen *et al.*, "Serum Vaccine Antibody Concentrations in Children Exposed to Perfluorinated Compounds", *Journal of the American Medical Association*, v. 307, n. 4, p. 391-7, 2012.

18 L. R. Zobel, G. W. Olsen & J. L. Butenhoff, "Perfluorinated Compounds and Immunotoxicity in Children", *Journal of the American Medical Association*, v. 307, n. 18, p. 1.910-1, 2012.

19. H. Mongilio, "Hidden Studies from Decades Ago Could Have Curbed PFAS Problem: Scientist", *Environmental Health News*, 31 jul. 2018.
20. S. Lerner, "Bad Chemistry", *The Intercept*, [s.d.]. Disponível em: https://theintercept.com/series/bad-chemistry/.
21. "NTP Monography on Immunotoxicity Associated with Exposure to Perfluorooctanoic Acid or Perfluorooctane Sulfonate", National Toxicology Program, set. 2016.
22. "Regulating Mercury Emissions From Power Plants: Will It Protect Our Health?", American Council of Science and Health, 9 set. 2005.
23. "Don't Fear Diesel Fumes", American Council of Science and Health, 13 jun. 2012.
24. A. Berezow, "Meet The Scientific Outcasts And Mavericks", American Council of Science and Health, 3 jun. 2016.
25. M. Nestle, "ACSH (American Council of Science and Health)", *Food Politics*, 2009.
26. A. Berezow, "New Alcohol Study Is Mostly Hype: Journal, Authors, Media to Blame", American Council of Science and Health, 13 abr. 2018.
27. "Teflon and Human Health: Do the Charges Stick?", American Council on Science and Health, 18 mar. 2005.
28. "DuPont Loses Bellwether C8 Teflon Case", American Council of Science and Health, 7 jul. 2016.
29. D. Mondal, R. H. Weldon, B. G. Armstrong *et al.*, "Breastfeeding: A Potential Excretion Route for Mothers and Implications for Infant Exposure to Perfluoroalkyl Acids", *Environmental Health Perspectives*, v. 122, n. 2, p. 187-92, 2014.
30. P. Grandjean, C. Heilmann, P. Weihe *et al.*, "Estimated Exposures to Perfluorinated Compounds in Infancy Predict Attenuated Vaccine Antibody Concentrations at Age 5-Years", *Journal of Immunotoxicology*, v. 14, n. 1, p. 188-95, 2017.
31. H. K. Knutsen, J. Alexander, L. Barregard *et al.*, "Risk to Human Health Related to the Presence of Perfluorooctane Sulfonic Acid and Perfluorooctanoic Acid in Food", *EFSA Journal*, v. 16, n. 12, 2018.
32. "Fact Sheet: PFOA & PFOS Drinking Water Health Advisories", United States Environmental Protection Agency, nov. 2016.
33. A. Di Nisio, I. Sabovic, U. Valente *et al.*, "Endocrine Disruption of Androgenic Activity by Perfluoroalkyl Substances: Clinical and Experimental Evidence", *Journal of Clinical Endocrinology & Metabolism*, v. 104, n. 4, p. 1.259-71, 2018.
34. A. Snider, "White House, EPA Headed Off Chemical Pollution Study", *Politico*, 14 maio 2018.
35. "Per- and Polyfluoroalkyl Substances (PFAS) and Your Health", Agency for Toxic Substances and Disease Registry, nov. 2018.
36. S. Lerner, "Lawsuits Charge that 3M Knew About the Dangers of Its Chemicals", *The Intercept*, 11 abr. 2016.
37. "Memorandum in Support of Plaintiff State of Minnesota's 3M Company, Motion to Amend Complaint", *Project Toxic Docs*, 17 nov. 2017.
38. "Expert Report of Barbara D. Beck, Ph.D., DABT, ATS, ERT in the Matter of State of Minnesota vs. 3M Company", *Project Toxic Docs*, 3 nov. 2017.
39. "Comments Regarding the Systematic Review of Immunotoxicity Associated with Perfluorooctanoic Acid (PFOA) and Perfluorooctane Sulfonate (PFOS): Pre-

pared on behalf of 3M", National Toxicology Program, 5 jul. 2016; E. T. Chang, H. Adami, P. Boffetta *et al.*, "A Critical Review of Perfluorooctanoate and Perfluorooctanesulfonate Exposure and Immunological Health Conditions in Humans", *Critical Reviews in Toxicology*, v. 46, n. 4, p. 279-331, 2016.

40 S. Lerner, "Lawsuit Reveals How Paid Expert Helped 3M 'Command The Science' on Dangerous Chemicals", *The Intercept*, 23 fev. 2018. Ver também "2004-2005 Project Priorities", *Intercept Newsroom*, [s.d.]. Disponível em: https://www.documentcloud.org/documents/4405489-2004-2005-Project-Priorities.html.

41 C. Hogue, "What's GenX Still Doing in the Water Downstream of a Chemours Plant?", *Chemical & Engineering News*, v. 96, n. 7, 12 fev. 2018.

42 "Deal Would Require Toxicity Studies for 5 Chemicals Released at NC Plant", *Carolina Public Press*, 11 dez. 2018.

43 Z. Wang, J. C. DeWitt, C. P. Higgins & I. T. Cousins, "A Never-Ending Story of Per- and Polyfluoroalkyl Substances (PFASs)?", *Environmental Science & Technology*, v. 51, n. 5, p. 2.508-18, 2017.

44 "Polyfluoroalkyl Substances: Best Practices for Science Policy Decisions", CWAG *New Mexico*, 24 jul. 2018.

3
OS MÉDICOS À FRENTE DA NFL

1 A. M. Finkel & K. F. Bieniek, "A Quantitative Risk Assessment for Chronic Traumatic Encephalopathy (CTE) in Football: How Public Health Science Evaluates Evidence", *Human and Ecological Risk Assessment: An International Journal*, v. 25, n. 3, p. 1-26, 2018.

2 J. Mez, D. H. Daneshvar, P. T. Kiernan *et al.*, "Clinicopathological Evaluation of Chronic Traumatic Encephalopathy in Players of American Football", *Journal of the American Medical Association*, v. 318, n. 4, p. 360-70, 2017.

3 Expressão que designa a cobertura de um tema feita da mesma maneira por vários repórteres de diferentes veículos, deixando as reportagens homogêneas e sem espaço para divergências ou vozes dissonantes. No caso em questão, é usada para insinuar uma estratégia de perseguição. [N.E.]

4 R. O'Brien, "Scorecard", *Sports Illustrated Vault*, 26 dez. 1994.

5 E. J. Pellman, D. C. Viano, A. M. Tucker *et al.*, "Concussion in Professional Football: Reconstruction of Game Impacts and Injuries", *Neurosurgery*, v. 53, n. 4, p. 799-814, 2003.

6 E. J. Pellman & D. C. Viano, "Concussion in Professional Football", *Neurosurgical Focus*, v. 21, n. 4, p. 1-10, 2006.

7 M. Fainaru-Wada & S. Fainaru, *League of Denial: The NFL, Concussions, and the Battle for Truth*. Nova York: Random House, 2013.

8   D. C. Viano, I. R. Casson, E. J. Pellman *et al.*, "Concussion in Professional Football: Brain Responses by Finite Element Analysis: Part 9", *Neurosurgery*, v. 57, n. 5, p. 891-916, 2005.
9   A. Kingsbury, "What Time Is the AFC Championship Game?", *The New York Times*, 18 jan. 2019.
10 E. J. Pellman & D. C. Viano, "Concussion in Professional Football", *Neurosurgical Focus*, v. 21, n. 4, p. 1-10, 2006.
11 D. R. Weir, J. S. Jackson & A. Sonnega, "Study of Retired NFL Players", Institute for Social Research, University of Michigan, 10 set. 2009. Disponível em: http://ns.umich.edu/Releases/2009/Sep09/FinalReport.pdf.
12 A. Schwarz, "Dementia Risk Seen in Players in NFL Study", *The New York Times*, 30 set. 2009.
13 B. I. Omalu, S. T. DeKosky, R. L. Minster *et al.*, "Chronic Traumatic Encephalopathy in a National Football League Player", *Neurosurgery*, v. 57, n. 1, p. 128-34, 2005.
14 J. D. Silver, "A Life Off-Center: Mike Webster's Battles", *Pittsburgh Post-Gazette*, 24 jul. 1997.
15 I. R. Casson, E. J. Pellman & D. C. Viano, "Chronic Traumatic Encephalopathy in a National Football League Player", *Neurosurgery*, v. 59, n. 5, 2006.
16 B. I. Omalu, S. T. DeKosky, R. L. Hamilton *et al.*, "Chronic Traumatic Encephalopathy in a National Football League Player: Part II", *Neurosurgery*, v. 59, n. 5, 2006, p. 1.086.
17 A. Hamberger, D. C. Viano, A. Saljo & H. Bolouri, "Concussion in Professional Football: Morphology of Brain Injuries in the NFL Concussion Model, Part 16", *Neurosurgery*, v. 64, n. 6, p. 82, 2009.
18 "In Re National Football Players' Concussion Injury Litigation. Plaintiff's Master Administrative Long-Form Complaint", United States District Court Eastern District of Pennsylvania, 7 jun. 2012. Disponível em: http://nflconcussionlitigation.com/wp-content/uploads/2012/01/NFL-Master-Complaint1.pdf.
19 "Supreme Court Leaves $1B NFL Concussion Settlement in Place", *Chicago Tribune*, 12 dez. 2016.
20 "NFL Donates $30 Million to National Institutes of Health", National Football League, 5 set. 2012.
21 Frank Pallone, Jr., "The National Football League's Attempt to Influence Funding Decisions at the National Institutes of Health", U. S. House of Representatives Committee on Energy and Commerce, maio 2016.
22 L. Wamsley, "NFL, NIH End Partnership for Concussion Research with $16M Unspent", *National Public Radio*, 29 jul. 2017.
23 K. Belson, "Sony Altered 'Concussion' Film to Prevent NFL Protests, E-mails Show", *The New York Times*, 1º set. 2015.
24 J. Macur, "The NHL's Problem with Science", *The New York Times*, 8 fev. 2017.
25 G. B. Bettman to Senator Richard Blumenthal, 22 jul. 2016. Disponível em: https://assets.documentcloud.org/documents/2998884/Commissioner-Bettmans-C-T-E-Response.pdf.

4
UMA NEGAÇÃO MODERADA

1. World Health Organization, *Global Status Report on Alcohol and Health 2018*. Genebra: WHO, 2018.
2. "Tobacco Related Mortality", Centers for Disease Control and Prevention, 17 maio 2017.
3. T. B. Turner & V. L. Bennett, *Forward Together*. Baltimore: Alcoholic Beverage Medical Research Foundation, 1993, p. 61.
4. T. B. Turner, V. L. Bennett & H. Hernandez, "The Beneficial Side of Moderate Alcohol Use", *Johns Hopkins Medical Journal*, v. 148, n. 2, p. 53, 1981.
5. T. B. Turner, E. Mezey & A. W. Kimball, "Measurement of Alcohol-Related Effects in Man: Chronic Effects in Relation to Levels of Alcohol Consumption. Part A", *Johns Hopkins Medical Journal*, v. 141, n. 5, p. 235-48, 1977.
6. P. M. Boffey, "Less Illness Found in Beer Drinkers", *The New York Times*, 18 dez. 1985.
7. A. Richman & R. A. Warren, "Alcohol Consumption and Morbidity in the Canada Health Survey: Inter-Beverage Differences", *Drug & Alcohol Dependence*, v. 15, n. 3, p. 255-82, 1985.
8. T. B. Turner & V. L. Bennett, *Forward Together*. Baltimore: Alcoholic Beverage Medical Research Foundation, 1993, p. 61.
9. T. F. Babor, "Alcohol Research and the Alcoholic Beverage Industry: Issues, Concerns and Conflicts of Interest", *Addiction*, n. 104, p. 34-47, 2009.
10. T. F. Babor & K. Robaina, "Public Health, Academic Medicine, and the Alcohol Industry's Corporate Social Responsibility Activities", *American Journal of Public Health*, v. 103, n. 2, p. 206-14, 2013.
11. R. C. Ellison & M. Martinic, "The Harms and Benefits of Moderate Drinking: Summary of Findings of an International Symposium: Special Issue", *Annals of Epidemiology*, v. 17, p. 1-12, 2007.
12. K. M. Fillmore, T. Stockwell, T. Chikritzhs *et al.*, "Debate: Alcohol and Coronary Heart Disease", *American Journal of Medicine*, v. 121, n. 2, 2008.
13. "Guide to Creating Integrative Alcohol Policies", International Alliance for Responsible Drinking, jan. 2016.
14. B. MacMahon, S. Yen, D. Trichopoulos *et al.*, "Coffee and Cancer of the Pancreas", *New England Journal of Medicine*, v. 304, n. 11, p. 630-33, 1981.
15. Programa matinal de variedades exibido pela NBC desde 1952. Atualmente, a transmissão acontece de segunda a sexta das sete às onze da manhã, exibindo quadros relacionados a saúde e bem-estar, culinária, música e entretenimento, entrevistas com celebridades, entre outros. [N.E.]
16. M. Shuster, J. Vigna, G. Sinha & M. Tontonoz, *Scientific American Biology for a Changing World*. Nova York: W. H. Freeman & Co., 2012.
17. T. Stockwell, J. Zhao, S. Panwar *et al.*, "Do 'Moderate' Drinkers Have Reduced Mortality Risk? A Systematic Review and Meta-Analysis of Alcohol Consump-

tion and All-Cause Mortality", *Journal of Studies on Alcohol and Drugs*, v. 77, n. 2, p. 185-98, 2016.

18 Exibido pela CBS desde 1968, *60 Minutes* vai ao ar nas noites de domingo, veiculando reportagens investigativas, entrevistas e perfis de personalidades que aparecem na mídia. [N.E.]

19 F. Prial, "Wine Talk", *The New York Times*, 25 dez. 1991.

20 A. M. Wood, S. Kaptoge, A. S. Butterworth *et al.*, "Risk Thresholds for Alcohol Consumption: Combined Analysis of Individual-Participant Data for 599,912 Current Drinkers in 83 Prospective Studies", *The Lancet*, v. 391, n. 10.129, p. 1.513-23, 2018.

21 M. H. Forouzanfar, L. Alexander, H. R. Anderson *et al.*, "Global, Regional, and National Comparative Risk Assessment of 79 Behavioural, Environmental and Occupational, and Metabolic Risks or Clusters of Risks in 188 Countries, 1990-2013: A Systematic Analysis for the Global Burden of Disease Study 2013", *The Lancet*, v. 386, p. 2.287-323, 2015; R. Burton & N. Sheron, "No Level of Alcohol Consumption Improves Health", *The Lancet*, v. 392, n. 10.152, p. 987-88, 2018.

22 World Health Organization, *Global Status Report on Alcohol and Health 2018*. Genebra: WHO, 2018.

23 R. C. Rabin, "Is Alcohol Good for You? An Industry-Backed Study Seeks Answers", *The New York Times*, 3 jul. 2017.

24 "ACD Working Group for Review of the Moderate Alcohol and Cardiovascular Health Trial", NIH Advisory Committee to the Director, jun. 2018. Disponível em: https://acd.od.nih.gov/documents/presentations/06152018Tabak-B.pdf.

25 K. Mukamal, "Moderate Alcohol and Cardiovascular Health Trial (MACH15)", U. S. National Library of Medicine, 30 maio 2017. Disponível em: https://clinicaltrials.gov/ct2/show/NCT03169530.

26 R. C. Rabin, "Federal Agency Courted Alcohol Industry to Fund Study on Benefits of Moderate Drinking", *The New York Times*, 3 mar. 2017.

27 "ACD Working Group for Review of the Moderate Alcohol and Cardiovascular Health Trial", NIH Advisory Committee to the Director, jun. 2018. Disponível em: https://acd.od.nih.gov/documents/presentations/06152018Tabak-B.pdf.

28 *Idem*.

29 World Health Organization, *Iarc Monographs on the Evaluation of the Carcinogenic Risks to Humans*, v. 44, *Alcohol Drinking*. Lyon: Iarc, 1988. Disponível em: https://monographs.iarc.fr/ENG/Monographs/vol44/mono44.pdf; "Alcohol Drinking", Iarc, 1988. Disponível em: http://www.inchem.org/documents/iarc/vol44/44.html.

30 National Toxicology Program, "Alcoholic Beverage Consumption". *In*: *Report on Carcinogens*, 15. ed., 2016. Disponível em: https://ntp.niehs.nih.gov/ntp/roc/content/profiles/alcoholicbeverageconsumption.pdf.

31 World Health Organization, *Iarc Monographs on the Evaluation of the Carcinogenic Risks to Humans*, v. 96, *Alcohol Consumption and Ethyl Carbamate*. Lyon: Iarc, 2010. Disponível em: https://monographs.iarc.fr/wp-content/uploads/2018/06/mono96.pdf; B. Secretan, K. Straif, R. Baan *et al.*, "A Review of Human Carcinogens —

Part E: Tobacco, Areca Nut, Alcohol, Coal Smoke, and Salted Fish", *The Lancet Oncology*, v. 10, n. 11, p. 1.033-4, 2009.

32 V. Bagnardi, M. Rota, E. Botteri *et al.*, "Alcohol Consumption and Site-Specific Cancer Risk: A Comprehensive Dose-Response Meta-Analysis", *British Journal of Cancer*, v. 112, n. 3, p. 580-93, 2015. Sobre o assunto, gostaria de destacar o excelente artigo de Stephanie Mencimer, "Did Drinking Give Me Breast Cancer?", *Mother Jones*, maio-jun. 2018.

33 "Alcohol Linked to Cancer According to Major Oncology Organization: ASCO Cites Evidence and Calls for Reduced Alcohol Consumption", American Society for Clinical Oncology, 27 nov. 2017.

34 P. Buykx, J. Li, L. Gavens *et al.*, "Public Awareness of the Link Between Alcohol and Cancer in England in 2015: A Population-Based Survey", *BMC Public Health*, v. 16, n. 1, p. 1194, 2016.

35 T. B. Turner & V. L. Bennett, *Forward Together*. Baltimore: Alcoholic Beverage Medical Research Foundation, 1993.

36 H. D. Roth, P. S. Levy, L. Shi & E. Post, "Alcoholic Beverages and Breast Cancer: Some Observations on Published Case-Control Studies", *Journal of Clinical Epidemiology*, v. 47, n. 2, p. 207-16, 1994.

37 S. Zakhari, "To Say Moderate Alcohol Use Causes Cancer is Wrong", *Dominion Post*, 22 jul. 2015.

38 J. Connor, "Alcohol Consumption as a Cause of Cancer", *Addiction*, v. 112, n. 2, p. 222-8, 2016.

39 W. Evans, "Alcohol Causes 7 Types of Cancer, New Analysis Confirms", *Deseret News*, 23 jul. 2016.

40 Drinkaware é uma associação beneficente independente, fundada em 2006 pelo governo britânico e pelo grupo Portman, que representa os fabricantes de álcool. Sua proposta é oferecer apoio a indivíduos, comunidades e governo para reduzir os malefícios do álcool no Reino Unido. [N.E.]

41 M. Petticrew, N. Maani Hessari, C. Knai, & E. Weiderpass, "How Alcohol Industry Organisations Mislead the Public About Alcohol and Cancer", *Drug and Alcohol Review*, v. 37, n. 3, p. 293-303, 2018.

5
A QUESTÃO DO DIESEL

1 S. C. Anenberg, J. Miller, D. Henze & R. Minjares, "A Global Snapshot of the Air Pollution-Related Health Impacts of Transportation Sector Emissions in 2010 and 2015", International Council on Clean Transportation, 26 fev. 2019. Disponível em: https://www.theicct.org/publications/health-impacts-transport-emissions-2010-2015.

2   National Research Council, *Health Effects of Exposure to Diesel Exhaust: The Report of the Health Effects Panel of the Diesel Impacts Study Committee*. Washington: National Academy Press, 1981.

3   C. Monforton, "Weight of the Evidence or Wait for the Evidence? Protecting Underground Miners from Diesel Particulate Matter", *American Journal of Public Health*, v. 96, n. 2, p. 271-6, 2006.

4   "Federal Mine Safety & Health Act of 1977", United States Department of Labor, 1977. Disponível em: https://arlweb.msha.gov/REGS/ACT/ACT1.HTM#1.

5   B. Furlow, "A New Study Suggests New Mexico's Miners May Be at Risk — but Will Anyone Take Action?", *Santa Fe Reporter*, 27 mar. 2017.

6   C. Monforton, "Weight of the Evidence or Wait for the Evidence? Protecting Underground Miners from Diesel Particulate Matter", *American Journal of Public Health*, v. 96, n. 2, p. 271-6, 2006.

7   Mine Safety and Health Administration, "Diesel Particulate Matter Exposure of Underground Metal and Nonmetal Miners", *Federal Register*, v. 67, n. 138, 18 jul. 2002.

8   C. Monforton, "Weight of the Evidence or Wait for the Evidence? Protecting Underground Miners from Diesel Particulate Matter", *American Journal of Public Health*, v. 96, n. 2, p. 271-6, 2006.

9   D. T. Silverman, C. Samanic, J. H. Lubin *et al.*, "The Diesel Exhaust in Miners Study: A Nested Case-Control Study of Lung Cancer and Diesel Exhaust", *Journal of the National Cancer Institute*, v. 104, n. 11, p. 855-68, 2012; M. D. Attfield, P. L. Schleiff, J. H. Lubin *et al.*, "The Diesel Exhaust in Miners Study: A Cohort Mortality Study with Emphasis on Lung Cancer", *Journal of the National Cancer Institute*, v. 104, n. 11, p. 869-83, 2012.

10 J. Borak, W. B. Bunn, G. R. Chase *et al.*, "Comments on the Diesel Exhaust in Miners Study", *Annals of Occupational Hygiene*, v. 55, n. 3, p. 339-42, 2011.

11 B. Furlow, "Industry Group 'Threatens' Journals to Delay Publications", *The Lancet Oncology*, v. 13, n. 4, p. 337, 2012.

12 S. Kean, "Journals Warned to Keep a Tight Lid on Diesel Exposure Data", *Science*, 17 fev. 2012.

13 D. T. Silverman, C. Samanic, J. H. Lubin *et al.*, "The Diesel Exhaust in Miners Study: A Nested Case-Control Study of Lung Cancer and Diesel Exhaust", *Journal of the National Cancer Institute*, v. 104, n. 11, p. 855-68, 2012; M. D. Attfield, P. L. Schleiff, J. H. Lubin *et al.*, "The Diesel Exhaust in Miners Study: A Cohort Mortality Study with Emphasis on Lung Cancer", *Journal of the National Cancer Institute*, v. 104, n. 11, p. 869-83, 2012.

14 W. B. Bunn., T. W. Hesterberg, P. A. Valberg *et al.*, "A Reevaluation of the Literature Regarding the Health Assessment of Diesel Engine Exhaust", *Inhalation Toxicology*, v. 16, n. 14, p. 889-900, 2004; E. T. W. Hesterberg, W. B. Bunn, G. R. Chase *et al.*, "A Critical Assessment of Studies on the Carcinogenic Potential of Diesel Exhaust", *CRC Critical Reviews in Toxicology*, v. 36, n. 9, p. 727-76, 2006.

15 E. Garshick, F. Laden, J. E. Hart *et al.*, "Lung Cancer and Elemental Carbon Exposure in Trucking Industry Workers", *Environmental Health Perspectives*, v. 120, n. 9, p. 1.301-6, 2012.

16. L Benbrahim-Tallaa, R. A. Baan, Y. Grosse *et al.*, "Carcinogenicity of Diesel-Engine and Gasoline-Engine Exhausts and Some Nitroarenes", *The Lancet Oncology*, v. 13, n. 7, p. 663-4, 2012.

17. "Osha/MSHA Hazard Alert, Diesel Exhaust/Diesel Particulate Matter", Occupational Safety and Health Administration, 2013. Disponível em: https://www.osha.gov/dts/hazardalerts/diesel_exhaust_hazard_alert.html.

18. R. O. McClellan, T. W. Hesterberg, & J. C. Wall, "Evaluation of Carcinogenic Hazard of Diesel Engine Exhaust Needs to Consider Revolutionary Changes in Diesel Technology", *Regulatory Toxicology and Pharmacology*, v. 63, n. 2, p. 225-58, 2012.

19. D. W. Dockery, C. A. Pope, X. Xu *et al.*, "An Association Between Air Pollution and Mortality in Six U.S. Cities", *New England Journal of Medicine*, v. 329, n. 24, p. 1.753-9, 1993.

20. A. G. Elaine, "Prevailing Winds", *Harvard Public Health Magazine*, outono 2012. Disponível em: https://www.hsph.harvard.edu/news/magazine/f12-six-cities-environmental-health-air-pollution/.

21. D. Krewski, R. T. Burnett, M. S. Goldberg *et al.*, "Validation of the Harvard Six Cities Study of Air Pollution and Mortality", *New England Journal of Medicine*, v. 350, p. 198-9, 2004; HEI Diesel Epidemiology Panel, *Diesel Emissions and Lung Cancer: An Evaluation of Recent Epidemiological Evidence for Quantitative Risk Assessment (Special Report, 19)*. Boston: Health Effects Institute, 2015.

22. A. Baba, D. M. Cook, T. O. McGarity & L. A. Bero, "Legislating 'Sound Science': The Role of the Tobacco Industry", *American Journal of Public Health*, v. 95, n. S1, p. S20-7, 2005.

23. H. G. Miller & W. H. Baldwin, "A Terse Amendment Produces Broad Change in Data Access", *American Journal of Public Health*, v. 91, n. 5, p. 824-5, 2001.

24. R. O. McClellan, "Critique of Health Effects Institute Special Report 19, 'Diesel Emissions and Lung Cancer: An Evaluation of Recent Epidemiological Evidence for Quantitative Risk Assessment' (November 2015)", North America Diesel Emissions Task Force, 26 jul. 2016. Disponível em: https://arlweb.msha.gov/REGS/Comments/2016-13219/AB86-Comm-19-22.pdf.

25. E. T. Chang, E. C. Lau, C. Van Landingham *et al.*, "Reanalysis of Diesel Engine Exhaust and Lung Cancer Mortality in the Diesel Exhaust in Miners Study Cohort Using Alternative Exposure Estimates and Radon Adjustment", *American Journal of Epidemiology*, v. 187, n. 6, p. 1.210-9, 2018; K. S. Crump, C. Van Landingham, S. H. Moolgavkar & R. McClellan, "Reanalysis of the DEMS Nested Case-Control Study of Lung Cancer and Diesel Exhaust: Suitability for Quantitative Risk Assessment", *Risk Analysis*, v. 35, n. 4, p. 676-700, 2015; S. H. Moolgavkar, E. T. Chang, G. Luebeck *et al.*, "Diesel Engine Exhaust and Lung Cancer Mortality: Time-Related Factors in Exposure and Risk", *Risk Analysis*, v. 35, n. 4, p. 663-75, 2015; K. S. Crump, C. Van Landingham, & R. O. McClellan, "Influence of Alternative Exposure Estimates in the Diesel Exhaust Miners Study: Diesel Exhaust and Lung Cancer", *Risk Analysis*, v. 36, n. 9, p. 1.803-12, 2016.

26 K. S. Crump, C. Van Landingham, S. H. Moolgavkar & R. McClellan, "Reanalysis of the DEMS Nested Case-Control Study of Lung Cancer and Diesel Exhaust: Suitability for Quantitative Risk Assessment", *Risk Analysis*, v. 35, n. 4, p. 676-700, 2015.

27 J. F. Gamble, M. J. Nicolich & P. Boffetta, "Lung Cancer and Diesel Exhaust: An Updated Critical Review of the Occupational Epidemiology Literature", *Critical Reviews in Toxicology*, v. 42, n. 7, p. 549-98, ago. 2012.

28 J. F. Gamble, "$PM_{2.5}$ and Mortality in Long-Term Prospective Cohort Studies: Cause-Effect or Statistical Associations?", *Environmental Health Perspectives*, v. 106, n. 9, p. 535-49, 1998.

29 P. Taxell & T. Santonen, "149. Diesel Engine Exhaust", *Arbete och Hälsa (Work and Health)*, v. 49, n. 6, 8 jun. 2016. Disponível em: http://hdl.handle.net/2077/44340.

30 L. Latifovic, P. J. Villeneuve, M. Parent *et al.*, "Bladder Cancer and Occupational Exposure to Diesel and Gasoline Engine Emissions Among Canadian Men", *Cancer Medicine*, v. 4, n. 12, p. 1.948-62, 2015.

31 E. M. Kennedy, "Report on the August 6, 2007 Disaster at Crandall Canyon Mine", United States Senate Health, Education, Labor and Pensions Committee, 6 mar. 2008. Disponível em: https://eagcg.org/common/pdf/CrandallCanyon.pdf.

32 "Comment from Edward M. Green, Crowell Moring, Re: RIN 1219-AB86; Docket No. MSHA-2014-0031, Request for Information on Exposure of Underground Miners to Diesel Exhaust Comments of Murray Energy Corporation, the Bituminous Coal Operators' Association, and Interwest Mining Company", United States Environmental Protection Agency, 7 dez. 2016. Disponível em: https://www.regulations.gov/document?D=MSHA-2014-0031-0069.

33 Alusão ao slogan de Trump, "Make America Great Again" [Torne os Estados Unidos grandiosos de novo]. [N.E.]

34 United States Environmental Protection Agency, "Repeal of Emission Requirements for Glider Vehicles, Glider Engines, and Glider Kits", *Federal Register*, v. 82, n. 220, p. 53.442-9, 16 nov. 2017.

35 T. C. Fitzgerald, D. Petersen & D. Keener to S. Pruitt, Environmental Protection Agency administrator, "Re: Petition for Reconsideration of Application of the Final Rule Entitled 'Greenhouse Gas Emissions and Fuel Efficiency Standards for Medium-and-Heavy-Duty Engines and Vehicles — Phase 2 Final Rule' to Gliders", 10 jul. 2017.

36 E. Lipton, "University Pulls Back on Pollution Study That Supported Benefactor", *The New York Times*, 22 fev. 2018.

37 D. Cutler & F. Dominici, "A Breath of Bad Air: Cost of the Trump Environmental Agenda May Lead to 80,000 Extra Deaths Per Decade", *Journal of the American Medical Association*, v. 319, n. 22, p. 2.261-2, 2018.

38 E. Lipton, "University Pulls Back on Pollution Study That Supported Benefactor", *The New York Times*, 22 fev. 2018.

6
O USO DE OPIOIDES

1. B. Meier, *Pain Killer*. Nova York: Random House, 2018.
2. J. Porter & H. Jick, "Addiction Rare in Patients Treated with Narcotics", *New England Journal of Medicine*, v. 302, n. 2, p. 123, 1980.
3. P. T. M. Leung, E. M. Macdonald, M. B. Stanbrook *et al.*, "A 1980 Letter on the Risk of Opioid Addiction", *New England Journal of Medicine*, v. 376, n. 22, p. 2.194-5, 2017.
4. S. Quinones, *Dreamland*. Nova York: Bloomsbury Press, 2016.
5. "Painful Words: How a 1980 Letter Fueled the Opioid Epidemic", *Stat*, 31 maio 2017.
6. County of Greenville, South Carolina, vs. Rite Aid of South Carolina *et al.*, C.A. n. 2018-CP-23-01294, 2018.
7. State of Ohio vs. Purdue Pharma *et al.*, 2017. Disponível em: https://www.ohioattorneygeneral.gov/Files/Briefing-Room/News-Releases/Consumer-Protection/2017-05-31-Final-Complaint-with-Sig-Page.aspx.
8. M. S. Greene & R. A. Chambers, "Pseudoaddiction: Fact or Fiction? An Investigation of the Medical Literature", *Current Addiction Reports*, v. 2, n. 4, p. 310-7, 2015.
9. H. Ryan, L. Girion & S. Glover, "'You Want a Description of Hell?' OxyContin's 12-Hour Problem", *Los Angeles Times*, 5 maio 2016.
10. C. Conrad, H. M. Bradley, D. Broz *et al.*, "Community Outbreak of HIV Infection Linked to Injection Drug Use of Oxymorphone — Indiana, 2015", *Morbidity and Mortality Weekly Report*, v. 64, n. 16, p. 443-4, 2015.
11. A. Schwartz & M. Smith, "Needle Exchange Is Allowed After HIV Outbreak in an Indiana County", *The New York Times*, 26 mar. 2015.
12. "FDA Requests Removal of Opana ER for Risks Related to Abuse", United States Food and Drug Administration, 8 jun. 2017.
13. Noticiário matinal exibido de segunda a sexta pela ABC. [N.E.]
14. T. Caton & E. Perez, "A Pain-Drug Champion Has Second Thoughts", *The Wall Street Journal*, 17 dez. 2012.
15. C. Ornstein & R. G. Jones, "Opioid Makers, Blamed for Overdose Epidemic, Cut Back on Marketing Payments to Doctors", *ProPublica*, 28 jun. 2018.
16. A. Kessler, E. Chen & K. Grise, "The More Opioids Doctors Prescribe, the More Money They Make", *CNN*, 12 mar. 2018.
17. State of Ohio vs. Purdue Pharma *et al.*, 2017. Disponível em: https://www.ohioattorneygeneral.gov/Files/Briefing-Room/News-Releases/Consumer-Protection/2017-05-31-Final-Complaint-with-Sig-Page.aspx.
18. G. Chai, J. Xu, J. Osterhout *et al.*, "New Opioid Analgesic Approvals and Outpatient Utilization of Opioid Analgesics in the United States, 1997 Through 2015", *Anesthesiology*, v. 128, n. 5, p. 953-66, 2018.
19. C. Peterson-Withorn, "Fortune of Family behind OxyContin Drops amid Declining Prescriptions", *Forbes*, 29 jan. 2016.
20. State of Ohio vs. Purdue Pharma *et al.*, 2017. Disponível em: https://www.ohioattorneygeneral.gov/Files/Briefing-Room/News-Releases/Consumer-Protection/2017-05-31-Final-Complaint-with-Sig-Page.aspx.

21. L. Scholl, P. Seth, M. Kariisa *et al.*, "Drug and Opioid-Involved Overdose Deaths — United States, 2013-2017", *Morbidity and Mortality Weekly Report*, v. 67, n. 5.152, p. 1.419-27, 2018.
22. G. M. Franklin, J. Mai, T. Wickizer *et al.*, "Opioid Dosing Trends and Mortality in Washington State Workers' Compensation, 1996-2002", *American Journal of Industrial Medicine*, v. 48, p. 91-9, 2005.
23. J. Egan, "Children of the Opioid Epidemic", *The New York Times*, 9 maio 2018.
24. L. Radel, M. Baldwin, G. Crouse *et al.*, "Substance Use, the Opioid Epidemic, and the Child Welfare System: Key Findings from a Mixed Methods Study", United States Department of Health and Human Services, 6 mar. 2018.
25. E. Birnbaum & M. Lora, "Opioid Crisis Sending Thousands of Children into Foster Care", *The Hill*, 20 jun. 2018.
26. D. Michaels & C. Levine, "Estimates of the Number of Motherless Youth Orphaned by AIDS in the United States", *The Journal of the American Medical Association*, v. 268, p. 3.456-61, 1992.
27. B. Meier, *Pain Killer*. Nova York: Random House, 2018.
28. Commonwealth of Massachusetts vs. Purdue Pharma L. P. *et al.*, First Amended Complaint and Jury Demand, 2019. Disponível em: https://www.documentcloud.org/documents/5715954-Massachusetts-AGO-Amended-Complaint-2019-01-31.html.
29. M. K. Delgado, Y. Huang, Z. Meisel *et al.*, "National Variation in Opioid Prescribing and Risk of Prolonged Use for Opioid-Naive Patients Treated in the Emergency Department for Ankle Sprains", *Annals of Emergency Medicine*, v. 72, n. 4, p. 389-400, 2018.
30. C. M. Jones, P. G. Lurie & D. C. Throckmorton, "Effect of U. S. Drug Enforcement Administration's Rescheduling of Hydrocodone Combination Analgesic Products on Opioid Analgesic Prescribing", *Jama Internal Medicine*, v. 176, n. 3, p. 399-402, 2016.

7
POEIRA MORTAL

1. D. Michaels, "It Takes a Tragedy", *The Pump Handle*, 20 abr. 2007.
2. O texto da Segunda Emenda à Constituição estadunidense é conciso: "A well regulated militia, being necessary to the security of a free State, the right of the people to keep and bear arms, shall not be infringed" [Sendo uma milícia bem ordenada necessária à segurança de um Estado livre, o direito das pessoas de manter e portar armas não deve ser violado]. Há muitos debates acerca da interpretação da Segunda Emenda — aliás, aprovada em 1791 —, sobretudo se o direito de posse e porte de armas diz respeito a todos os indivíduos ou apenas às milícias, hoje equivalentes às forças policiais e militares. [N.E.]

3   J. Haughey, "Can Obama's Anti-Gun Osha Pick Be Stopped?", *Outdoor Life*, set. 2009.
4   "Permissible Exposure Limits — Annotated Tables", Occupational Safety and Health Administration, [s.d.]. Disponível em: https://www.osha.gov/dsg/annotated-pels/.
5   G. Markowitz & D. Rosner, "The Reawakening of National Concerns About Silicosis", *Public Health Reports*, v. 113, n. 4, p. 302-11, 1998.
6   Iarc Working Group on the Evaluation of Carcinogenic Risks to Humans, "Silica, some Silicates, Coal Dust and Para-Aramid Fibrils". *In*: World Health Organization, *Iarc Monographs on the Evaluation of the Carcinogenic Risks to Humans*, v. 68. Lyon: 1996, p. 1-475.
7   National Toxicology Program, *9th Report on Carcinogens*. Research Triangle Park: NTP, 2000.
8   P. Hessel, J. Gamble, J. Gee *et al.*, "Silica, Silicosis, and Lung Cancer: A Response to a Recent Working Group Report", *Journal of Occupational and Environmental Medicine*, v. 42, n. 7 p. 704-20, 2000.
9   P. A. Hessel, J. F. Gamble & M. Nicolich, "Relationship Between Silicosis and Smoking", *Scandinavian Journal of Work, Environment & Health*, v. 29, n. 5, p. 329-36, 2003.
10 Y. Liu, K. Steenland, Y. Rong *et al.*, "Exposure-Response Analysis and Risk Assessment for Lung Cancer in Relationship to Silica Exposure: A 44-Year Cohort Study of 34,018 Workers", *American Journal of Epidemiology*, v. 178, n. 9, p. 1.424-33, 2013.
11 C. Monforton, "Congressman Tells Osha Chief Not to Use 'Buzz' Words Like Cancer", *The Pump Handle*, 10 out. 2011.
12 *Idem*.
13 K. Steenland & E. Ward, "Silica: A Lung Carcinogen", *CA: A Cancer Journal for Clinicians*, v. 64, n. 1, p. 63-9, 2014.
14 L. Heinzerling, "Inside EPA: A Former Insider's Reflections on the Relationship Between the Obama EPA and the Obama White House", *Pace Environmental Law (Pelr) Review*, v. 31, n. 325, p. 1-35, 2013.
15 J. Morris, "Osha Rules on Workplace Toxics Stalled", *The Center for Public Integrity*, 4 jun. 2012.
16 "The Dukes of Workplace Hazard", *The Wall Street Journal*, 10 fev. 2014.
17 "Comments of the American Chemistry Council — Crystalline Silica Panel", American Chemistry Council, 11 fev. 2014. Disponível em: https://tinyurl.com/2p887kfw.
18 J. Plautz, "Trump's Air Pollution Adviser Actually Said That Clean Air Saves No Lives", *Mother Jones*, 27 out. 2018.
19 "Acting Administrator Wheeler Announces Science Advisors for Key Clean Air Act Committee", Environmental Protection Agency [*press release*], 10 out. 2018.
20 S. L. Sessions to J. Morrill, "Preliminary Letter Report of Environomics to the American Chemistry Council's Crystalline Silica Panel Regarding the Economic Impact of the Occupational Safety and Health Administration's Proposed Stan-

dard for Occupational Exposure to Respirable Crystalline Silica", 7 fev. 2014. Disponível em: https://tinyurl.com/2p8z9myc.

21 "Gauging Control Technology and Regulatory Impacts in Occupational Safety and Health: An Appraisal of Osha's Analytic Approach" (OTA-ENV-635), U. S. Congress, Office of Technology Assessment, 1995.

22 K. A. Mundt, T. Birk, W. Parsons *et al.*, "Respirable Crystalline Silica Exposure-Response Evaluation of Silicosis Morbidity and Lung Cancer Mortality in the German Porcelain Industry Cohort", *Journal of Occupational and Environmental Medicine*, v. 53, n. 3, p. 282-9, 2011.

23 D. Craft, J. Stone, D. Larsen, W. Alper-Pressman vs. Philip Morris Companies Inc. (case n. 002-00406-02). Disponível em: https://www.documentcloud.org/documents/2816931-Expert-Reportof-Mundt-in-Tobacco-Case.html.

24 D. Michaels, C. Monforton & P. Lurie, "Selected Science: An Industry Campaign to Undermine an Osha Hexavalent Chromium Standard", *Environmental Health: A Global Access Science Source*, v. 5, n. 5, 2006.

25 Carta da Construction Safety Coalition ao autor, 25 mar. 2015.

26 J. F. Werling, "Crystalline Silica Preliminary Economic Analysis: Industry and Macroeconomic Impacts", *Inforum*, 30 nov. 2011. Disponível em: https://www.osha.gov/silica/Employment_Analysis.pdf.

27 North America's Building Trades Unions vs. Occupational Safety and Health Administration and Chamber of Comerce of the United States, n. 16-1105, 22 dez. 2017. Disponível em: https://tinyurl.com/4eapwhp4.

28 H. Berkes, H. Jingnan & R. Benincasa, "An Epidemic Is Killing Thousands of Coal Miners. Regulators Could Have Stopped It", *All Things Considered* [podcast], 18 dez. 2018.

8
TRABALHANDO OS ÁRBITROS

1 "Draft Report on Carcinogens Background Document for Talc Asbestiform and Non-Asbestiform", National Toxicology Program, dez. 2000. Disponível em: https://ntp.niehs.nih.gov/ntp/roc/zarchive/talc/roctalcbg20001213.pdf

2 Joel Currier, "Talc Cancer Verdict of $4.6 Billion from St. Louis Jury Sends 'Very Powerful Message'", *St. Louis Post-Dispatch*, 13 jul. 2018.

3 G. Lichtenstein, "High Levels of Asbestos Found in 3 Paints and 2 Talcums Here", *The New York Times*, 6 jun. 1972.

4 R. C. Rabin & T. Hsu, "Johnson & Johnson Feared Baby Powder's Possible Asbestos Link for Years", *The New York Times*, 14 dez. 2018.

5 Para os relatórios investigativos, ver L. Girion, "Johnson & Johnson Knew for Decades that Asbestos Lurked in Its Baby Powder", *Reuters*, 14 dez. 2018; R. C. Rabin & T. Hsu, "Johnson & Johnson Feared Baby Powder's Possible Asbestos Link for

Years", *The New York Times*, 14 dez. 2018; S. Berfield, J. Feeley & M. C. Fisk, "Johnson & Johnson Has a Baby Powder Problem", *Bloomberg Businessweek*, 31 mar. 2016.

6   D. Cramer, W. Welch, R. Scully *et al.*, "Ovarian Cancer and Talc: A Case-Control Study", *Obstetrical & Gynecological Survey*, v. 37, n. 11, p. 686, 1982.

7   R. C. Rabin & T. Hsu, "Johnson & Johnson Feared Baby Powder's Possible Asbestos Link for Years", *The New York Times*, 14 dez. 2018.

8   World Health Organization, *Iarc Monographs on the Evaluation of Carcinogenic Risk of Chemicals to Humans*, v. 42, *Silica and Some Silicates*. Lyon: Iarc, 1987.

9   "Toxicology and Carcinogenesis Studies of Talc (CAS n. 14807-96-6) (Non-Asbestiform) in F344/N Rats and B6C3F1 Mice (Inhalation Studies), TR-421", National Toxicology Program, 1993.

10 S. Jarvis, "Narrative Talc — NTP Regulatory Challenge", [s.d.]. Disponível em: https://tinyurl.com/4dwh82en.

11 E. K. Ong & S. A. Glantz, "Constructing 'Sound Science' and 'Good Epidemiology': Tobacco, Lawyers, and Public Relations Firms", *American Journal of Public Health*, v. 91, n. 11, p. 1.749-57, 2001.

12 R. Zazenski to R. Bernstein, R. Meli & E. Turner, "CTFA Conference Call Minutes", 18 out. 2000. Disponível em: https://tinyurl.com/2p87xdjd; D. L. Peters to E. D. Holland, "Ingham *et al.* vs. Johnson & Johnson *et al.*", 1 dez. 2016 (contendo documento fiscal dos meses de outubro de 2000 a janeiro de 2001). Disponível em: https://tinyurl.com/276rbssc.

13 S. D. Gettings to A. P. Wehner, 18 out. 1993. Disponível em: https://tinyurl.com/4kksaxam.

14 Para uma amostra do trabalho de Wehner para a indústria do tabaco, ver E. I. Alpen, M. G. Bissell, M. J. Cline *et al.*, "Critiques of EPA External Review Draft 600/6-90/006A. Health Effects of Passive Smoking: Assessment of Lung Cancer in Adults and Respiratory Disorders in Children", Biomedical & Environmental Consultants, Inc., 1991. Disponível em: https://www.toxicdocs.org/d/xz3EKkKZ5LkXwXmaMYebLr7q0; T. Hockaday to H. Bryan, GCI Group "International Meeting in Europe on Sound Science", 9 maio 1994. Disponível em: https://www.industrydocumentslibrary.ucsf.edu/tobacco/docs/#id=yrwb0084; Biomedical & Engineering Consults, Inc., "Proposal to the R.J. Reynolds Tobacco Company", 11 nov. 1990.

15 A. P. Wehner, "Biological Effects of Cosmetic Talc", *Food and Chemical Toxicology*, v. 32, n. 12, p. 1.173-84, 1994.

16 A. P. Wehner to L. J. Loretz, 2 nov. 2000. Disponível em: https://tinyurl.com/7hevcar2.

17 R. Zazenski to E. Turner, "RE: Drafting of the Eurotalc Submission to NTP", 13 nov. 2000. Disponível em: https://tinyurl.com/5n7vesxm (grifo nosso).

18 Daniel M. Cook & Lisa A. Bero, "Identifying Carcinogens: The Tobacco Industry and Regulatory Politics in the United States", *International Journal of Health Services: Planning, Administration, Evaluation*, v. 36, n. 4, p. 747-66, 2006.

19 J. J. Tozzi to R. J. Zazenski, 27 nov. 2000. Disponível em: https://tinyurl.com/yup47pkx.

20. S. Sharma to M. Greene, "RE: Contractors", 3 out. 2011. Disponível em: https://tinyurl.com/5n8e23ab.
21. P. K. Mills, D. G. Riordan, R. D. Cress & H. A. Young, "Perineal Talc Exposure and Epithelial Ovarian Cancer Risk in the Central Valley of California", *International Journal of Cancer*, v. 112, n. 3, p. 458-64, 2004. Ver também H. Langseth, S. E. Hankinson, J. Siemiatycki & E. Weiderpass, "Perineal Use of Talc and Risk of Ovarian Cancer", *Journal of Epidemiology and Community Health*, v. 62, n. 4, p. 358-60, 2008.
22. W. G. Kelly Jr. to M. S. Wolfe, 29 nov. 2000. Disponível em: https://tinyurl.com/ycxt2yac.
23. "Summary Minutes of the National Toxicology Program Board of Scientific Counselors Report on Carcinogens Subcommittee Meeting", National Toxicology Program, 13-15 dez. 2000. Disponível em: https://ntp.niehs.nih.gov/ntp/roc/twelfth/draftbackgrounddocs/minutes20001213.pdf.
24. R. Bernstein to R. Zazenski, "RE: Summary of CRE Meeting — Dec. 15", 4 jan. 2001. Disponível em: https://tinyurl.com/rftd29dm.
25. S. Mann to S. Colamarino, C. Linares & K. O'Shaughnessy, "FW: Talc/NTP-Zazenski", 7 out. 2004. Disponível em: https://tinyurl.com/5f8xdk55.
26. S. Jarvis, "Narrative Talc — NTP Regulatory Challenge", [s.d.]. Disponível em: https://tinyurl.com/4dwh82en (elipses do texto original).
27. R. Bernstein to R. Zazenski, "RE: Summary of CRE Meeting — Dec. 15", 4 jan. 2001. Disponível em: https://tinyurl.com/rftd29dm.
28. C. Stenneler to E. Turner, R. Zazenski, D. Harris *et al.*, "RE: Confidential — NTP Update and Issues", 29 out. 2001. Disponível em: https://tinyurl.com/2wkuph9h.
29. J. J. Tozzi to K. Olden, 15 abr. 2002. Disponível em: https://tinyurl.com/247y7k94.
30. W. G. Kelly Jr. to K. Weems, U. S. Department of Health and Human Services, 3 mar. 2004. Disponível em: https://tinyurl.com/4ba5s8en.
31. R. Zazenski to S. Mann, "OMB Letter", 6 jan. 2005. Disponível em: https://tinyurl.com/mru27adw.
32. A. P. Wehner, "Cosmetic Talc Should Not Be Listed as a Carcinogen: Comments on NTP's Deliberations to List Talc as a Carcinogen", *Regulatory Toxicology and Pharmacology*, v. 36, n. 1, p. 40-50, 2002.
33. R. Zazenski to S. Mann, "More Intelligence", 12 jan. 2005. Disponível em: https://tinyurl.com/bddbw3uw.
34. P. Sterchele to S. Mann, "FW: NTP Withdraws Talc Nomination", 19 out. 2005. Disponível em: https://tinyurl.com/5n8usjht.
35. R. Penninkilampi & G. Eslick, "Perineal Talc Use and Ovarian Cancer: A Systematic Review and Meta-Analysis", *Epidemiology*, v. 29, n. 1, p. 41-9, 2018.
36. R. Bernstein to R. Zazenski, "RE: Summary of CRE Meeting — Dec. 15", 4 jan. 2001. Disponível em: https://tinyurl.com/rftd29dm.
37. Lucía Fernández, "Market Value of Glyphosate Worldwide from 2016 to 2022", Statista, 2018. Disponível em: https://www.statista.com/statistics/791062/global-glyphosate-market-value.

38 Monsanto, "Exhibit 42 — Iarc Carcinogen Rating of Glyphosate Preparedness and Engagement Plan", UCSF Chemical Industry Documents, 2015. Disponível em: https://www.industrydocumentslibrary.ucsf.edu/chemical/docs/#id=xhmn0226.

39 K. Z. Guyton, D. Loomis, Y. Grosse *et al.*, "Carcinogenicity of Tetrachlorvinphos, Parathion, Malathion, Diazinon, and Glyphosate", *The Lancet Oncology*, v. 16, n. 5, p. 490-1, 2015.

40 C. Gillam, *Whitewash: The Story of a Weed Killer, Cancer, and the Corruption of Science*. Washington: Island Press, 2017.

41 S. Foucart & S. Horel, "Glyphosate: Comment Monsanto mène sa guerre médiatique", *Le Monde*, 31 jan. 2019.

42 "Spinning Science & Silencing Scientists: A Case Study in How the Chemical Industry Attempts to Influence Science", Minority Staff Report for Members of the Committee on Science, Space & Technology, U. S. House of Representatives, fev. 2018. Disponível em: https://tinyurl.com/3sjcaynf. Muitos documentos detalhando os esforços da Monsanto para contrariar a conclusão da Iarc estão disponíveis na internet; ver, por exemplo, S. A. Glantz, "USCE Chemical Industry Documents Adds Monsanto Papers and Agrichemical Industry Documments", UCSF Center for Tobacco Control Research and Education, 19 abr. 2018. Disponível em: https://tobacco.ucsf.edu/ucsf-chemical-industry-documents-adds-monsanto-papers-and-agrichemical-industry-documents.

43 C. Hiar, "Under Fire by U. S. Politicians, World Health Organization Defends Its Claim That an Herbicide Causes Cancer", *Science*, fev. 2018.

44 "Final Statement of Reasons: Glyphosate", Office of Environmental Health Hazard Assessment, California, [s.d.]. Disponível em: https://oehha.ca.gov/media/downloads/crnr/glyphosatensrlfsor041018.pdf.

45 E. T. Chang & E. Delzell, "Systematic Review and Meta-Analysis of Glyphosate Exposure and Risk of Lymphohematopoietic Cancers", *Journal of Environmental Science and Health. Part B, Pesticides, Food Contaminants, and Agricultural Wastes*, v. 51, n. 6, p. 402-34, 2016.

46 N. Donley, B. Freese, E. Marquez *et al.* to *Critical Reviews in Toxicology*, "Dear Editors of *Critical Reviews in Toxicology*", [s.d.]. Disponível em: https://tinyurl.com/48f8zv73.

47 J. Rosenblatt, P. Waldman & L. Mulvany, "Monsanto's Role in Roundup Safety Study Is Corrected by Journal", *Bloomberg*, 27 set. 2018.

48 "Expression of Concern — 26 September 2018", *Critical Reviews in Toxicology*, v. 48, n. 10, p. 891, 2018.

9
O BUG DA VOLKSWAGEN

1. Q. Di, Y. Wang, A. Zanobetti *et al.*, "Air Pollution and Mortality in the Medicare Population", *New England Journal of Medicine*, v. 376, n. 26, p. 2.513-22, 2017.
2. J. Ewing, *Faster, Higher, Farther: The Volkswagen Scandal*. Nova York/Londres: W. W. Norton & Company, 2017.
3. Em julho de 2020, uma juíza de Michigan acatou o pedido de Schmidt para terminar de cumprir a pena na Alemanha. Ele recebeu o benefício da liberdade condicional em janeiro de 2021, depois de cumprir pouco mais de metade da sentença. [N.E.]
4. G. P. Chossière, R. Malina, A. Ashok *et al.*, "Public Health Impacts of Excess NOx Emissions from Volkswagen Diesel Passenger Vehicles in Germany", *Environmental Research Letters*, v. 12, n. 3, 2017; S. R. H. Barrett, R. L. Speth, S. D. Eastham *et al.*, "Impact of the Volkswagen Emissions Control Defeat Device on U.S. Public Health", *Environmental Research Letters*, v. 10, n. 11, 2015.
5. J. Ewing, "Audi, Admitting to Role in Diesel-Cheating Scheme, Agrees to Pay Major Fine", *The New York Times*, 16 out. 2018.
6. E. C. Evarts, "VW Bought Back 300,000 Cars After Its Dieselgate Scandal — and Now They're Sitting in 37 Parking Lots Around the U.S.", *Business Insider*, 18 abr. 2018.
7. C. Rauwald, "VW Agrees to $1.2 Billion Fine as Diesel Crisis Grinds On", *Bloomberg Wire Service*, 14 jun. 2018.
8. H. Dae-Sun, "Audi Volkswagen Korea Criticized after Publically Apologizing for Emissions Scandal", *Hankyoreh*, 8 abr., 2018.
9. R. Muncrief, "NOx Emissions from Heavy-Duty and Light-Duty Diesel Vehicles in the EU: Comparison of Real-World Performance and Current Type-Approval Requirements", International Council on Clean Transportation, 2017.
10. "EPA Notifies Fiat Chrysler of Clean Air Act Violations", U.S. Environmental Protection Agency, 12 jan. 2017.
11. G. Guillaume & L. Frost, "Renault CEO Ghosn Targeted in French Diesel Probe", *Reuters*, 15 mar. 2017.
12. A. Sage, "Peugeot Chiefs 'Approved Cheat Devices on 2m Vehicles'", *Times*, 9 set. 2017.
13. A. White, "VW, BMW, Daimler Face EU Probe Over Clean-Car Collusion", *Bloomberg*, 18 set. 2018.
14. "Our Task", European Research Group on Environment and Health in the Transport Sector, ago. 2013. Disponível em: http://web.archive.org/web/20130831020508/http://eugt.org/index.php/start-en.html.
15. F. Dohmen, V. Hackenbroch, S. Hage *et al.*, "A Monkey on Their Back: German Carmakers Have Lost All Moral Standing", *Der Spiegel*, 2 fev. 2018.
16. M. Spallek to J. McDonald, "AW:", 11 jun. 2013. Disponível em: https://tinyurl.com/3nuanp68.

17 P. Morfeld, D. A. Groneberg & M. F. Spallek, "Effectiveness of Low Emission Zones: Large Scale Analysis of Changes in Environmental NO_2, NO and NOx Concentrations in 17 German Cities", *PLoS One*, v. 9, n. 8, 2014.

18 Para informações sobre as zonas europeias de baixa emissão, ver o site Urban Access Regulations in Europe, disponível em: http://urbanaccessregulations.eu/.

19 K. S. Crump, C. Van Landingham, S. H. Moolgavkar *et al.*, "Reanalysis of the DEMS Nested Case-Control Study of Lung Cancer and Diesel Exhaust: Suitability for Quantitative Risk Assessment", *Risk Analysis*, v. 35, n. 4, p. 676-700, 2015.

20 P. Morfeld, "Diesel Exhaust in Miners Study: How to Understand the Findings?", *Journal of Occupational Medicine and Toxicology*, v. 7, n. 1, p. 10, 2012; D. Pallapies, D. Taeger, F. Bochmann & P. Morfeld, "Comment: Carcinogenicity of Diesel--Engine Exhaust (DE)", *Archives of Toxicology*, v. 87, n. 3, p. 547-9, 2013.

21 B. Stertz to L. Kata & S. Johnson, "FW: Diesel WHO Report Reaction?", 12 jun. 2012. Disponível em: https://tinyurl.com/yc8z7dw8.

22 F. Dohmen, V. Hackenbroch, S. Hage *et al.*, "A Monkey on Their Back: German Carmakers Have Lost All Moral Standing", *Der Spiegel*, 2 fev. 2018.

23 Acordo assinado entre Europäische Forschungsvereinigung für Umwelt und Gesundheit im Transportsektor (EUGT) e Lovelace Respiratory Research Institute (LRRI). Disponível em: https://tinyurl.com/4n5uea5w.

24 F. Davidoff, C. D. DeAngelis, J. M. Drazen *et al.*, "Sponsorship, Authorship, and Accountability", *New England Journal of Medicine*, v. 345, n. 11, p. 825-7, 2001.

25 J. Ewing, "10 Monkeys and a Beetle: Inside VW's Campaign for 'Clean Diesel'", *The New York Times*, 25 jan. 2018.

26 J. McDonald to M. Spallek, "RE: Scanned Image from Gilligan", 10 abr. 2014. Disponível em: https://tinyurl.com/2p9pp2d4.

27 H. Irshad to J. McDonald, "FW: Drive Recorder — Signal Booster", 10 nov. 2014. Disponível em: https://tinyurl.com/22shvper.

28 "Videotaped Deposition of Stuart Johnson", Volkswagen "Clean Diesel" Litigation, 8 ago. 2017. Disponível em: https://tinyurl.com/yjmnwrfv.

29 "Continued Videotaped Deposition of Jacob McDonald", Volkswagen "Clean Diesel" Litigation, 16 ago. 2017. Disponível em: https://tinyurl.com/4wjy8kw5.

30 F. Dohmen, V. Hackenbroch, S. Hage *et al.*, "A Monkey on Their Back: German Carmakers Have Lost All Moral Standing", *Der Spiegel*, 2 fev. 2018.

31 "Continued Videotaped Deposition of Jacob McDonald", Volkswagen "Clean Diesel" Litigation, 16 ago. 2017. Disponível em: https://tinyurl.com/4wjy8kw5.

32 J. Brower to M. Doyle-Eisele, H. Irshad & J. McDonald, "RE: EUGT abstract", 7 out. 2015. Disponível em: https://tinyurl.com/mum9tn8e.

33 J. Brower, H. Irshad, M. Doyle-Eisele *et al.*, "Exposures to Old Technology Diesel Emissions to Evaluate Biological Response in Non-Human Primates", *Society of Toxicology Annual Meeting*, New Orleans, 2016. Disponível em: http://www.toxicology.org/events/am/AM2016/docs/2016_LB_Supplement.pdf.

34 J. Brower to J. McDonald, "EUGT Report", 25 nov. 2015. Disponível em: https://tinyurl.com/y222pe5x.

35 P. Morfeld & M. Spallek, "Diesel Engine Exhaust and Lung Cancer Risks Evaluation of the Meta-Analysis by Vermeulen *et al.* 2014", *Journal of Occupational Medicine and Toxicology*, v. 10, n. 1, 2015; P. Morfeld, U. Keil & M. Spallek, "The European 'Year of the Air': Fact, Fake or Vision?", *Archives of Toxicology*, v. 87, n. 12, p. 2.051-5, 2013.

36 N. Sawyer to J. Maestas, "EUGT", 17 ago. 2016. Disponível em: https://tinyurl.com/5n7ra47h.

37 "Continued videotaped deposition of Jacob McDonald", Volkswagen "Clean Diesel" Litigation, 31 out. 2017. Disponível em: https://tinyurl.com/4wjy8kw5.

38 J. McDonald to M. J. Campen, "FY14-050_EUGT NHP Diesel Report_23Nov2015", 29 ago. 2016. Disponível em: https://tinyurl.com/mv3prrw2.

39 J. McDonald to M. Spallek, "RE: New Proposal Diesel Inhalation Study", 8 fev. 2017. Disponível em: https://tinyurl.com/s2ktedua.

40 J. Ewing, "10 Monkeys and a Beetle: Inside VW's Campaign for 'Clean Diesel'", *The New York Times*, 25 jan. 2018.

41 J. McDonald to M. Spallek, "RE: New Proposal Diesel Inhalation Study", 8 fev. 2017. Disponível em: https://tinyurl.com/s2ktedua (elipses do texto original).

42 J. McDonald to S. Johnson, 30 jun. 2017. Disponível em: https://tinyurl.com/3z92pz8f.

43 "German Automakers Condemn Diesel Tests on Monkeys", *Deutsche Welle*, 28 jan. 2018.

44 S. Marks & J. Posaner, "Monkeygate Doctor Says Car Firms Were Not Kept in Dark", *Politico*, 31 jan. 2018; "Automanager Should Have Approved Test", *Der Spiegel*, 30 jan. 2018.

45 Queixa da U.S. Securities and Exchange Commission disponível em: https://www.sec.gov/files/complaint-2019-03-14_0.pdf.

46 B. Vlasic, "Volkswagen Engineer Gets Prison in Diesel Cheating Case", *The New York Times*, 25 ago. 2017.

47 J. Ewing, "Audi, Admitting to Role in Diesel-Cheating Scheme, Agrees to Pay Major Fine", *The New York Times*, 16 out. 2018.

10
A MÁQUINA DO NEGACIONISMO CLIMÁTICO

1 S. Begley, "The Truth About Denial", *Newsweek*, v. 150, n. 7, p. 20-7, 13 ago. 2007.

2 G. Monbiot, "Climate Breakdown", 4 out. 2013. Disponível em: https://www.monbiot.com/2013/10/04/climate-breakdown/.

3 Termo usado no chamado mercado de carbono, refere-se a um sistema de cálculo em que as emissões são apontadas em cotas para cada empresa ou país, estabelecendo-se um teto para cada emissor. Aqueles que não alcançam o teto podem

vender cotas para aqueles que ultrapassam o teto, idealmente equilibrando o cálculo, ao fim. [N.T.]

4 "Testimony by Diana Furchtgott-Roth on Climate Change", Manhattan Institute for Policy Research, 18 jul. 2013.

5 D. Furchtgott-Roth, "New Congress Breaks into Action with Smart Bills", Manhattan Institute for Policy Research Economics, 17 abr. 2015.

6 National Oceanic and Atmospheric Administration, *Global Climate Report — Annual 2018*. Silver Spring: National Oceanic and Atmospheric Administration, 2018. Disponível em: https://www.ncdc.noaa.gov/sotc/global/201813.

7 J. Cook, N. Oreskes, P. T. Doran *et al.*, "Consensus on Consensus: A Synthesis of Consensus Estimates on Human-Caused Global Warming", *Environmental Research Letters*, v. 11, n. 4, 2016.

8 S. J. Inhofe, *The Greatest Hoax: How the Global Warming Conspiracy Threatens Your Future*. Nova York: Midpoint Trade Books, 2012.

9 R. Savransky, "Dem Senator: GOP the Only Major Political Party Dedicated to Making Climate Change Worse", *The Hill*, 8 abr. 2018.

10 Vice-presidente de Bill Clinton (1995-2001), Al Gore ficou conhecido por seu ativismo ambientalista, com destaque para o livro *Uma verdade inconveniente* (Manole, 2006), que serviu de base para um documentário homônimo. [N.E.]

11 C. Borick, B. G. Rabe, N. B. Fitzpatrick & S. B. Mills, "As Americans Experienced the Warmest May on Record Their Acceptance of Global Warming Reaches a New High", *Issues in Energy and Environmental Policy*, n. 37, jul. 2018.

12 G. Will *apud* B. Dawson, "The Beat: The Roots of Conservatives' Environmental View", *Society of Environmental Journalists*, 15 nov. 2008.

13 N. Oreskes & E. M. Conway, *Merchants of Doubt*. Nova York: Bloomsbury Press, 2010, p. 129.

14 "Testimony of Dr. S. Fred Singer, Atmospheric Physicist; President, the Science & Environmental Policy Project: To the House Commerce Committee Subcommittee on Oversight and Investigations", Science & Environmental Policy Project, 1º ago. 1995. Disponível em: https://research.greenpeaceusa.org/?a=download&d=3326.

15 "The Montreal Protocol on Substances That Deplete the Ozone Layer", U. S. Department of State, [s.d.]. Disponível em: https://2009-2017.state.gov/e/oes/eqt/chemicalpollution/83007.htm.

16 J. Tozzi, "Multinational Business Services Inc., to J. Boland, T. Borelli, and T. Lattanzio", 29 dez. 1993. Disponível em: https://www.industrydocumentslibrary.ucsf.edu/tobacco/docs/#id=kmxg0117.

17 G. Vaidyanathan, "Think Tank That Cast Doubt on Climate Change Science Morphs into Smaller One", *E&E News*, 10 dez. 2015.

18 CO_2 Coalition, disponível em: http://co2coalition.org/.

19 G. Supran & N. Oreskes, "Assessing ExxonMobil's Climate Change Communications (1977-2014)", *Environmental Research Letters*, v. 12, n. 8, 2017; "Shell Climate Documents", Climate Investigators Center, [s.d.]. Disponível em: https://climateinvestigations.org/shell-oil-climate-documents/; B. Franta, "Early Oil

Industry Knowledge of CO_2 and Global Warming", *Nature Climate Change*, v. 8, n. 12, p. 1.024-5, 2018.

20 J. Mayer, *Dark Money*. Nova York: Doubleday, 2016.

21 O termo *astroturfing* se refere à prática de ocultar quem está por trás de uma mensagem ou organização, para fazer parecer que esta se originou como movimento espontâneo na sociedade. Já o termo *greenwashing* pode ser traduzido como "maquiagem verde" — a prática de empreender campanhas de marketing e relações públicas para fazer parecer que determinada organização possui um grau de responsabilidade ambiental que não condiz com a realidade. [N.E.]

22 J. Nesbit, *Poison Tea: How Big Oil and Big Tobacco Invented the Tea Party and Captured the GOP*. Nova York: St. Martin's Press, 2016; A. Fallin, R. Grana & S. A. Glantz, "'To Quarterback Behind the Scenes, Third-Party Efforts': The Tobacco Industry and the Tea Party", *Tobacco Control*, v. 23, n. 4, p. 322-31, 2014.

23 "About", Mackinac Center for Public Policy, [s.d.]. Disponível em: https://www.mackinac.org/about. O financiamento das indústrias Koch está documentado em "Mackinac Center for Public Policy", *Sourcewatch*, [s.d.]. Disponível em: https://www.sourcewatch.org/index.php/Mackinac_Center_for_Public_Policy.

24 "Koch Industries: Subsidy Tracker Parent Company Summary", Subsidy Tracker, [s.d.]. Disponível em: https://subsidytracker.goodjobsfirst.org/parent/koch-industries.

25 Grupo de ativistas conservadores que se tornaram um guarda-chuva para muitas causas diferentes e para manifestantes furiosos. O Tea Party tem três princípios centrais, em geral: limitação fiscal, governo reduzido e livre mercado [N.T.]

26 Referência à revolta de 1773 em reação aos novos impostos criados pela Inglaterra para os colonos estadunidenses. Os colonos se misturaram aos trabalhadores portuários em Boston e lançaram ao mar todo o carregamento de chá da Companhia das Índias (45 toneladas). [N.T.]

27 J. Nesbit, *Poison Tea: How Big Oil and Big Tobacco Invented the Tea Party and Captured the GOP*. Nova York: St. Martin's Press, 2016; A. Fallin, R. Grana & S. A. Glantz, "'To Quarterback Behind the Scenes, Third-Party Efforts': The Tobacco Industry and the Tea Party", *Tobacco Control*, v. 23, n. 4, p. 322-31, 2014.

28 E. Scheyder, "Exxon CEO Urges New York Prosecutor to Rethink Climate Change Probe", *Reuters*, 30 maio. 2018.

29 E. Negin, "Why is ExxonMobil Still Funding Climate Science Denier Groups?", *The Equation*, 31 ago. 2018.

30 R. J. Brulle, "The Climate Lobby: A Sectoral Analysis of Lobbying Spending on Climate Change in the USA, 2000 to 2016", *Climatic Change*, v. 149, n. 3-4, p. 289-303, 2018.

31 A. Parker, P. Rucker & M. Birnbaum, "Inside Trump's Climate Decision: After Fiery Debate, He 'Stayed Where He's Always Been'", *The Washington Post*, 2 jun. 2017.

32 Decisão da Suprema Corte dos Estados Unidos que afirmou que corporações são pessoas, removendo limites de contribuição para campanhas. [N.T.]

33 C. Davenport & E. Lipton, "How G.O.P. Leaders Came to View Climate Change as Fake Science", *The New York Times*, 3 jun. 2017.
34 E. Bolstad, "How Steve Bannon Is Shaping Trump's Views on 'Climate Change'", *E&E News*, 18 nov. 2016.
35 "Will Washington Post's Hiring of Former WSJ Opinion Editor Bring Climate Deniers to its Pages?", *DeSmog*, 31 maio 2018.
36 S. Waldman, "Lawmaker Says Tumbling Rocks Are Causing Seas to Rise", *Science*, 17 maio 2018.

11
DOENTIAMENTE DOCE

1 A. M. Brandt, *The Cigarette Century*. Nova York: Basic Books, 2007.
2 R. Hockett, "Application to the Tirc", 4 jan. 1954. Disponível em: https://www.industrydocumentslibrary.ucsf.edu/tobacco/docs/#id=mgjn0041.
3 C. E. Kearns, L. A. Schmidt & S. A. Glantz, "Sugar Industry and Coronary Heart Disease Research: A Historical Analysis of Internal Industry Documents", *Jama Internal Medicine*, v. 176, n. 11, p. 1.729, 2016.
4 H. B. Hass, "What's New in Sugar Research?", *Proceedings of the American Society of Sugar Beet Technologists*, v. 8, parte I, 1954. Disponível em: https://tinyurl.com/4c56z83e.
5 R. B. McGandy, D. M. Hegsted & F. J. Stare, "Dietary Fats, Carbohydrates and Atherosclerotic Vascular Disease", *New England Journal of Medicine*, v. 277, n. 4, p. 186-92, 1967; R. B. McGandy, D. M. Hegsted & F. J. Stare, "Dietary Fats, Carbohydrates and Atherosclerotic Vascular Disease", *New England Journal of Medicine*, v. 277, n. 5, p. 245-7, 1967.
6 C. E. Kearns, L. A. Schmidt & S. A. Glantz, "Sugar Industry and Coronary Heart Disease Research: A Historical Analysis of Internal Industry Documents", *Jama Internal Medicine*, v. 176, n. 11, p. 1.729, 2016.
7 M. Nestle, "Food Industry Funding of Nutrition Research: The Relevance of History for Current Debates", *Jama Internal Medicine*, v. 176, n. 11, p. 1.685-6, 2016.
8 D. M. Johns & G. M. Oppenheimer, "Was There Ever a 'Sugar Conspiracy'?", *Science*, v. 359, n. 6.377, p. 747-50, 16 fev. 2018.
9 P. Barlow, P. Serôdio, G. Ruskin *et al.*, "Science Organisations and Coca-Cola's 'War' with the Public Health Community: Insights from an Internal Industry Document", *Journal of Epidemiology & Community Health*, v. 72, n. 9, p. 1-3, 2018.
10 R. Applebaum to S. Blair, G. Hand, J. C. Peters *et al.*, "Proposal for establishment of the Global Energy Balance Network", 9 jul. 2014. Disponível em: https://usrtk.org/wp-content/uploads/2018/03/Establishing-the-GEBN.pdf.

11 "The Global Energy Balance Network: Getting the Word Out", Share WIK, 2014. Disponível em: https://web.archive.org/web/20150820204330/http://www.sharewik.com/portfolio-items/the-global-energy-balance-getting-the-word-out/.
12 A. O'Connor, "Coca-Cola Funds Scientists Who Shift Blame for Obesity Away From Bad Diets", *The New York Times*, 9 ago. 2015.
13 A. O'Connor, "Research Group Funded by Coca-Cola to Disband", *The New York Times*, 1º dez. 2015.
14 A. O'Connor, "Coke Spends Lavishly on Pediatricians and Dietitians", *The New York Times*, 28 set. 2015.
15 P. Matos Serodio, D. Stuckler, M. Mckee & D. Cohen, "OP76 Corporate Funding of Scientific Research: A Case Study of Coca-Cola", *Journal of Epidemiology and Community Health*, v. 70, n. S1, p. A43, 2016.
16 M. F. Jacobson & W. Willett, "Coke's Skewed Message on Obesity: Drink Coke. Exercise More", *The New York Times*, 13 ago. 2015.
17 D. C. Wilks, S. J. Sharp, U. Ekelund *et al.*, "Objectively Measured Physical Activity and Fat Mass in Children: A Bias-Adjusted. Meta-Analysis of Prospective Studies", *PLoS One*, v. 6, n. 2, 2011; C. Cook & D. Schoeller, "Physical Activity and Weight Control: Conflicting Findings", *Current Opinion in Clinical Nutrition and Metabolic Care*, v. 14, n. 5, p. 419-24, 2011.
18 S. Caprio, "Calories from Soft Drinks — Do They Matter?", *New England Journal of Medicine*, v. 367, n. 15, p. 1.462-3, 2012.
19 "Beverage Industry Addresses Sugar-Sweetened Beverages and Obesity Articles in the New England Journal of Medicine", BevNet, 26 set. 2012 (grifo nosso).
20 C. Choi, "Nutrition for Sale: How Candy Makers Shape Nutrition Science", *Chicago Tribune*, 2 jun. 2016.
21 D. Schillinger, J. Tran, C. Mangurian & C. Kearns, "Do Sugar-Sweetened Beverages Cause Obesity and Diabetes? Industry and the Manufacture of Scientific Controversy", *Annals of Internal Medicine*, v. 165, n. 12, p. 895-7, 2016.
22 L. I. Lesser, C. B. Ebbeling, M. Goozner *et al.*, "Relationship Between Funding Source and Conclusion Among Nutrition-Related Scientific Articles", *PLoS Medicine*, v. 4, n. 1, 2007.
23 E. A. Litman, S. L. Gortmaker, C. B. Ebbeling & D. S. Ludwig, "Source of Bias in Sugar-Sweetened Beverage Research: A Systematic Review", *Public Health Nutrition*, v. 21, n. 12, p. 2.345-50, 2018.
24 M. Bes-Rastrollo, M. B. Schulze, M. Ruiz-Canela & M. A. Martinez-Gonzalez, "Financial Conflicts of Interest and Reporting Bias Regarding the Association Between Sugar-Sweetened Beverages and Weight Gain: A Systematic Review of Systematic Reviews", *PLoS Medicine*, v. 10, n. 12, 2013; J. Massougbodji, Y. Le Bodo, R. Fratu & P. De Wals, "Reviews Examining Sugar-Sweetened Beverages and Body Weight: Correlates of Their Quality and Conclusions", *American Journal of Clinical Nutrition*, v. 99, n. 5, p. 1.096-104, 2014. Para mais informações sobre o efeito do financiamento em estudos sobre alimentos, ver M. Nestle, *Unsavory Truth: How Food Companies Skew the Science of What We Eat*. Nova York: Basic

Books, 2018 [Ed. bras.: *Uma verdade indigesta: como a indústria alimentícia manipula a ciência do que comemos*. Trad. Heloisa Menzen. São Paulo: Elefante, 2019].

25   S. Lerner, "The Teflon Toxin Part 2: The Teflon Toxin", *The Intercept*, 17 ago. 2015.

26   G. M. Williams, M. Aardema, J. Acquavella *et al*., "A Review of the Carcinogenic Potential of Glyphosate by Four Independent Expert Panels and Comparison to the Iarc Assessment", *Critical Reviews in Toxicology*, v. 46, n. S1, p. 3-20, 2016; J. Acquavella, D. Garabrant, G. Marsh *et al*., "Glyphosate Epidemiology Expert Panel Review: A Weight of Evidence Systematic Review of the Relationship Between Glyphosate Exposure and Non-Hodgkin's Lymphoma or Multiple Myeloma", *Critical Reviews in Toxicology*, v. 46, n. S1, 2016.

27   E. Conneely, American Chemistry Council, to dr. M. A. Danello, U.S. Consumer Product Safety Commission, 9 set. 2014. Disponível em: https://www.cpsc.gov/s3fs-public/2014-09-09_ACC_Letter_to_CPSC_Dr_Danello.pdf.

28   D. L. Weed, M. D. Althuis & P. J. Mink, "Quality of Reviews on Sugar-Sweetened Beverages and Health Outcomes: A Systematic Review", *American Journal of Clinical Nutrition*, v. 94, n. 5, p. 1.340-7, 2011.

29   V. S. Malik & F. B. Hu, "Sugar-Sweetened Beverages and Health: Where Does the Evidence Stand?", *American Journal of Clinical Nutrition*, v. 94, n. 5, p. 1.161-2, 2011.

30   "2015 Dietary Guidelines for Americans Recommendation for Added Sugars Intake: Agenda Based, Not Science Based", The Sugar Association, 7 jan. 2016.

31   M. Nestle, "Food Industry Funding of Nutrition Research: The Relevance of History for Current Debates", *Jama Internal Medicine*, v. 176, n. 11, p. 1.685-6, 2016. Para mais informações sobre o importante trabalho da autora, ver também M. Nestle, "Food Company Sponsorship of Nutrition Research and Professional Activities: A Conflict of Interest?", *Public Health Nutrition*, v. 4, n. 5, p. 1.015-22, 2001; M. Nestle, *Unsavory Truth: How Food Companies Skew the Science of What We Eat*. Nova York: Basic Books, 2018. [Ed. bras.: *Uma verdade indigesta: como a indústria alimentícia manipula a ciência do que comemos*. São Paulo: Elefante, 2019.]

32   J. Belluz, "Dark Chocolate Is Now a Health Food. Here's How That Happened", *Vox*, 20 ago. 2018.

33   E. Wyatt, "Regulators Call Health Claims in Pom Juice Ads Deceptive", *The New York Times*, 27 set. 2010.

34   L. Hurley, "U.S. Top Court Rejects POM Wonderful Appeal over Ads", *Reuters*, 2 maio 2016.

35   K. D. Brownell & K. E. Warner, "The Perils of Ignoring History: Big Tobacco Played Dirty and Millions Died. How Similar Is Big Food?", *Milbank Quarterly*, v. 87, n. 1, p. 259-94, 2009.

36   "Research and Promotion", United States Department of Agriculture, [s.d.]. Disponível em: https://www.ams.usda.gov/rules-regulations/research-promotion.

37   "Economic Trends in Tobacco", Centers for Disease Control and Prevention, 4 maio 2018. Disponível em: https://www.cdc.gov/tobacco/data_statistics/fact_sheets/economics/econ_facts/index.htm.

38 K. D. Brownell, T. Farley, W. C. Willett *et al*., "The Public Health and Economic Benefits of Taxing Sugar-Sweetened Beverages", *New England Journal of Medicine*, v. 361, n. 16, p. 1.599-605, 2009.

39 M. Nestle, *Soda Politics: Taking on Big Soda (and Winning)*. Nova York: Oxford University Press, 2015.

40 S. A. Roache & L. O. Gostin, "The Untapped Power of Soda Taxes: Incentivizing Consumers, Generating Revenue, and Altering Corporate Behavior", *International Journal of Health Policy and Management*, v. 6, n. 9, p. 489-93, 2017; C. Sorensen, A. Mullee & H. Duncan, "Soda Taxes: Old and New", *Tax Advisor*, 1º jun. 2017.

41 M. A. Cochero, J. R. Rivera-Dommarco, B. N. Popkin & S. W. Ng, "In Mexico, Evidence of Sustained Consumer Response Two Years after Implementing a Sugar-Sweetened Beverage Tax", *Health Affairs*, v. 36, n. 3, p. 564-71, 2017.

42 J. Falbe, H. R. Thompson, C. M. Becker *et al*., "Impact of the Berkeley Excise Tax on Sugar Sweetened Beverage Consumption", *American Journal of Public Health*, v. 106, n. 10, p. 1.865-71, 2016.

43 Y. Zhong, A. H. Auchincloss, B. K. Lee & G. P. Kanter, "The Short-Term Impacts of the Philadelphia Beverage Tax on Beverage Consumption", *American Journal of Preventive Medicine*, v. 55, n. 1, p. 26-34, 2018.

44 C. Sorensen, A. Mullee & H. Duncan, "Soda Taxes: Old and New", *Tax Advisor*, 1º jun. 2017.

45 "The Economic Impact of the Soft Drinks Levy: Final Report", Oxford Economics, ago. 2016. Disponível em: http://www.britishsoftdrinks.com/write/MediaUploads/Publications/The_Economic_Impact_of_the_Soft_Drinks_Levy.pdf.

46 B. Richardson & T. van Rens, "Case Against Soft Drink Levy Is Sugar Coated", *The Conversation*, 27 set. 2016.

12
A LINHA PARTIDÁRIA

1 A. Waters & E. J. Dionne. "Is Anti-Intellectualism Ever Good for Democracy?", *Dissent*, inverno 2019.

2 "Grothman: More Funding for Anti-Smoking Efforts Is Absurd [transcript]", *Wisconsin Radio Network*, 6 set. 2007. Disponível em: https://www.wrn.com/2007/09/grothman-more-funding-for-anti-smoking-efforts-is-absurd.

3 P. Marley, S. Walters & S. Forster, "Assembly, Senate Pass Indoor Smoking Ban", *Milwaukee Journal Sentinel*, 13 maio 2009.

4 A. Kaczynski & C. Massie, "Mike Pence Compared Health Risks of Tobacco to Candy in 1997 Op-Ed", *BuzzFeed*, 18 jul. 2016.

5 A. Kaczynski, "Smoking Doesn't Kill' and Other Great Old Op-Eds from Mike Pence", *BuzzFeed*, 31 mar. 2015.

6   A. S. L. Rodrigues, A. Charpentier, D. Bernal-Casasola *et al.*, "Forgotten Mediterranean Calving Grounds of Grey and North Atlantic Right Whales: Evidence from Roman Archaeological Records", *Proceedings of the Royal Society B: Biological Sciences*, v. 285, n. 1.882, 2018.
7   "Republican Platform 2016: Republican National Convention", Republican Party, 18 jul. 2016. Disponível em: https://www.presidency.ucsb.edu/documents/2016-republican-party-platform.
8   "Countering Truth Decay", Rand Corporation, [s.d.]. Disponível em: https://www.rand.org/research/projects/truth-decay.html.
9   R. A. Charo, "Alternative Science and Human Reproduction", *New England Journal of Medicine*, v. 377, n. 4, p. 309-11, 2017.
10 K. Dilanian & M. Memoli, "Top Trump Campaign Aide Clovis Spoke to Mueller Team, Grand Jury", *NBC News*, 31 out. 2017.
11 "Fueling Freedom Project", Texas Public Policy Foundation, [s.d.]. Disponível em: https://web.archive.org/web/20161113225315/http://fuelingfreedomproject.com/.
12 K. Hartnett White, "Energy and Freedom", Texas Public Policy Foundation, 10 jun. 2014. Disponível em: https://www.texaspolicy.com/energy-and-freedom/.
13 D. Michaels, E. Bingham, L. Boden *et al.*, "Advice Without Dissent", *Science*, v. 298, n. 5.594, p. 703, 2002.
14 D. Wray, "TCEQ Scientist Says the Smog Is Fine Because Texans Stay Indoors", *Houston Press*, 22 out. 2014. Disponível em: https://web.archive.org/web/20160325061946/https://www.houstonpress.com/news/tceq-scientist-says-the-smog-is-fine-because-texans-stay-indoors-6719701.
15 Partículas de poeira muito finas, com 2,5 micrômetros de diâmetro ou menos. [N.E.]
16 L. A. Cox Jr., "Do Causal Concentration-Response Functions Exist? A Critical Review of Associational and Causal Relations Between Fine Particulate Matter and Mortality", *Critical Reviews in Toxicology*, v. 47, n. 7, p. 609-37, 2017; L. A. Cox Jr., "The EPA's Next Big Economic Chokehold", *The Wall Street Journal*, 1º set. 2015.
17 T. Cox, "MSHA's Quantitative Risk assessment (QRA) of RCMD: Current Flaws and Possible Fixes", The National Mining Association, 15 fev. 2011.
18 Bactéria que afeta o trato digestivo, causando colite, com sintomas de febre e diarreia. [N.E.]
19 P. Collignon, H. C. Wegener, H. P. Braam & C. Butler, "Reply to Cox", *Clinical Infectious Diseases*, v. 42, n. 7, p. 1.053-4, 2006. A decisão final do Comissário da FDA pode ser encontrada em: "Final Decision of the Commissioner" (Docket n. 2000N-1571), Department of Health and Human Services, U.S. Food and Drug Admnistration, 2000. Disponível em: https://www.regulations.gov/document?D=FDA-2000-N-0109-0137.
20 "The Los Alamos National Laboratory Site-Wide Environmental Impact Statement Process", The United States Department of Energy, [s.d.]. Disponível em: https://www.energy.gov/sites/prod/files/EIS-0238-FEIS-01-1999.pdf.
21 "National Environmental Policy Act: Lessons Learned", The United States Department of Energy Quartely Report, 1º jun. 2000. Disponível em: https://www.energy.gov/sites/prod/files/LLQR-2000-Q2_0.pdf.

22 C. Horner to T. N. Hyde & R. Tompson, "Federal Agency Science", 23 dez. 1996. Disponível em: https://www.documentcloud.org/documents/3445520-Horner-to-RJR-Reynolds-1996-Bracewell-Giuliani.html#document/p1.
23 D. Michaels & T. Burke, "The Dishonest HONEST Act", *Science*, v. 356, n. 6.342, p. 989, 2017.
24 "HR 1030 Secret Science Reform Act of 2015", Congressional Budget Office Cost Estimate, 11 mar. 2015. Disponível em: https://www.cbo.gov/sites/default/files/114th-congress-2015-2016/costestimate/hr1030.pdf.
25 "HR 1430 Honest and Open New EPA Science Treatment (HONEST) Act of 2017", Congressional Budget Office Cost Estimate, 29 mar. 2017. Disponível em: https://www.cbo.gov/system/files?file=115th-congress-2017-2018/costestimate/hr1430.pdf (grifo nosso).
26 S. Reilly, "Pentagon Fires a Warning Shot Against EPA's 'Secret Science' Rule", *Science*, 28 ago. 2018.
27 D. Cutler & F. Dominici, "A Breath of Bad Air: Cost of the Trump Environmental Agenda May Lead to 80,000 Extra Deaths Per Decade", *Journal of the American Medical Association*, v. 319, n. 22, p. 2.261-2, 2018.

13
CIÊNCIA À VENDA

1 D. Barnes & L. Bero, "Why Review Articles on the Health Effects of Passive Smoking Reach Different Conclusions", *Journal of the American Medical Association*, v. 279, n. 19, p. 1.566-70, 1998; D. E. Barnes & L. A. Bero, "Scientific Quality of Original Research Articles on Environmental Tobacco Smoke", *Tobacco Control*, v. 6, n. 1, p. 19-26, 1997.
2 R. Smith, "Medical Journals Are an Extension of the Marketing Arm of Pharmaceutical Companies", *PLoS Medicine*, v. 2, n. 5, 2005.
3 D. Mukherjee, S. E. Nissen & E. J. Topol, "Risk of Cardiovascular Events Associated with Selective COX-2 Inhibitors", *Journal of the American Medical Association*, v. 286, n. 8, p. 954-9, 2001.
4 M. A. Konstam, M. R. Weir, A. Reicin *et al.*, "Cardiovascular Thrombotic Events in Controlled, Clinical Trials of Rofecoxib", *Circulation*, v. 104, n. 19, p. 2.280-8, 2001.
5 M. A. Konstam & L. A. Demopoulos, "Cardiovascular Events and COX-2 Inhibitors", *Journal of the American Medical Association*, v. 286, n. 22, p. 2.809, 2001.
6 D. Graham, D. Campen, R. Hui *et al.*, "Risk of Acute Myocardial Infarction and Sudden Cardiac Death in Patients Treated with Cyclo-Oxygenase 2 Selective and Non-Selective Non-Steroidal Anti-Inflammatory Drugs: Nested Case-Control Study", *The Lancet*, v. 365, n. 9.458, p. 475-81, 2005.
7 H. M. Krumholz, J. S. Ross, A. H. Presler & D. S. Egilman, "What Have We Learnt from Vioxx?", *British Medical Journal*, v. 334, n. 7.585, p. 120-3, 2007.

8   G. D. Curfman, S. Morrissey & J. M. Drazen, "Expression of Concern: Bombardier *et al.*, 'Comparison of Upper Gastrointestinal Toxicity of Rofecoxib and Naproxen in Patients with Rheumatoid Arthritis'", *New England Journal of Medicine*, v. 343, p. 1.520-8, 2000; G. D. Curfman, S. Morrissey & J. M. Drazen, "Expression of Concern Reaffirmed", *New England Journal of Medicine*, v. 354, p. 1.193, 2006.

9   R. Hersher, "Top EPA Science Advisor Has History of Questioning Pollution Research", *All Things Considered* [podcast], 14 fev. 2018.

10 J. J. Zou, "How the Oil Industry Set Out to Undercut Clean Air", *The Center for Public Integrity*, 12 dez. 2017.

11 J. E. Goodman, K. Zu, C. T. Loftus *et al.*, "Short-Term Ozone Exposure and Asthma Severity: Weight-of-Evidence Analysis", *Environmental Research*, v. 160, p. 391-7, 2018.

12 K. Zu, L. Shi, R. L. Prueitt *et al.*, "Critical Review of Long-Term Ozone Exposure and Asthma Development", *Inhalation Toxicology*, v. 30, n. 3, p. 99-113, 2018.

13 J. E. Goodman, S. N. Sax, S. Lange & L. R. Rhomberg, "Are the Elements of the Proposed Ozone National Ambient Air Quality Standards Informed by the Best Available Science?", *Regulatory Toxicology and Pharmacology*, v. 72, n. 1, p. 134-40, 2015.

14 N. Satija, "Texas Leading Challenge to New Smog Standards", *Texas Tribune*, 26 jun. 2015. Para as submissões da Gradient à Agência de Proteção Ambiental, ver R. Prueitt, D. Dodge, J. E. Goodman *et al.*, "Comments on U.S. EPA's Proposed Reconsideration of the 2008 NAAQS for Ozone", 2 fev. 2009. Disponível em: https://tinyurl.com/39nczpbj; S. Sax, "The Exposure and Risk Assessment Results Do Not Support Lowering the Ozone NAAQS", 29 jan. 2015. Disponível em: https://tinyurl.com/ef4ypvdy.

15 "New Findings on Lead Particles Mean Lower Absorption Rates", Batteries International, 7 set. 2017. Disponível em: http://www.batteriesinternational.com/2017/09/07/new-findings-on-lead-particles-mean-lower-absorption-rates/.

16 Ver http://www.blackwellsettlement.com/uploads/BRIEF_EXHIBIT_B__Findings_of_Fact_and_Conclusions_of_Law_and_Order_Granting_Plaintiffs_Motion_for_C_1_.pdf; T. Bowers, P. Drivas & R. Mattuck, "Prediction of Soil Lead Recontamination Trends with Decreasing Atmospheric Deposition", *Soil and Sediment Contamination: An International Journal*, v. 23, n. 6, p. 691-702, 2014.

17 "Meeting Record Regarding: Lead NAAQS", White House Office of Management and Budget, 2 out. 2008. Disponível em: https://obamawhitehouse.archives.gov/omb/oira_2060_meetings_792/.

18 D. A. Rossignol, S. J. Genuis & R. E. Frye, "Environmental Toxicants and Autism Spectrum Disorders: A Systematic Review", *Translational Psychiatry*, v. 4, n. 2, 2014; M. Arora, A. Reichenberg, C. Willfors *et al.*, "Fetal and Postnatal Metal Dysregulation in Autism", *Nature Communications*, v. 8, 2017.

19 Gradient, "Science and Strategies for Health and the Environment". Disponível em: https://gradientcorp.com/alerts/pdf/Lynch%202014%20SOT%20(11×17).pdf.

20 M. L. Dourson, B. K. Gadagbui, R. B. Thompson *et al.*, "Managing Risks of Noncancer Health Effects at Hazardous Waste Sites: A Case Study Using the Refe-

rence Concentration (RFC) of Trichloroethylene (TCE)", *Regulatory Toxicology and Pharmacology*, v. 80, p. 125-33, 2016.

21 "Summary of 10 Chemicals Reviewed by Dourson and his firm Tera, Paid for by Private Industry, Arguing for Less Protective Standards", Environmental Defense Fund, 22 set. 2017; R. Denison, "EPA Toxics Nominee Has Been Paid by Dozens of Companies to Work on Dozens of Chemicals", Environmental Defense Fund, 24 jul. 2017. Para saber mais sobre o diacetil, ver A. Maier, M. Kohrman-Vincent, A. Parker & L. T. Haber, "Evaluation of Concentration-Response Options for Diacetyl in Support of Occupational Risk Assessment", *Regulatory Toxicology and Pharmacology*, v. 58, n. 2, p. 285-96, 2010.

22 D. J. Paustenbach, P. S. Price, W. Ollison *et al.*, "Reevaluation of Benzene Exposure for the Pliofilm (Rubberworker) Cohort (1936-1976)", *Journal of Toxicology and Environmental Health*, v. 36, n. 3, p. 177-231, 1992; M. B. Paxton, V. M. Chinchilli, S. M. Brett & J. V. Rodricks, "Leukemia Risk Associated with Benzene Exposure in the Pliofilm Cohort: I. Mortality Update and Exposure Distribution", *Risk Analysis*, v. 14, n. 2, p. 147-54, 1994; M. B. Paxton, V. M. Chinchilli, S. M. Brett & J. V. Rodricks, "Leukemia Risk Associated with Benzene Exposure in the Pliofilm Cohort. II. Risk Estimates", *Risk Analysis*, v. 14, n. 2, p. 155-61, 1994; K. S. Crump, "Risk of Benzene-Induced Leukemia: A Sensitivity Analysis of the Pliofilm Cohort with Additional Follow-Up and New Exposure Estimates", *Journal of Toxicology and Environmental Health*, v. 42, n. 2, p. 219-42, 1994; O. Wong, "Risk of Acute Myeloid Leukaemia and Multiple Myeloma in Workers Exposed to Benzene", *Occupational and Environmental Medicine*, v. 52, n. 6, p. 380-4, 1995; A. R. Schnatter, M. J. Nicolich & M. G. Bird, "Determination of Leukemogenic Benzene Exposure Concentrations: Refined Analyses of the Pliofilm Cohort", *Risk Analysis*, v. 16, n. 6, p. 833-40, 1996; K. S. Crump, "Risk of Benzene-Induced Leukemia Predicted from the Pliofilm Cohort", *Environmental Health Perspectives*, v. 104, n. S6, p. 1.437-41, 1996; M. B. Paxton, "Leukemia Risk Associated with Benzene Exposure in the Pliofilm Cohort", *Environmental Health Perspectives*, v. 104, n. S6, p. 1.431-36, 1996; L. Rhomberg, J. Goodman, G. Tao *et al.*, "Evaluation of Acute Nonlymphocytic Leukemia and Its Subtypes With Updated Benzene Exposure and Mortality Estimates: A Lifetable Analysis of the Pliofilm Cohort", *Journal of Occupational and Environmental Medicine*, v. 58, n 4, p. 414-20, 2016.

23 R. B. Hayes, S. N. Yin, M. Dosemeci & G. L. Li, "Benzene and the Dose-Related Incidence of Hematologic Neoplasms in China", *Journal of the National Cancer Institute*, v. 89, n. 14, p. 1.065-71, 1997; Q. Lan, L. Zhang, G. Li *et al.*, "Hematotoxicity in Workers Exposed to Low Levels of Benzene", *Science*, v. 306, n. 5.702, p. 1774-6, 2004.

24 "Committee for Risk Assessment Opinion on Scientific Evaluation of Occupational Exposure Limits for Benzene", European Chemicals Agency, 9 mar. 2018.

25 F. Mowat, M. Bono, R. J. Lee *et al.*, "Occupational Exposure to Airborne Asbestos from Phenolic Molding Material (Bakelite) During Sanding, Drilling, and Related Activities", *Journal of Occupational and Environmental Hygiene*, v. 2, p. 497-507, 2005.

26 D. Egilman, "The Production of Corporate Research to Manufacture Doubt About the Health Hazards of Products: An Overview of the Exponent Bakelite Simulation Study", *New Solutions: A Journal of Environmental and Occupational Health Policy*, v. 28, n. 2, p. 179-201, 2018.

27 D. Paustenbach to D. Nunez Studier, "Re: Ford Billing Rates — Proposal from ChemRisk for 2011", 28 dez. 2010. Disponível em: https://tinyurl.com/yevcdamn.

28 J. Morris, "Facing Lawsuits over Deadly Asbestos, Paper Giant Launched Secretive Research Program", *The Center for Public Integrity*, 21 out. 2013.

29 "Corrigenda Y1 — 2012/01/01", *Inhalation Toxicology*, v. 24, n. 1, p. 80, 2012. Disponível em: https://doi.org/10.3109/08958378.2012.655000.

30 "Matter of New York City Asbestos Litig: 2013 NY Slip Op 04127", New York State Law Reporting Bureau, 6 jun. 2013. Disponível em: http://www.nycourts.gov/reporter/3dseries/2013/2013_04127.htm.

31 P. Boffetta, J. P. Fryzek & J. S. Mandel, "Occupational Exposure to Beryllium and Cancer Risk: A Review of the Epidemiologic Evidence", *Critical Reviews in Toxicology*, v. 42, n. 2, p. 107-18, 2012.

32 J. F. Gamble, M. J. Nicolich & P. Boffetta, "Lung Cancer and Diesel Exhaust: An Updated Critical Review of the Occupational Epidemiology Literature", *Critical Reviews in Toxicology*, v. 42, n. 7, p. 549-98, 2012.

33 H. Checkoway, P. Boffetta, D. J. Mundt & K. A. Mundt, "Critical Review and Synthesis of the Epidemiologic Evidence on Formaldehyde Exposure and Risk of Leukemia and Other Lymphohematopoietc Malignancies", *Cancer Causes Control*, v. 23, n. 11, p. 1.747-66, 2012.

34 P. Boffetta, H. Adami, P. Cole *et al.*, "Epidemiologic Studies of Styrene and Cancer: A Review of the Literature", *Journal of Occupational and Environmental Medicine*, v. 51, n. 11, p. 1.275-87, 2009.

35 E. T. Chang, H. Adami, P. Boffetta *et al.*, "A Critical Review of Perfluorooctanoate and Perfluorooctanesulfonate Exposure and Cancer Risk in Humans", *Critical Reviews in Toxicology*, v. 44, n. S1, p. 1-81, 2014.

36 C. La Vecchia & P. Boffetta, "Role of Stopping Exposure and Recent Exposure to Asbestos in the Risk of Mesothelioma", *European Journal of Cancer Prevention*, v. 21, n. 3, p. 227-30, 2012.

37 B. Terracini, D. Mirabelli, C. Magnani *et al.*, "A Critique to a Review on the Relationship Between Asbestos Exposure and the Risk of Mesothelioma", *European Journal of Cancer Prevention*, v. 23, n. 5, p. 492-4, 2014.

38 C. La Vecchia & P. Boffetta, "Erratum: Role of Stopping Exposure and Recent Exposure to Asbestos in the Risk of Mesothelioma", *European Journal of Cancer Prevention*, v. 24, n. 1, p. 68, 2015.

39 "Coca-Cola Honors 10 Young Scientists from Around the World", Coca-Cola, 4 fev. 2015.

40 "2015 Member and Supporting Companies", International Life Sciences Institute, jan. 2016. Disponível em: https://web.archive.org/web/20160627085709/http://ilsi.org/wp-content/uploads/2016/01/Members.pdf.

41 Ver https://www.usrtk.org/wp-content/uploads/2016/05/ILSI2012donors.pdf.

42 J. Erickson, B. Sadeghirad, L. Lytvyn *et al.*, "The Scientific Basis of Guideline Recommendations on Sugar Intake: A Systematic Review", *Annals of Internal Medicine*, v. 166, n. 4, p. 257, 2017.
43 International Life Sciences Institute, "Nutrition". Disponível em: http://ilsina.org/ourwork/nutrition/carbohydrates.
44 D. Schillinger & C. Kearns, "Guidelines to Limit Added Sugar Intake: Junk Science or Junk Food?", *Annals of Internal Medicine*, v. 166, n. 4, p. 305, 2017.

14
FUTURO EM DÚVIDA

1 "An Update on Microfiber Pollution", Patagonia, 2016. Disponível em: https://www.patagonia.com/stories/an-update-on-microfiber-pollution/story-31370.html.
2 G. E. Markowitz & D. Rosner, *Deceit and Denial*. Nova York: University of California Press, 2013.
3 O resultado foi uma série de trabalhos importantes, incluindo B. S. Schwartz, M. P. McGrail, W. Stewart & T. Pluth, "Comparison of Measures of Lead Exposure, Dose, and Chelatable Lead Burden after Provocative Chelation in Organolead Workers", *Occupational and Environmental Medicine*, v. 51, n. 10, p. 669-73, 1994; K. I. Bolla, B. S. Schwartz, W. Stewart *et al.*, "Comparison of Neurobehavioral Function in Workers Exposed to a Mixture of Organic and Inorganic Lead and in Workers Exposed to Solvents", *American Journal of Industrial Medicine*, v. 27, n. 2, p. 231-46, 1995; M. McGrail, W. Stewart & B. Schwartz, "Predictors of Blood Lead Levels in Organolead Manufacturing Workers", *Journal of Occupational and Environmental Medicine*, v. 37, n. 10, p. 1.224-9, 1995.
4 R. R. Neutra, A. Cohen, T. Fletcher *et al.*, "Toward Guidelines for the Ethical Reanalysis and Reinterpretation of Another's Research", *Epidemiology*, v. 17, n. 3, p. 335-8, 2006.
5 "Full Disclosure: Regulatory Agencies Must Demand Conflict-of-Interest Statements for the Research They Use", *Nature*, v. 507, p. 8, 2014.
6 D. Salisbury-Jones, "Academic 'Hired' by Qataris to Undermine U. S. World Cup Bid Claims Qatar's Was 'Even Stupider'", *ITV Report*, 30 jul. 2018.
7 "Toward a New Comprehensive Global Database of Per- and Polyfluoroalkyl Substances (PFASs): Summary Report on Updating the OECD 2007 List of Per- and Polyfluoroalkyl Substances (PFASS)", *OECD Series on Risk Management*, n. 39, 4 maio 2018; Z. Wang, J. C. DeWitt, C. P. Higgins & I. T. Cousins, "A Never-Ending Story of Per- and Polyfluoroalkyl Substances (PFASs)?", *Environmental Science & Technology*, v. 51, n. 5, p. 2.508-18, 2017.
8 "Public Meeting on the Petition Regarding Additive Organohalogen Flame Retardants", United States Consumer Product Safety Comission, 14 set. 2017. Disponível em: https://tinyurl.com/mrykhtsp.

9 Robert Adler, comissário do CPSC, comunicação pessoal, 22 fev. 2019.
10 D. Michaels, C. Monforton & P. Lurie, "Selected Science: An Industry Campaign to Undermine an Osha Hexavalent Chromium Standard", *Environmental Health*, v. 5, p. 5, 2006.
11 "TSCA Appeal N. 13-03: Final Decision and Order", Elementis Chromium, Inc., 13 mar. 2015. Disponível em: https://tinyurl.com/27w2yfd6.
12 Ver por exemplo, B. D. Kerger & M. J. Fedoruk, "Pathology, Toxicology, and Latency of Irritant Gases Known to Cause Bronchiolitis Obliterans Disease: Does Diacetyl Fit the Pattern?", *Toxicology Reports*, v. 2, n. C, p. 1.463-72, 2015; J. S. Pierce, A. Abelmann, L. J. Spicer *et al.*, "Diacetyl and 2,3-Pentanedione Exposures Associated with Cigarette Smoking: Implications for Risk Assessment of Food and Flavoring Workers", *Critical Reviews in Toxicology*, v. 44, n. 5, p. 420-35, 2014.
13 M. L. Dourson, B. K. Gadagbui, R. B. Thompson *et al.*, "Managing Risks of Noncancer Health Effects at Hazardous Waste Sites: A Case Study Using the Reference Concentration (RFC) of Trichloroethylene (TCE)", *Regulatory Toxicology and Pharmacology*, v. 80, p. 125-33, 2016.
14 M. Hawthorne, "Officials Knew Ethylene Oxide Was Linked to Cancer for Decades. Here's Why it's Still Being Emitted in Willowbrook and Waukegan", *Chicago Tribune*, 20 dez. 2018; "Summary Chicagoland Background Ethylene Oxide Study", Ramboll, 18 dez. 2018. Disponível em: https://www.eosa.org/sites/default/files/2019-01/Background%20Testing%20Methodology_12_18_18.pdf.
15 "Cancer Incidence Assessment near Sterigenics in Willowbrook, IL, 1995-2015", Illinois Department of Public Health, 29 mar. 2019. Disponível em: https://www.documentcloud.org/documents/5784030-2019-3-29-Sterigenics-Willowbrook-Cancer.html.
16 Incluem K. H. Nguyen, S. A. Glantz, C. N. Palmer & L. A. Schmidt, "Tobacco Industry Involvement in Children's Sugary Drinks Market", *British Journal of Medicine*, v. 364, p. 1.736, 2019; Y. van der Eijk & S. A. Glantz, "Tobacco Industry Attempts to Frame Smoking as a 'Disability' Under the 1990 Americans with Disabilities Act", *PLoS One*, v. 12, n. 11, 2017.
17 P. D. Thacker, "Inside the Academic Journal That Corporations Love", *Pacific Standard*, 14 jun. 2017.
18 P. Krugman, "Zombies of Voodoo Economics", *The New York Times*, 24 abr. 2017.
19 J. W. Singer, *No Freedom Without Regulation*. New Haven: Yale University Press, 2015.

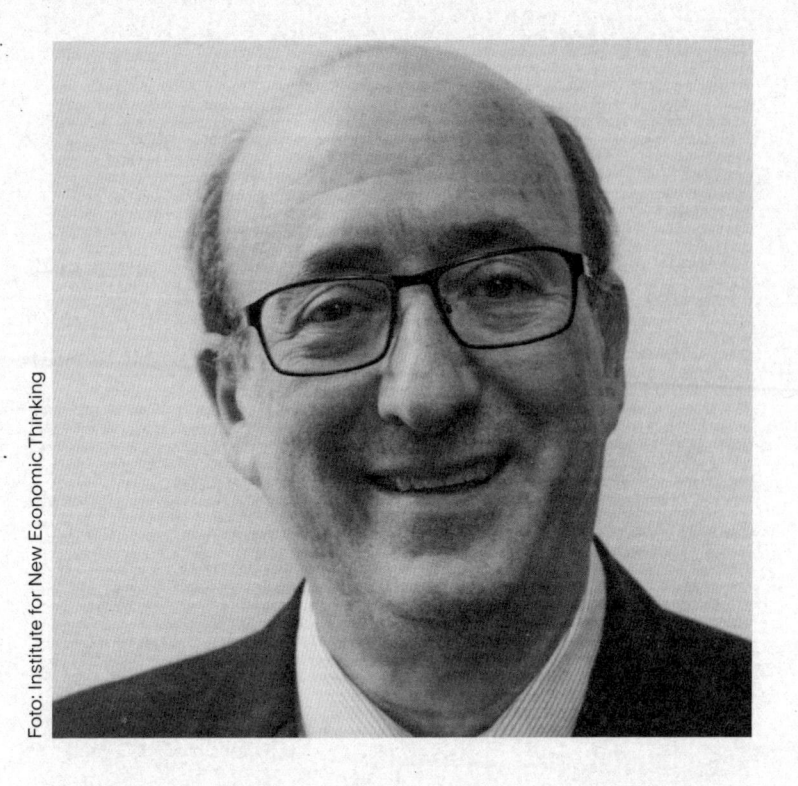

DAVID MICHAELS é epidemiologista e professor da Escola de Saúde Pública da Universidade George Washington. Foi secretário-adjunto da Agência de Segurança e Saúde Ocupacional dos Estados Unidos (2009-2017) e secretário-adjunto de Meio Ambiente, Segurança e Saúde do Departamento de Energia (1998-2001). Foi também membro do comitê executivo do Programa Nacional de Toxicologia dos Estados Unidos (2011-2017). É autor de *Doubt is Their Product: How Industry's Assault on Science Threatens Your Health* [A dúvida é o produto deles: como a indústria agride a ciência e ameaça a sua saúde] (Oxford University Press, 2008) e vencedor de diversos prêmios, como o Scientific Freedom and Responsibility Award (2005), concedido pela American Association for the Advancement of Sciences, e o David P. Rall Award for Advocacy in Public Health (2001), da American Public Health Association, entre outros.

Esta publicação contou
com o apoio da

ACT
Promoção da **Saúde**

© Elefante, 2024
© O Joio e O Trigo, 2024
© David Michaels, 2020

The Triumph of Doubt was originally published in English in 2020. This translation is published by arrangement with Oxford University Press. Elefante and O Joio e O Trigo are solely responsibles for this translation from the original work and Oxford University Press shall have no liability for any errors, omissions or inaccuracies or ambiguities in such translation or any losses caused by reliance thereon.

Primeira edição, janeiro de 2024
São Paulo, Brasil

Dados Internacionais de Catalogação na Publicação (CIP)
Angélica Ilacqua CRB-8/7057

Michaels, David
O triunfo da dúvida: dinheiro obscuro e a ciência da enganação / David Michaels; tradução de Juliana Leite — São Paulo: Elefante/O Joio e O Trigo, 2024.
432 p.

Bibliografia
ISBN 978-65-6008-017-1

Título original: The Triumph of Doubt: Dark Money and the Science of Deception

1. Saúde pública 2. Indústria — Ética 3. Estados Unidos — Políticas públicas I. Título II. Leite, Juliana

23-5355	CDD 362.1

Índice para catálogo sistemático:
1. Saúde pública

elefante

editoraelefante.com.br
contato@editoraelefante.com.br
fb.com/editoraelefante
@editoraelefante

Aline Tieme [comercial]
Samanta Marinho [financeiro]
Sidney Schunck [design]
Teresa Cristina Silva [redes]

FONTES Rand & Signifier
PAPÉIS Cartão 250 g/m² & Ivory Cold 58 g/m²
IMPRESSÃO BMF Gráfica